大国医经典医案赏析系列（第二辑）

王孟英经典医案赏析

总主编　吴少祯　李家庚

主　编　周燕萍　吕文亮

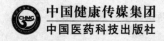

中国健康传媒集团

中国医药科技出版社

内 容 提 要

王孟英（1808~1867年），字士雄，号梦隐，清代著名的温病学家，浙江海宁人，迁居钱塘（今杭州）。

本书精选《王氏医案》《王氏医案续编》《王氏医案三编》《归砚录》《乘桴医影》中经典医案，按内、外、妇、儿各科分章节编排。赏析部分按一问一答形式进行医案解析和诊治与用药特色鉴赏，力争体现王氏思想精髓，以启发后学。

图书在版编目（CIP）数据

王孟英经典医案赏析／周燕萍，吕文亮主编．—北京：中国医药科技出版社，2019.7（大国医经典医案赏析系列．第二辑）

ISBN 978-7-5214-1179-9

Ⅰ．①王…　Ⅱ．①周…②吕…　Ⅲ．①医案—汇编—中国—清代　Ⅳ．①R249.49

中国版本图书馆 CIP 数据核字（2019）第 088021 号

美术编辑　陈君杞
版式设计　易维鑫

出版　**中国健康传媒集团** ｜ 中国医药科技出版社
地址　北京市海淀区文慧园北路甲 22 号
邮编　100082
电话　发行：010-62227427　邮购：010-62236938
网址　www.cmstp.com
规格　710×1000mm¹⁄₁₆
印张　21¾
字数　316 千字
版次　2019 年 7 月第 1 版
印次　2024 年 7 月第 2 次印刷
印刷　三河市万龙印装有限公司
经销　全国各地新华书店
书号　ISBN 978-7-5214-1179-9
定价　**49.80 元**

获取新书信息、投稿、为图书纠错，请扫码联系我们。

编者的话

王孟英 (1808－1867)，字士雄，号梦隐，清代著名的温病学家，浙江海宁人，迁居钱塘（今杭州）。曾祖王学权，精于医，曾撰《医学随笔》，祖父及父皆业医。孟英自幼失怙，历经贫困，14 岁即立志习医，深得舅父俞桂庭之助，并为其书斋题名"潜斋"。20 岁时至婺州（今金华）佐理盐业为生，得暇钻研医籍。后游于江、浙，以医为业。其时战乱，疫疠流行，亲人死于霍乱，遂专心温热病。其学验俱丰，著作等身，于内伤外感，无所不长，尤精于治温。王氏诸案是王氏毕生丰富临床经验的真实纪录，不徒以某方治愈某病而已，或议病，或辨证，或论方药，或谈四诊，至理名言，随处阐发，或繁或简，或浅或深，别有会心，俱宜细玩。孟英诸案记录详细，理法方药完备，自成特色且能悉当病情，对病机分析深透、精辟，阐发得淋漓尽致，这就是他最不为一般医者所能及之处。

王孟英医案主要载于《王氏医案》（题名《回春录》，2 卷）、《王氏医案续编》（题名《仁术志》，8 卷）、《王氏医案三编》（3 卷）、《归砚录》（4 卷）、《乘桴医影》（不分卷）。《归砚录》是王孟英自编而成，尤其对那些治疗颇费周折而又有参考价值的病例，他都不忘搜集，从而为我们留下了大量脍炙人口的医案。王孟英不仅是一位温病学的代表医家，而且可以称得上是一位才华横溢的作家。有人题诗赠《归砚录》云："高文纵笔千言当，妙语挥犀四座倾"；其挚友杨照藜亦称赞说："披函庄诵，未尝不抚案称快""满纸灵光，与岩陵山色，竞秀争奇"。《乘桴医影》纪录了王氏部分医案，弥足珍贵。王氏诸案不分门类，均不以病名、证名分立篇章，一般按患者就诊时间先后记述，每证自成一案，有的还将几个不同的病案合并纪录，难免有纲目不清、头绪紊乱之嫌，不利于阅读理解和分析归纳，影响了王氏学术经验更好地继承和推广。

本书按内、外、妇、儿各科分章节编排，精选《王氏医案》《王氏医案续编》《王氏医案三编》《归砚录》《乘桴医影》中经典医案，采取以主病、主症为纲逐案进行编排，对病证相同者采取"以类相聚"的编排方法，将其归于一篇。

原案中偶有方药及语义不全者，乃补充于括号内。赏析部分按一问一答形式进行医案解析和诊治与用药特色鉴赏，力争体现精髓，突出中医特色，凸显新意，突出特色、亮点。

编 者
2019 年 1 月

目　录

第一章　内科

第二章　外科

第三章 妇科

第四章　儿科

第一章　内科

第一节　外感热病

一、感冒

案1

何叟年近八旬，冬月伤风，有面赤气逆、烦躁不安之象。孟英曰：此喻氏嘉言所谓"伤风亦有戴阳证也"，不可藐视。以东洋参、细辛、炙甘草、熟附片、白芍、茯苓、干姜、五味子、胡桃肉、细茶、葱白，一剂而瘳。孟英曰：此真阳素虚，痰饮内动，卫阳不固，风邪外入，有根蒂欲拔之虞。误投表散，一汗亡阳。故以真武、四逆诸法，回阳镇饮，攘外安内以为剂，不可施之阳实邪实之伤寒。

《王氏医案·卷一》

【赏析】

问：本案诊断如何理解？

答：本案戴阳证，若惑于假象，迟疑不决，必祸不旋踵。孟英根据患者年龄、发病季节及症候表现，诊断为伤风亦有戴阳证。年80，说明生理已衰；冬月伤风，一般都是阳气衰微，此为素体阳气衰微的依据，脉必重按无力，浮大亦无力，尺脉弱细不任按。临证当有恶寒、咳嗽、不嗜冷冻饮料或见四肢逆冷等。患者阳气素虚，感受外来风邪，阳气势必奋起抗邪，因阳虚无力，不能继续发动阳气排邪外解，反而鼓虚阳浮留于表，残阳上越则面赤，扰心则烦躁不安，动痰饮则气逆、咳嗽。戴阳证又称真寒假热证，指阴寒内盛而外见热象的证候，即阴寒内盛，格阳于外，常见烦热口干，面红如妆，躁扰不宁，而兼胸腹不温，下肢厥冷，小便清长，大便清冷，舌淡苔白，脉沉弦、或浮大无力等症。凡假热之脉，必沉细迟弱，或虽浮大紧数而无力无神，此乃热在皮肤，寒在脏腑，所谓"恶热非热，实阴证也"。王孟英临证重切诊、望诊，以脉舌辨寒热，分阴阳，别虚实，判生死，辨证确凿。

问：本案治疗用药有何特色？

答：孟英用药理法俱备，思虑周全。本案伤风亦有戴阳证，若误投表散，一汗则亡阳。孟英乃遵喻氏疗法："若七分内伤，三分外感，则用药全以内伤为主，但加入透表药一味而热服，以助药势，则外感自散。"治以回阳镇饮，方用真武汤与四逆汤合裁。孟英虽反对滥用温补，但不废温补，提出"温补亦是治病之一法，何可废也"。方中四逆汤加人参回阳救逆，干姜、细辛温肺化饮有小青龙汤之意。且细辛引药入下焦；真武汤温肾阳去水饮；人参、茯苓、炙甘草、干姜温养中焦；胡桃肉温润补肾与附片合养少阴之阳；五味补五脏、敛浮阳；白芍、细茶、五味辅佐潜降，葱白轻举通阳散寒；下寒上热，阳不入阴会产生"面赤气逆、烦躁不安"。能一剂而治愈，说明本案还不算阳气拔根，同时反映他的烦躁不安并不剧烈，只是阵发性发作。

案 2

江小香，病势危笃，浼人迎孟英诊之，脉虚弦而小数，头痛偏于左，后子夜热躁，肢冷欲呕，口干不欲饮，不饥不欲食，舌謇言涩，溺黄而频，曰：体属素虚，此由患感时邪，过投温散，阴津阳气皆伤，后来进补而势反日剧者，滋腻妨其中运，刚烈动其内风，以致医者佥云：表之不应，补亦无功，竟成无药可治之证。虽然，不过难治耳，未可遽弃也。与秋石水拌制高丽参、苁蓉、首乌、生白芍、牡蛎、楝实盐水炒、橘红、桑椹、石斛、蒺藜、茯苓，煎汤，吞饭丸肉桂心五分，一剂躁平呕止，各恙皆减，连投数服，粥食渐安；乃去首乌、楝实，加砂仁末拌炒熟地、菊花、枸杞，半月而瘳。

《回春录》

【赏析】

问：本案诊断如何理解？

答：本案历经二次误诊，感冒症状已不典型，如"体属素虚，此由患感时邪，过投温散，阴津阳气皆伤，后来进补而势反日剧"。肢冷、溺频属阳虚；口干不欲饮、后子夜热躁、溺黄而频，乃阴虚挟热。此证阴虚重于阳虚。不饥不欲食、欲呕，乃滋腻碍脾阻滞气机，导致脾胃升降失常，运化失职；头痛偏于左、舌謇言涩、脉虚弦而小数，乃刚烈动其内风。舌謇（jiǎn）：病状名，又名舌涩。謇，口吃，言语不清。舌謇即舌体转动迟钝，言语不清。本案根据患者体质和既往病史作出诊断。

问：本案治疗用药有何特色？

答：因热盛伤津者，治宜清热生津；因痰阻心窍者，治宜涤痰开窍。本案杂证杂治，从阳引阴，从阴引阳，机轴灵动，用药养阴不滋腻，温阳不刚烈。秋石水拌制丽参益气养阴而不燥烈；淡苁蓉味甘、性温，补肾壮阳、填精补髓；制首乌补肝肾、益精血、养心宁神；桑葚味甘酸，性微寒，入心、肝、肾经，补血滋阴；生白芍味苦酸，性凉，疏肝理气、柔肝养血、缓急止痛、平肝敛阴；石斛味甘微寒，归胃、肾经，益胃生津，滋阴清热；牡蛎咸、微寒，潜阳补阴；川楝实苦寒，舒肝行气止痛；橘红辛能横行散结，苦能直行下降，为利气要药，盖"治痰须理气，气利痰自愈"，故用入肺脾，主一切痰病，功居诸痰药之上，东垣曰："夫人以脾胃为主，而治病以调气为先，如欲调气健脾者，橘皮之功居其首焉。"生白蒺藜辛、苦，微温，入肝、肺经，平肝散风治疗头痛；白茯苓味甘淡性平，利水渗湿、益脾和胃、宁心安神；肉桂能走能守，性效缓和，益火消阴，引火归元，温运营血，温经通脉，祛沉寒而止痛；秋石性味咸、寒，无毒，《本经逢原》："秋石以秋命名，专取秋气下降之意，火盛者宜生宜淡，阴虚者宜熟宜咸。"《本草求真》："……且云经火煅炼，去其咸寒，转为温补，温而不燥，润而不滞，清不损元，降不败胃，为滋阴降火之药。"

案3

周子朝患恶寒头痛发热，酷似伤寒，而兼心下痛胀。孟英脉之，右部沉滑，苔黄不渴，溲如苏木汁。先以葱豉汤加山栀、黄连、杏仁、贝母、蒌仁、橘皮为方，服后微汗，而不恶寒反恶热，虽汤饮略温，即气逆欲死。孟英曰：客邪解矣，清其痰热可也。与知母、花粉、杏仁、贝母、旋覆、滑石、石斛、橘皮、枇杷叶、茅根、芦根、地栗、海蜇等药，果吐胶痰甚多，而纳食渐复。惟动则欲喘。于肃上之中佐以滋下，为善其后而瘳。

《王氏医案续编》

【赏析】

问：本案诊断如何理解？

答：孟英诊察病情精细，凡视温证，必察胸脘，故辨证准确。本案酷似伤寒而又有别于伤寒：除有恶寒、头痛、发热外，还有心下痛胀，脉右部沉滑，苔黄不渴，溲如苏木汁。恶寒、头痛、发热为风寒外束；心下痛胀，脉右部沉滑，苔黄不渴，溲如苏木汁为痰热结于胃脘。总的病机是外有风寒，里有痰热互结。

问：本案治疗用药有何特色？

答：本案治疗先以葱豉合黄连升泄外邪，外邪解后里有痰热互结，主以苦泄。外有风寒，治以升泄外邪，方选葱豉汤而不用麻黄汤，发汗不伤阴，可促伏热由里出表。葱豉汤为微辛微温之剂。葱白虽性味辛温，但辛而带润，温而不燥。豆豉是黑豆蒸制而成，苦寒的性味已转微温。配以山栀、黄连苦寒清热，杏仁、贝母、蒌仁、橘皮，苦辛理气，化痰散结。

服药后出现"不恶寒反恶热，虽汤饮略温，即气逆欲死"。不恶寒反恶热，为表邪已解。"虽汤饮略温"，说明有口渴，为热盛津伤。"汤饮略温，即气逆欲死"，为痰热尚未清解，温助热势，胃气挟痰热上逆。气逆指气应下降而反上逆。叶天士《温热论》："再人之体，脘在腹上，其地位处于中，按之痛，或自痛，或痞胀，当用苦泄，以其入腹近也。必验之于舌，或黄或浊，可与小陷胸汤或泻心汤，随证治之……"。孟英遵叶氏之旨，"如拒按者，必先开泄，若苔白不渴，乃多挟痰湿也。轻者，橘皮、白蔻、菖蒲、薤白；重者，枳实、黄连、法夏皆可用之。"与知母、花粉、杏仁、贝母、旋覆、滑石、石斛、橘皮、枇杷叶、茅根、芦根、地栗、海蜇等药。知母、花粉、石斛能清热化痰兼养阴。杏仁、贝母、蒌仁、橘皮，苦辛理气，化痰散结，且杏仁宣肺，使湿邪由肺而达膀胱，配合滑石、芦根、茅根导湿热之邪从小便而去。地栗即荸荠，因形如马蹄，又像栗子而得名，具有凉血解毒，利尿通便，化湿祛痰，消食除胀等功效。荸荠配合海蜇皮，能够消热去痰。

案4

《寓意草》谓伤风亦有戴阳证，此为高年而言，然有似是而非者。黄鼎如母，年登大耋，季冬感冒，痰嗽气逆，额汗颧红，胸痞不饥，神情躁扰。孟英诊脉，左弦疾而促，右滑数而溢，苔色满布。系冬温挟痰阻肺，治节不伸，肝阳鼓舞直升。昔罗谦甫有"治痰火类孤阳"之案，与此颇相似也。以小陷胸汤加薤白、旋覆、赭石、花粉、淡海蜇、兔茈、竹沥，为大剂投之，痰活便通，数日而瘳。

继陈舜廷之父，年逾花甲，患痰嗽气逆。惟饮姜汤则胸次舒畅，医者以为真属虚寒矣。连投温补之剂，驯致咽痛不食，苔色灰刺，便秘无溺。求孟英诊之，脉至双弦，按之索然，略有胃气。曰：渴喜姜汤者，不过为痰阻清阳之证据耳，岂可妄指为寒，而迭投刚烈之剂哉？胃阴已竭，药不能为矣。

《王氏医案续编》

【赏析】

问：本案诊断有何特色？

答：本案因温邪挟痰犯肺，肺气治节不伸，影响肝肺之升降，导致肝经气火偏亢。痰嗽气逆，胸痞不饥，脉右滑数而溢，苔色满布，当为痰热阻肺之象；额汗颧红，神情躁扰，脉左弦疾而促，为肝经气火偏亢之象。孟英所指肝阳乃肝经气火偏亢之病理总称。患者虽年登大耋，季冬感冒，有额汗颧红、神情躁扰，但孟英诊脉，左弦疾而促，右滑数而溢，苔色满布。若为戴阳证，脉必重按无力，浮大亦无力，尺脉弱细不任按。故其辨证关键在于脉象。

王孟英以肝肺为外感内伤病审证求因纲领。王孟英说："肺主一身之表，肝主一身之里，五气之感，皆从肺入，七情之病必由肝起。"肝气一逆，则诸气皆逆，治节不行则一身之气皆滞。在肝升肺降之中，肝升是主要的。由于肝性刚急主动主升，在病理过程中先是"肝升太过"以致"肺降无权"。肝木之所以横逆因"金不制木，木不所畏也"。设肺金清肃之令得行，肝木相安无扰。盖肝属风木之脏，为将军之官，体阴用阳，具冲和条达之性，既疏泄无形之气，又贮藏有形之血，主一身之里，参与全身生理活动。但必赖肾水以涵，心血以濡，肺金以平，脾土以培，方使刚劲之质为柔和之体，发挥其正常功能。由于肝性刚愎，病理上有横决、冲激、震动之特点，除本脏自病外，尚易波及他脏，见乘脾、刑肺、冲心、耗肾诸变，诚"肝为万病之贼"。

问：本案治疗用药有何特色？

答：肝肺两脏，相互制约，左升右降。肝从左而升，肺从右而降。肝之升也，遂其生发之令；肺之降也，行其收敛之权。人身精气的生化虽以脾胃为泉源，而输布流行却以肝肺为枢转。肝气主升，把精气上输头身及上窍，肺气主降，把精气下达于脏腑及筋骨，这样才使气血流行，脏腑安和。若肺不主清肃，一身之气皆失其顺降之机，故孟英指出"清肃肺胃，平泻肝胆"的治疗措施，重在蠲除痰热。因痰热一除，则气机宣达，肝胆逆升或郁遏之火，易于下趋，风阳易于平息。方以小陷胸汤清热化痰，旋覆、赭石降气消痰，竹沥搜络涤痰。王孟英喜欢药物和食物并用，如认为海蜇、荸荠宣气化淤，消痰行食而不伤正气，称为"雪羹汤"。

凫茈，拼音：fú cí，亦作"凫茨"，即荸荠，甘、微寒、滑、无毒。

案5

丙申春，蜀人石符生，将赴邓云厓司马之招，经杭抱病，侨于张柳吟之旧馆，亦为寓侧陈六顺治困。居停主人知之，即告以柳吟仆病之事，石闻之悚然，亟遣人延孟英诊焉。脉沉而涩滞、模糊不分至数，肢凉畏冷，涎沫上涌，二便涩少，神气不爽。曰：此途次感风湿之邪，失于解散，已从热化，加以温补，致气机愈形窒塞，邪热漫无出路，必致烁液成痰，逆行而上。但与舒展气机，则痰行热降，诸恙自瘳矣。以：黄连、黄芩、枳实、橘皮、栀子、淡豆豉、桔梗、杏仁、贝母、郁金、通草、紫菀、竹茹、芦菔汁等药，三服而起，调理匝旬遂愈。

《王氏医案一编·卷一》

【赏析】

问：本案诊断有何特色？

答：此案脉诊是关键。因感风湿之邪，失于解散，已从热化，加以温补，致气机愈形窒塞，邪热漫无出路，烁液成痰，逆行而上，故见脉沉而涩滞、模糊不分至数，肢凉畏冷，涎沫上涌，二便涩少，神气不爽。因热痰阻于肺窍，出入升降几废，卫阳不得宣达敷布于外，故肢凉畏冷。脉为气道，痰热阻气，则气不能升降应指，故脉沉而涩滞模糊，不分至数；模糊指脉形不清晰，两次脉动之间脉搏的上升支和下降支的拐点不清，主热邪内伏。若为阳虚必脉重按无力。热证病邪多上行，热邪煽痰逆升，故涎沫上涌；清气不升，浊气不降，痰热窒肺，肺气不行，故二便涩少。肺若华盖，下覆心脏，热邪窒肺，心处于被动地位，天君岂能泰然，故神气不爽。

问：本案治疗用药有何特色？

答：王氏治疗热痰，恒以轻展肺之枢机气化为首要，所谓"治痰必治气，气行则痰行，气化则饮化"。肺之气化宣通，一则使"怫热郁结"消散，杜绝了火热灼津成痰之因；二则有助于热痰的流动消解。热痰随气流动，以上行为逆，下行为顺，故王氏用药常着眼于肺之肃降之机，顺其势而引导痰热下行而解。本案治疗重在展气涤痰，即用宣气流通之品，与清气、蠲痰同用，常获灵巧锐捷之效。以黄连、黄芩、枳实、橘皮、栀子、淡豉、桔梗、杏仁、贝母、郁金、芦菔等，三服而起。处方中包含了小陷胸汤、栀子豉汤等。

案 6

余某，年三十余，发热数日。医投凉解之法，遂呕吐自汗，肢冷神疲。亟延孟英诊之，脉微弱。曰：内伤也，岂可视同伏暑而一概治之，径不详辨其证耶？与黄芪建中汤去饴，加龙骨、生姜、茯苓、橘皮，投剂即安。续加人参、白术，逾旬而愈。

《王氏医案续编》

【赏析】

问：本案诊断如何理解？

答：本案辨证关键是脉诊，凭脉微弱辨为内伤。患者发热治疗用药寒凉太过导致阳虚。呕吐自汗，肢冷神疲，脉微弱为胃阳不足之象。

问：本案治疗用药有何特色？

答：本案以黄芪建中汤去饴糖治疗，符合清代温病大家叶天士为黄芪建中汤治虚劳提出的具体指征。黄芪建中汤源于《金匮要略》，由小建中汤加黄芪组成。方以黄芪、大枣、甘草补脾益气，桂枝、生姜温阳散寒，白芍缓急止痛，饴糖补脾缓急。用于气虚里寒，腹中拘急疼痛、喜温熨，自汗，脉虚。清代温病大家叶天士为黄芪建中汤治虚劳提出具体指征：久病消瘦，胃纳不佳，时寒时热，喘促短气，容易汗出；脉虚无力；有操劳过度史；阴虚内热者忌用。本案因无明显腹中拘急疼痛，故去饴糖，加龙骨、生姜、茯苓、橘皮以散寒温阳理气。饴糖是由玉米、大麦、小麦、粟或玉蜀黍等粮食经发酵糖化而制成的食品，性味甘、温，归脾、胃、肺经，临床主要用来补脾益气、缓急止痛。

案 7

何新之，亦儒医也，患感旬日，胡士扬诊谓："势欲内陷"，举家惶惶。渠表弟沈悦亭亦工岐黄，而心折于孟英，因拉孟英视之，呃忒苔腻，便秘痰多，心下拒按。持其脉，右手洪大滑数。与小陷胸汤加沙参、菖蒲、贝母、紫菀、薤白、竹茹、杏仁、旋覆、枇杷叶之类，数剂而安。继以甘凉，二旬后，得大解而瘥。

《王氏医案续编》

【赏析】

问：本案诊断如何理解？

答：呃忒苔腻，便秘痰多，心下拒按，脉右洪大滑数，属痰热互结心下，腑气失于通降。

问：本案治疗用药有何特色？

答：此案妙在不用攻下。王氏本着肺胃大肠一气相通之理，对于热痰壅肺，肃降不行，致腑气亦不畅达之证，用药以肃肺保治节为要，治节伸而腑气畅。痰热下行，患者连解胶黏便而诸恙若失。故治以清热化痰，宽胸散结，方与小陷胸汤加沙参、菖蒲、贝母、紫菀、薤白、竹茹、杏仁、旋覆、枇杷叶之类。以方测证，当有咳嗽、咳痰黄稠难出，故加沙参、菖蒲、贝母、紫菀、薤白、竹茹、杏仁、旋覆、枇杷叶等以清润化痰止咳。小陷胸汤是治疗痰热结胸的常用方。临床应用以胸脘痞闷，按之则痛，舌红苔黄腻，脉滑数为辨证要点。方中全瓜蒌甘寒，清热涤痰，宽胸散结，用时先煮，意在"以缓治上"，通胸膈之痹。臣以黄连苦寒泄热除痞、半夏辛温化痰散结，两者合用，一苦一辛，体现辛开苦降之法。半夏、黄连与瓜蒌相伍，润燥相得，是为清热化痰，散结开痞的常用组合。

案8

石芷卿，患感，张某连投柴、葛之药，热果渐退，而复热之后更甚，乃延孟英诊焉。先以：栀子、豆豉、黄芩、黄连等药，清解其升浮之热，俟邪归于腑，脉来弦滑而实，径用承气汤下之，时其尊人北涯赴瓯，无人敢主其可服否？另招他医决之，以为太峻，且腹不坚满，妄攻虑变。举家闻之摇惑，暮夜复恳再诊。孟英辨论洋洋，坚主前议，服后果下黑矢。次日大热、大汗、大渴引饮。孟英曰：此腑垢行而经热显矣。与竹叶石膏汤两剂，继以育阴充津，调理而康。

《王氏医案续编》

【赏析】

问：本案诊断如何理解？

答：大凡实热挟感，初误温散，热无不退。由于本案患者本身固有之阴尚能供温剂劫汗之取求也，迨劫汗以后，阴伤热炽，热势更甚，医者不可不知。孟英先用栀豉芩连等清解其升浮之热，由"俟邪归胃腑，脉沉实滑，方用承气下之"，推测先前脉象应该是浮滑。

问：本案治疗有何特色？

答：本案患感误投升散变症，治以先清升浮之热，再苦寒攻下，后育阴充津，先后缓急有序，此治病分国中末之定法也。

案9

范廉居患恙，旬日后，病剧。孟英视之，大解已行，热退未净，气逆不饥，呃忒自汗，脉形虚大，舌紫无苔。为上焦热恋，下部阴亏之象。与：西洋参、旋覆、竹茹、枇杷叶、石斛、柿蒂、牡蛎、龟板、刀豆、牛膝之剂，两服即舌润知饥，呃汗皆罢。乃去刀豆、旋覆、柿蒂，加熟地、胡桃肉、当归，投之而愈。范廉居之室人，患恙。苔腻，口酸，耳鸣，不寐，不饥，神愦，脘痛，头摇。脉至虚弦，按之涩弱。以当归、白芍、枸杞、木瓜、楝实、半夏、石斛、茯神、竹茹、兰叶、白豆蔻，为养营调气，和胃柔肝之法。数啜而瘥。范廉居令媛患感，壮热殿屎，二便皆闭，苔黄，大渴，胀闷难堪。脉来弦滑数实，系腑（实）证也。投桃核承气（汤）加蛇、莱菔，二剂而瘥。廉居尊人颖禾曰：甚矣，服药之不可不慎也。三人之证，医者皆谓可危，而治之日剧。君悉以一二剂起之，抑何神欤？因忆四十二岁时患疟疾，胡魁元先用首乌太早，遂致客邪留恋，缠绵百日，大为所困。嗣后不敢服药，今四十年矣。

《王氏医案续编》

【赏析】

问：本案诊断如何理解？

答：久患咳喘，肺气膹郁不降，痰浊阻滞，膈气不畅，上逆作呃。自汗，脉形虚大，舌紫无苔，说明气阴不足。

问：本案治疗用药有何特色？

答：治以降肺化痰利膈。气降痰顺，膈气升降自如，呃逆自止。因脉虚大，不用苦寒泄热。方用西洋参益气养阴生津；旋覆、竹茹、枇杷叶、石斛、柿蒂清热化痰，降肺气，利胸膈。刀豆子"温中下气，利肠胃止呃逆"（《本草纲目》）。牡蛎、龟板、牛膝补肝肾，滋阴潜阳。

问：范廉居、范廉居妻、范廉居令嫒三人之证，为何医者皆谓可危，而治之日剧，而孟英悉以一二剂起之？

答：范廉居妻头摇、耳鸣、不寐乃肝阳炽逆；苔腻，口酸，不饥，脘痛乃肝阳侮胃煽痰；神惫，脉至虚弦，按之涩弱为阴中之阳亦不旺。故以当归、白芍、枸杞、木瓜、楝实、半夏、石斛、茯神、竹茹、兰叶、白豆蔻，为养营调气，和胃柔肝之法。范廉居令嫒，患感。壮热殿屎，二便皆闭，苔黄，大渴，胀闷难堪，脉来弦滑数实，系腑（实）证也。投桃核承气（汤）加蛇、莱菔，二剂而瘥。三者证不同故治疗也不同。此三案进一步说明了辨证论治的重要性，用药也大有章法可循，不可直率而往。

二、风温

案1

沈裕昆妻，偶发脘痛，范某与逍遥法，痛颇止，而发热咽疼，顾听泉知感温邪，与清解法。疼已而热不退。七日后，目闭鼻塞，耳聋肢搐，不言语，不饮食。比孟英往诊，见其外候如是，而左手诊毕即缩回，旋伸右手备诊。曰：非神昏也。继挖牙关，察其苔色白滑，询知大解未行。曰：病是风温，然不逆传膻中，而顺传胃腑，证可无恐。此证如是骇人，因素有痰饮，盘踞胸中，外邪入之，得以凭藉。苔色之不形黄燥，亦此故耳，不可误认为寒。脉象既形弦滑以数，但令痰饮一降，苔必转黄。昔人于温证仅言逆传，不言顺传，后世遂执定伤寒在足经，温热在手经，不知经络贯穿，岂容界限！喻氏嘉言谓伤寒亦传手经，但足经先受之耳。吾谓温热亦传足经，但手经先受之耳。盖自肺之心包，病机渐进而内陷，故曰逆；自肺之胃腑，病机欲出而下行，故曰顺。今邪虽顺传，欲出未能。所谓胃病，则九窍不和，与逆传神昏之犀角地黄汤证大相径庭。郭云台云：胃实不和，投滚痰而非峻，可谓治斯疾之真诠。遂疏小陷胸合蠲饮六神汤，加枳、朴，以芦菔煮水煎药，和入竹沥一杯，送下礞石滚痰丸四钱。且曰：既患骇人之病，必服骇人之药，药不瞑眩，厥疾勿瘳。翌日诊，脉证不甚减，询知昨药分数次而服。孟英曰：是势分力缓之故，今可释疑急进，病必转机。如法服下，黎明果解胶韧痰秽数升，各恙即减。略吐语言，稍啜稀粥，苔转黄燥。药改轻清，渐以向安。嗣与育阴柔肝而愈。

《王氏医案续编》

【赏析】

问：本案诊断如何理解？

答：孟英以神昏与便结与否判断风温顺传、逆传很有见地。诊见其左手诊毕即缩回，旋伸右手备诊，便知非神昏也。又察其苔色白滑，询知大解未行，断为风温顺传胃腑。即苔色白滑，不可误认为寒。王氏认为温热亦传足经，但手经先受之耳，不同于伤寒亦传手经，足经先受之耳。盖自肺之心包，病机渐进而内陷，故曰逆；自肺之胃腑，病机欲出而下行，故曰顺。热邪逆传于膻中必神昏；顺传于胃腑而便结。本案目闭鼻塞，耳聋肢搐，不言语，不饮食，为邪虽顺传，欲出未能，九窍不和所致。

问：本案治疗用药有何特色？

答：此案妙在不用下法而治以清热豁痰开结。因素有痰饮，盘踞胸中，外邪入之，得以凭藉，苔色之不形黄燥，治以清热豁痰开结。予小陷胸合蠲饮六神汤，加枳实、厚朴，以芦菔煮水煎药，和入竹沥一杯，送下礞石滚痰丸四钱。小陷胸汤系《伤寒论》治"小结胸病"之方，由瓜蒌实、黄连、半夏组成，为治痰热互结，胸膈痞满之良方。王氏对温病、杂病及误治变证，凡见痰热互结病机者多用之。蠲饮六神汤载于沈尧封《女科辑要》，为中医治疗妇科疾病名方，由石菖蒲、胆南星、旋覆花、茯苓、橘红、半夏曲组成，具有化痰蠲饮之效。全方性偏温燥，具有"开泄宣通"之功，以舌苔滑而"津液内盛，痰饮未至涸竭"为宜。孟英有时配凉肝涤痰之雪羹以矫其燥。张山雷对其评价较高，谓"六神汤本非为产后而设，王孟英习用是方，皆得真谛"。

案2

程芷香，今春病温而精关不固。旬日后，陡然茎缩寒颤，自问不支。人皆谓其为虚疟，欲投参、附。孟英曰：非疟也。平日体丰多湿，浓味酿痰，是以苔腻不渴，善噫易吐，而吸受风温，即以痰湿为山险，乘其阴虚阳扰，流入厥阴甚易，岂容再投温补，以劫液锢邪而速其痉厥耶？伊芳家以六代单传，父母深忧之，坚求良治。孟英曰：吾虽洞识其证，而病情纵有妙剂，难许速功。治法稍乖，亦防延误。虽主人笃信，我有坚持，恐病不即瘳，必招物议，中途歧惑，有过谁归？倘信吾言，当邀顾听泉会诊。匡余之不逮，即以杜人之妄议。程深然之。于是，王、顾熟筹。午后，进整肃肺胃方以解客邪，蠲痰湿而斡旋枢机。早晨，投凉肾舒肝法，以靖浮越，搜隧络而守关键，病果降序。奈善生嗔怒、易招外感。不甘淡泊，反复多次。每复发必茎缩寒颤，甚至齿缝见紫血瓣，指甲有微红色，溺短而浑黑极臭。孟英曰：幸上焦已清，中枢已运，亟宜填补肾阴，清除肝热。以西洋参、二冬、二地、苁蓉、花粉、知母、黄柏、黄连、川楝、石斛、白芍、石英、牡蛎、龟板、鳖甲、阿胶、鸡子黄之类，相迭为方，大剂连投二十余帖，各恙渐退，继以此药熬膏晨服，午进缪氏资生方，各品不炒，皆生晒研末，竹沥为丸，枇杷叶汤送下。服至入秋，始得康健。孟英曰：古人丸药皆用蜜，最属无谓。宜各因其证而变通之，此其一法也。

《王氏医案续编》

【赏析】

问：本案诊断如何理解？

答：本案病情重而复杂，孟英对体质和病情的判断分析清晰，故辨证准确。体丰且苔腻不渴，善噫易吐为素体多痰湿。精关不固，温邪乘其阴虚阳扰，流入厥阴而出现茎缩寒颤。肝热则玉茎易缩，长幼皆然。寒颤者，真热假寒，热深厥亦深，浓衣被而寒颤如故。证属本虚标实，肝肾阴精不足为本，痰热滞络为标。善生嗔怒，易招外感，不甘淡泊，反复多次，说明情志不遂、肥甘厚味饮食是引起病情复发的重要因素。复发后出现齿缝见紫血瓣，指甲有微红色，溺短而浑黑极臭，是因真阴大亏，肝阳炽极，风阳已动之危候。肝属风木之脏，体阴用阳，具冲和条达之性，既疏泄无形之气，又贮藏有形之血。由于肝性刚愎，病理上有横决、冲激和震动之特点，除本脏自病外，尚易波及他脏见乘脾、刑肺、冲心、耗肾诸变。王氏所指肝阳，乃肝经气火偏亢的病理总称。

问：本案治疗用药有何特色？

答：眉批：此四损证之最重者，治稍不善，变证纷如，便不可保，此案深可为法。若投温补，必劫液锢邪，必加速致其痉厥。治疗用药特色：一是标本兼治，分时而治：早晨，投凉肾舒肝法，以靖浮越，搜隧络而守关键；午后，进整肃肺胃方以解客邪，蠲痰湿而斡旋枢机。二是"治肝不忘肝阴"。肝为刚脏，宜柔宜和，以从其性而适其宜。肝病虽杂，不外气火风三者。治疗不外乎疏达肝气、清泄肝火、滋养肝阴、潜镇肝风四法，且皆着眼于柔肝体，理肝用，使肝体柔和，遂其条畅之性，不肆意欺凌他脏。滋养法用之更广，凡真阴不足，木少水涵之证悉用之。凡肝阳上亢，肝风内动之证，治宜潜镇。潜镇肝风以"介类以潜之，柔静以摄之"为法。盖"肝阳有余即系肾阴不足"，而火盛亦生风，故潜镇方中多配养阴之品，或加泄火之药。上述四法之用，有分有合，极为灵活。三是展气豁痰助平风阳。肝阳盛者多转液为痰，使气机窒滞，升降失调，形成"痰热互结，风阳肆横"之势。本案用苇茎汤加味以宣肺展气，以小陷胸合温胆开泄豁痰，加竹沥搜络涤痰等。痰热豁除，气机宣达，肝胆逆升或郁遏之火易于下趋，有助风阳平息。四是用药方面疏肝慎用香燥，泄火力避苦寒。泻实火虽以龙荟丸为主，因用丸则可缓其势。常配甘草、小麦、大枣缓其急；犀角、羚羊角、桑叶、菊花息其风；川楝、黄芩、黄连清其热；旋覆、贝母、菖蒲、竹茹化其痰；二至、麦冬、生地养其阴；当归龙荟丸泻其火等。《重庆堂随笔》载瓜蒌"舒肝郁、润肝燥、平肝逆、缓肝急"，乃调肝之佳品。

本案以大补阴丸及花粉、苁蓉、川楝、石斛等填肾阴，清肝热以镇风阳，正合"介类以潜之，柔静以摄之"之法，连服二十余剂，诸恙渐退。设非连投如此大剂，恐有杯水车薪之虞。

案3

韩组林，年近古稀，孟冬患肢厥头肿，谵语遗尿，包某作虚风类中，进以温补，势益剧。孟英脉之，左弦数，右滑溢。乃痰热内阻，风温外侵。予：羚羊角、贝母、竹茹、栀子、连翘、白薇、桑叶、菊花、花粉、丹皮、旋覆，以芦菔汤煎服而愈。

《王氏医案续编》

【赏析】

问：本案诊断如何理解？

答：本案诊断关键在于脉诊。左弦数为阴虚挟肝热，右滑溢为风痰上扰。"温邪上受，首先犯肺"，温邪犯肺，热邪灼液成痰，阻塞气机，致肺失宣降。平素气郁津聚，或有停痰伏饮者，酿痰最速。

问：本案治疗用药有何特色？

答：此时在表之邪未清，在里之痰已成，单用辛凉解表多难奏功，治以解表涤痰法而取效。与连翘、白薇、桑叶、杭白菊疏风泄热；羚羊角凉肝息风；竹茹、贝母、花粉、旋覆、芦菔流气蠲痰。诸药合用，使表邪得散，痰热既清，病即霍然。

案4

钱闻远仲郎，患感，汤某进桂、朴、姜、柴等药，而痰血频咯，神瞀耳聋，谵语便溏，不饥大渴，苔黑溲少，彻夜无眠。范应枢、顾听泉叠进轻清，黑苔渐退，舌绛无津，外证依然，不能措手。孟英诊之，脉皆细数，乃真阴素亏，营液受灼，不必以便溏不食而畏滋腻也。与西洋参、生地、二至丸、二冬、龟板、燕窝、竹茹、贝母、银花、藕汁、梨汁、蕨薐、百合等药，二剂，咯血渐至，痰出甚多，渐进稀糜，夜能稍寐。五剂，热退泻止，渴始减，脉渐和。旬日后，解燥屎而痊。

《王氏医案续编·卷五》

【赏析】

问：本案诊断如何理解？

答：孟英诊病重脉诊、舌诊。本案舌绛无津，脉皆细数，乃真阴素亏，营液受灼之象。

问：本案治疗用药有何特色？

答：王孟英在温热病的治疗过程中，十分注重养阴，贯穿病程始终，形成了十分完整的体系，对养阴药使用很有见地。不必以便溏不食而畏滋腻也。温病首重津液，存得一分津液，留得一分元气，便有一分生机。迭进养阴生津药后，获得转机乃至痊愈。温病初期肺胃津亏者，用沙参、芦根养肺胃之阴。阴分素亏者，习用石斛、鳖甲等。石斛甘淡微寒，入肺胃肾经，生津养阴；鳖甲咸平，入肝脾经，滋阴潜阳，二者均养阴而不滋腻。此外，麦冬、天冬、生地黄、熟地黄、牡蛎、龟板也常使用，但生地黄、熟地黄有滋腻滞膈之弊，需痰热除尽后方可使用。

案5

陈赤堂令正患感，面赤不眠，烦躁谵语，口甘渴腻，溲涩而痛。顾听泉多剂清解未应。孟英切其脉，左弦洪而数，右滑而溢，胸次痞结，大解未行，肝阳上浮，肺气不降，痰热阻痹，邪乃逗留。与：小陷胸汤合温胆汤雪羹加旋覆、薤白投之，胸结渐开。乃去半夏、薤白，而送服当归龙荟丸，谵语止，且能眠。参以通幽汤下其黑矢，三次后，始进养阴和胃而瘥。

《王氏医案续编》

【赏析】

问：本案诊断有何特色？

答：孟英临证注重以左右手脉象诊察肝肺气机升降，对把握人体气机具有十分重要的意义。王孟英认为右脉主肺，主降；左脉主肝，主升。肝气不升则易郁而化火，肺气不降则易郁而成痰。本案脉左弦洪而数，右滑而溢，故孟英认为是肝阳上浮，肺气不降，结合它症，断为痰热阻痹，邪乃逗留。脉溢是指脉象超出本位而上鱼际，主气机不畅，在左多为肝之升发太过，在右多为肺气壅滞不降。陆士谔按云："面赤不眠，烦躁谵语，口甘渴腻，溲涩而疼，脉左弦洪而数，右滑而溢，胸次痞结，大解未行，显然邪热熏灼，顽痰阻滞。"

问：本案治疗用药有何特色？

答：本案肺病较急于肝，治当涤痰热以息风阳。孟英涤痰热以息风阳，临证多用小陷胸、温胆、雪羹三方合用，体实痰盛者还可加入竹沥吞下礞石滚痰丸以峻逐其痰。王氏运用开胸涤痰法治疗温病的案例较多，通过豁痰理气，展布胸阳，升降气机，改善机体驱邪能力，常不治温而温邪自溃。陆士谔按云："与小陷胸合温胆雪羹加旋、薤，破结舒气化痰，实为吃紧之治""当归龙荟丸乃是钱氏方，当归、龙胆草、山栀、川连、川柏、黄芩、大黄、芦荟、青黛、木香、麝香专治肝经实火者""通幽汤则东垣方也，当归身、升麻梢、桃仁、甘草、红花、生熟地。参其法者，吾意升麻熟地当必去也。"陆士愕评云："此其法虽宗香岩叶氏，而灵巧锐捷，竟有叶氏所未殆者"，询非虚誉。本案不用大陷胸汤，陆士谔按云："大陷胸汤奏效之捷，必较小陷胸汤加味更胜一筹也。"大陷胸汤主结胸证，由大黄、芒硝、甘遂组成，有泻热逐水，破结通便之功。《伤寒论》中之大陷胸汤证，必心下痞硬而自痛，其甚者或有从心下至少腹硬满，而痛不可近为定例。

案6

姚某年未三旬，烟瘾甚大。适其母病温而殁，劳瘁悲哀之际，吸受温邪，胁肋筋掣，气逆痰多，热壮神昏，茎缩自汗，医皆束手。所亲徐丽生嘱其速孟英诊之，脉见芤数，舌绛无津，有阴虚阳越，热炽液枯之险。况初发即尔，其根蒂之不坚可知。与犀角、羚羊角、玄参、知母壮水息风；苁蓉、枳实、鼠矢、石英潜阳镇逆；沙参、麦冬、石斛、葳蕤益气充津；花粉、栀子、银花、丝瓜络蠲痰清热。一剂知，四剂安，随以大剂养阴而愈。

《王孟英医案·风温》

【赏析】

问：本案诊断如何理解？

答：本案所见诸证，似属《重订通俗伤寒论·六经病证》之"厥阴本证"范围。真阴素虚者，以阳亢为本。阴虚、火热皆能生风，风火交煽，烁津为痰，形成风、火、痰相互肆虐之恶性病理循环。此证患者素禀不坚，且吸耗阴之鸦片，适值丧母之悲，复为暑邪侵袭。暑热之邪易耗气伤津，内外交加，故发病即见壮热、神昏、茎缩之危候。胁肋筋掣，气逆痰多为邪阻肝络；脉芤数为虚阳外越；舌绛无津为"火邪动营"。初病舌绛而干，若神昏者，叶天士谓"此内匮矣，不可救药"。故王孟英断其为"阴虚阳越，热炽液枯"之险证。

问：本案治疗用药有何特色？

答：本案病机交错，治疗诚非易事，宜以壮水息风为主，数法并行。治疗上以犀角、羚羊角粉（属国家特级保护动物，可分别代以水牛角、绵羊角）、玄参、知母壮水息风为主，辅以沙参、麦冬、石斛、葳蕤益气充津。水足津充，暑热易退而风亦自息。因真阴虚而风阳逆，痰阻经络，以苁蓉、楝实、鼠矢、石英潜阳镇逆；花粉、栀子、银花、丝瓜络蠲痰清络。方中虽以壮水息风为主，其他诸法亦治疗中重要一环。由于组方合理，标本兼治，能挽回危局于顷刻，竟获一剂知，四剂安之效。后以大剂养阴以善后。

三、春温

案1

余侄森伯，患发热面赤，渴而微汗。孟英视之曰：春温也。乘其初犯，邪尚在肺，是以右寸之脉洪大，宜令其下行，由腑而出，则可霍然。投：知母、花粉、冬瓜子、桑叶、枇杷叶、黄芩、苇茎、栀子等药，果大便连泄极热之水二次，而脉静身凉，知饥啜粥，遂瘥。设他人治之，初感总用汗药，势必酿成大证。

《王氏医案续编》

【赏析】

问：本案诊断有何特色？

答：本案根据发病季节、初起证候表现诊断为春温。初起即见发热面赤，渴而微汗，说明里热炽盛证候明显，为气分里热外发所致。脉右寸洪大。洪为盛满，气壅火亢。左寸洪大，心烦舌破；右寸洪大，胸满气逆。左寸侯心，右寸候肺。脉右寸洪大为邪热郁于肺。

问：本案治疗用药有何特色？

答：治疗宜令其下行，未用下药起到清肃下行之效，禁用汗药。桑叶、枇杷叶、黄芩、栀子清泄肺热，肃降肺气；知母、花粉清热生津止渴；冬瓜子、苇茎有苇茎汤之意，清肺化痰。

案2

濮树堂室，怀妊五月，患春温。口渴善呕，壮热无汗。旬日后，始浼孟英视之。见其烦躁谵语，苔黄不燥，曰：痰热阻气也。病不传营，血药禁用。试令按其胸次，果然坚痛。而大解仍行，法当开上。用小陷胸汤加石菖蒲、枳实、杏仁、贝母、竹茹、郁金、栀子、连翘等药，芦菔汤煎服。服二剂，神情即安。四帖后，心下豁然。然心腹如烙，呕吐不纳。改投大剂甘寒，加乌梅，频啜渐康。

秋间得子亦无恙。

《王氏医案续编》

【赏析】

问：本案诊断有何特色？

答：凡视温证，必察胸脘。本案症见口渴善呕，壮热无汗，烦躁谵语，苔黄不燥，为邪在气分，病不传营。善呕、苔黄不燥、烦躁谵语，且胸次按之坚痛，大解仍行，为痰热结胸证。心腹如烙，呕止不纳，因阴虚之体，津液亏短，气不濡布下行。

问：本案治疗有何特色？

答：王氏十分注重通达胸中之气。胸为气海，肺为气主。凡出入呼吸，统摄调节，皆属于肺。用药注重通达肺气以开上，血药禁用。用药十分注重配伍理气、行血、宣肺、通腑之品，常用枇杷叶、杏仁、旋覆花、薤白、瓜蒌、厚朴、苁蓉、菖蒲、桔梗等，取其条达气机升降之用，使补而不滞，滋而不腻，祛邪而不碍气机。本案用小陷胸汤加石菖蒲、枳实、杏仁、贝母、竹茹、郁金、栀子、连翘等药，芦菔汤煎服。服二剂，神情即安。

案3

姚令舆室，素患喘嗽，而病春温。医知其本元久亏，投以温补，痉厥神昏，耳聋谵语，面青舌绛，痰喘不眠。皆束手矣！延孟英诊之，脉犹弦滑。曰：证虽危险，生机未绝，遽尔轻弃，毋乃太忍。与：犀角、羚羊角、玄参、沙参、知母、花粉、石膏以清热息风，救阴生液。佐：苁蓉、石英、鳖甲、金铃、旋覆、贝母、竹沥以潜阳镇逆，通络蠲痰。三剂而平。继去犀角、羚羊角、石膏，加生地黄，服旬日而愈。仲秋，令舆病，竟误服温补，数日而殒，岂非命耶？

《王氏医案续编》

【赏析】

问：本案诊断有何特色？

答：脉诊是本案诊断的重要依据。脉弦滑为有痰热之明证。痰热的产生有因世人喜食肥甘，滋腻碍胃，津液不化凝结为痰；有外感温邪或情志内郁化火，炼液为痰。而痰为有形之物，极易阻塞气道，壅滞经络，使枢机失灵，升降失调，故变证百生。

问：本案治疗有何特色？

答：按证而施，重宣通清解，尤忌温补。清热化痰可肃清气道宣展气机。明清之时，温补学说盛行，医者多不审证，只知一味蛮补，孟英深感滥用温补之害，故极力驳斥曰："惟五气外侵，或七情内扰，气机滞塞，疾病乃生。故虽对极虚之人，既病即为虚中有实，总宜按证而施宣通清解之法，一味蛮补，愈阂气机，重者即危，轻者成锢。"

案 4

许芷卿，亦精于医，偶患外感，即服清散之药，而证不减。或疑其非春温也，邀孟英质之，诊脉迟涩，二便皆行，筋掣不眠，畏寒能食，喉舌皆赤。予大剂清营药，数服而瘥。迨夏，两腿患疥，外科治之，久而不愈。孟英谓：（因）其平昔善饮，蕴热深沉，疡科药亟宜概屏，令以雪羹汤送（服）当归龙荟丸，果得渐瘳。

《王氏医案续编》

【赏析】

问：本案诊断有何特色？

答：孟英诊病重四诊合参及气血辨证，同时兼辨患者体质。二便皆行及能食，皆病不在气之明证；脉迟涩为病在血；喉舌皆赤合之筋掣不眠畏寒之象。故诊断为营热厥逆，治宜清营泄热。两腿患疥，凭平昔善饮而导致蕴热深沉的体质，断为热证。

问：本案治疗有何特色？

答：治病必求于本。偶患外感，服清散之药，而证不减；迨夏，两腿患疥，外科治之，久而不愈，均为治标不治本，故疗效不显。

案 5

王皱石广文令弟患春温，始则谵语发狂。连服清解大剂，遂昏沉不语，肢冷如冰，目闭不开，遗溺不饮，医皆束手。孟英诊其脉，弦大而缓滑，黄腻之苔满布，秽气直喷。投承气汤加银花、石斛、黄芩、竹茹、玄参、石菖蒲，下胶黑矢甚多。而神识稍清,略进汤饮。次日,去芒硝、大黄,加海蜇、芦菔、黄连、石膏,服二剂而战解肢和,苔退进粥,不劳余力而愈。

《王氏医案续编》

【赏析】

问:本案诊断如何理解?

答:此案为伏气温病,邪从里发。里实热扰神,神乱而谵语发狂,为热结阳明腑实之证,不从卫分循次传来。其成因可能是其人素有痰邪或温邪蕴伏肠间,兼夹食滞,秽浊与郁邪相结而成。

问:本案治疗用药有何特色?

答:治疗当用下法,故清解必不能愈。王氏认为,热结在里,不但可伤津耗液,且易灼液成痰。攻下法中应加开泄涤痰之品,以通降肺胃,庶表里上下通透,则邪热荡然无存。喜用大量莱菔、海蜇煮汁,煎竹茹、菖蒲、大黄,再冲芒硝、竹沥等品。莱菔长于化痰,王氏甚赞其功,谓:"莱菔汁清燥火之闭郁,开痰食之停留,用得其当,取效甚捷",又说:"余每与海蜇同用,其功益懋。"本案患者昏谵如狂,苔满黄腻,虽未述痞、满、燥、实之症,却有秽气直喷,确为实热内聚,须投承气汤合清热豁痰之药,才能救济。服后果下胶黑之矢,而神识稍清。尚未全清者,里闭虽通,而痰热仍盛。减去芒硝、大黄,防止过泄伤阴,加入海蜇、黄连、石膏、萝卜,清热蠲痰化滞,使邪转气分战汗而解。

案6

翁嘉顺,亦染温病,初发热,即舌赤而渴,脉数且涩。孟英曰:非善证也。盖阴虚有素,值此忧劳哀痛之余,五志内燔,温邪外迫,不必由卫及气,自气而营。急予清营,继投凉血,病不稍减。且家无主药之人,旁议哗然,幸其旧工人陈七,颇有胆识,力恳手援。孟英曰:我(心)肠最热,奈病来颇恶,治虽合法,势必转重。若初起不先觑破,果已殆矣。吾若畏难推诿,恐他手虽识其证,亦无如此大剂,车薪杯水,何益于事。吾且肩劳任怨,殚心尽力以图之。病果日重,昏瞆耳聋,自利红水,目赤妄言。孟英惟以晋三犀角地黄汤加银花、石膏、知母、石斛、栀子、贝母、花粉、兰草、菖蒲、竹沥、竹茹、竹叶、兔茈、海蜇等,出入互用。至十余剂,舌上忽布秽浊垢苔,口气喷出,臭难向迩,手冷如冰，头面自汗，咸谓绝矣。孟英曰：生机也。阴虚而热邪深入，余一以清营凉卫（血）之法，服已逾旬，始得营阴渐振，推邪外出，乃现此苔，惟本元素弱，不能战解，故显肢冷，而汗仅于头面，非阳虚欲脱也。复予甘寒频灌，越三日，汗收热退，苔化肢温。此病自始迄终，犀角共服三两许，未犯一毫相悖之药，且赖陈七恪诚，始克起九死于一生，继以滋阴善后而康。

《王孟英医案续编·卷一》

【赏析】

问：本案诊断如何理解？

答：王氏常曰："辨证为医家第一要务""辨证不明，动手即错"。说明辨证的重要性。王氏接诊之初，就预见了疾病的发展趋势即向病家明言，使其有心理准备以求配合，坚定了病家服药信心。初起舌脉为舌赤而渴，脉数且涩，据卫气营血辨证当属热入营血，阴分不足。平素阴亏，加之忧劳哀痛过度，五志化火，温邪外迫，病初邪气直入营分，病非善证。急予清营，继投凉血。治法先气后营为正治，先营后气为变法。此案药对证，却病不稍减的原因：一为邪热炽盛，药物难以挫其势，病情继续发展；二为服药未及时日。但因病必转重。服药后出现昏瞀目赤，为营阴素虚，温邪径伤营分。若执先气后营常法，治必无及。此证可生，全在妄言。盖妄言则热邪虽渐侵营分，尚未全离气分。若热邪全入营分，则并无所谓言，说明病已危笃，邪热蒙蔽心窍。自利红水为邪热伤及肠络，出现了"耗血动血"现象。

问：本案治疗用药有何特色？

答：王氏认清病情后，坚持以犀角地黄汤加减大剂治之，始得营阴渐振，推邪外出而解。王晋三犀角地黄汤由犀角、连翘、生地、甘草组成，实寓有清宫汤之意，清营凉血。银花、石膏、知母、石斛、栀子、贝母、花粉、兰草、竹叶、凫茈、海蜇等清胃肠气分之热，兼养阴生津。以菖蒲、竹沥、竹茹豁痰开窍。本案自始至终，犀角共用三两许，未犯一毫相悖之药。病者素体阴虚而热邪深入，以清营凉血法服十余剂，营阴逐渐恢复，逐邪外出，故现浊苔，但元气素弱，不能战汗而解，故手冷如冰，其汗仅见于头部，不属阳虚欲脱。若因阳虚欲脱，则上半身全有汗。孟英独具慧眼，认为此乃生机。本案妙在后期采用"甘寒频灌"。阴虚之质，最重津液。甘寒频灌，则津回液复，周身气机乃得伸其用。与阳虚补阳，气机乃能有权同理。是故越三日，汗收热退，苔化肢温。

四、暑温

案1

汪子与病革，孟英视之。曰：阴虚之质，暑热胶锢，贻误投补药矣。询悉医投熟地药十余剂。孟英曰：暑热证必看邪到血分，始可议用生地，何初病即进熟地？岂仅知禀赋之虚，未睹外来之疾耶？昔贤治暑，但申表散温补之戒，今人于律外，更犯滋腻之辜，而一误致此，略无悔悟，不啻如油入面，如漆投胶，将何法以挽回哉？越日果辛。夫小米舍人，仅此一脉，完姻未久，遽尔珠沉，殊为惨然。

《王氏医案续编》

【赏析】

问： 本案有何启示？

答： 革通"亟"，危急之意。阴虚之质感暑，误投补药，导致暑热胶锢，病情危急。昔贤治暑，有表散温补之戒。今人治暑，虚人受感，滞腻培元之戒，不可不知。暑热证，初病即进熟地，滋腻恋邪，如油入面，如漆投胶，必看邪到血分，始可议用生地。

案2

潘红茶方伯之孙翼廷，馆于许双南家，酷热之时，啜冷石花（汤）一碗，遂至心下痞闷，四肢渐冷，上过肘膝，脉伏自汗。方某谓："阳虚阴暑"，脱陷在即，疏大剂姜、附、丁、桂以回阳。（而）双南在苏，其三郎李书，骇难主药，邀族人许芷卿诊而决之。芷卿云：此药断不可投。第证极危急，须逆孟英商之。时已夜半，孟英往视，曰：既受暑热，复为冷冻饮料冰伏胸中，大气不能转旋，是以肢冷脉伏，二便不行。速取六一散一两，以淡盐汤搅之，澄去滓，调下紫雪丹一钱。翌日再诊：脉见，胸舒，溺行，肢热，口干，舌绛，暑象毕呈，化而为疟。予多剂白虎汤而愈。丙午（岁），举于乡。

《王氏医案续编》

【赏析】

问：本案诊断如何理解？

答：酷热之时，啜冷石花（汤）一碗，既受暑热，复为冷冻饮料冰伏胸中，大气不能转旋，故遂至心下痞闷，四肢渐冷，上过肘膝，脉伏自汗。

问：本案治疗用药有何特色？

答：以辛香通冰伏之气，用意精妙。治暑贵在去邪，尤贵功无旁挠。妙在速取六一散一两，以淡盐汤搅之，澄去滓，调下紫雪丹一钱。六一散本受暑正治之药，调以紫雪，以治误啜石膏。紫雪少用，则辛香不足以通冰伏之气，用至一钱，恐辛通后挠六一散下行泻暑之权。故先以淡盐汤搅之，使辛通后无损六一散泻暑下行之效。其必澄去滓者，药虽泻暑下行，暑先伤气，暑邪实侵气分最高之处，澄去滓则用其气不用其质，使之上而复下，尤为丝丝入扣。眉批：认证既确，治疗方法又极精妙，真可谓万世法程。

案3

金朗然母偶发脘疼呕吐，医与温补药，初若相安，渐至畏寒不寐，四肢不仁。更医云是风痹，仍投温补，因而不饥不食，二便不行，肌肉尽削，带下如溺。孟英诊之，曰：暑伏肺胃耳。其多投温补而不遽变者，以熟地等阴柔腻滞为之挟制也。然津气灼烁而殆尽，脂液奔迫以妄行，治节无权，阳明涸竭，焉能卫皮毛而畅四肢，利机关以和九窍哉！与白虎汤加西洋参、竹茹、橘皮、丝瓜络、石斛、花粉、竹沥、海蜇。连进二十剂，始解黑矢而各恙渐安。嗣与和肝胃、调八脉以善后遂愈。

《王氏医案续编》

【赏析】

问：本案诊断如何理解？

答：脘疼呕吐为暑伏肺胃。多投温补而不遽变者，以熟地等阴柔腻滞为之挟制也。温补妄施，油添火上，肺津胃液，灼烁无余；怒木直升，枢机窒塞，治节无权；阳明涸竭，不能卫皮毛而畅四肢，利机关以和九窍。故轻则畏寒不寐，四肢不仁，重则不饥不食，二便不行，肌肉尽削，带下如溺。

问：本案治疗用药有何特色？

答：孟英精于辨证施治，成功纠偏。因暑邪仍在气分，故治以清暑泄热，益气养阴生津。方以白虎汤清暑泄热，加西洋参、石斛、花粉益气养阴生津，竹茹、橘皮、丝瓜络、竹沥、海蜇清热化痰通络。

眉批：汪子与证，误服熟地而不救，此证误服温补兼熟地而竟愈。盖体有虚实，治疗有迟早，邪有重轻，未可以一端拘耳。

案4

顾宗武，偶患微寒发热，医进温散法。热虽退，而不饥不大便。复用平胃散数帖，腹渐胀而偏于右，尚疑其中气之虚寒也。遂与温运燥补诸药，胀乃日增，杳不进谷。外科连某作胁疽治，病如故。黄某作肠痈论，以大黄泻之亦不应。严某谓胁疽部位不对，肠痈证据不符，作内疝治，仿子和活人之法，及当归龙荟丸相间而投，亦无效。孟英视之，脉极弦细而促，舌绛大渴，小溲赤少，饮而不食者月余矣，证实脉虚，坚辞不治。孟英曰：据述病患素慎起居，而薄滋味，显非停滞与痈疽之患，良由暑湿内蕴，热欲外泄，是以初起有微寒发热之候。误与风寒药，热虽暂退于表，邪仍伏处于中。不饥不便，肺胃失其下行，再加辛燥温补，气机更形窒滞，伏邪永无出路。津液潜消，膜胀日甚，以气血流行之脏腑，为暑湿割据之窠巢，补之不可，攻之不能，逾旬径殁。

《王氏医案续编》

【赏析】

问：本案诊断如何理解？

答：本案患素慎起居，而薄滋味，显非停滞与痈疽之患，良由暑湿内蕴，热欲外泄，是以初起有微寒发热之候。误与风寒药，热虽暂退于表，邪仍伏处于中，不饥不便，肺胃失其下行。再加辛燥温补，气机更形窒滞，伏邪永无出路。津液潜消，膜胀日甚，以气血流行之脏腑，为暑湿割据之窠巢，补之不可，攻之不能。脉极弦细而促，为阴津已竭，即系脉虚。舌绛大渴为肺肾阴竭热炽，小溲赤少为肝肾阴竭热炽，合之为证实脉虚。

问：本案有何启示？

答：临证辨证尤为重要。温病初起忌温散，不可妄投温补。

案5

许少卿室，夏初患感，何新之十进清解，病不略减，因邀诊于孟英。脉至弦洪豁大，右手为尤，大渴大汗，能食妄言，面赤足冷，彻夜不瞑。孟英曰：证虽属温，而真阴素亏，久伤思虑，心阳外越，内风鸱张。幸遇明手，未投温散，尚可无恐。与：龙骨、牡蛎、犀角、珍珠、龟板、鳖甲、贝母、竹沥、竹叶、辰砂、小麦、玄参、丹参、生地、麦冬，为大剂投之。外以烧铁淬醋，令吸其气；牡蛎粉扑止其汗；捣生附子贴涌泉穴。甫服一剂，所亲荐胡某往视，大斥王议为非，而主透疹之法。病家惑之，即煎胡药进焉！病者神气昏瞀，忽见世父启东扼其喉，使药不能下咽。且嘱云：宜服王先生药。少卿闻之大骇，专服王药，渐以向愈。而阴不易复，频灌甘柔滋镇，月余始能起榻。季夏，汛行。惟情志不怡，易生惊恐。与：麦冬、参须、熟地、石英、茯神、龙眼、甘草、小麦、大枣、三甲等药，善其后。

《王氏医案续编》

【赏析】

问：本案诊断有何特色？

答：孟英临证重四诊合参，结合患者体质及既往史，因而辨证准确。十进清解，病不略减，为下虚而治其上。弦洪豁大左手为尤，血分之阴虚也；大渴为热灼肺阴；大汗为阴虚阳越；能食为风消；妄言为肝热侵营；足冷为热邪伤肺，气不下行；彻夜不瞑为风升阳浮的确据。

问：本案治疗用药有何特色？

答：本案为心肾不交导致失眠证，治以清心潜阳，甘柔滋镇。妙在外以烧铁淬醋，令吸其气；牡蛎粉扑止其汗；捣生附子贴涌泉穴，以引纳浮阳；后期阴不易复，采用频灌法。

案6

许少卿室，秋杪归宁，微吸客邪，寒热如疟。孟英投以清解，已得向安。胡某闻之，复于所亲处云：此证实由夏间治法不善，以致邪气留恋，再服清凉，必死无疑。汤某复从而和之。许氏即招汤某延医，谓其阳气伤残，沉寒久伏，以理中汤加威灵仙、桂枝、半夏、浓朴、姜、枣等药。病者颇疑药太燥烈，汤复膏吞拭舌，说得天花乱坠。病家惑之。初服胃气倍加，继而痰嗽不饥，黄苔满布，肌消汛断，内热汗多，心悸不眠，卧榻不起。病者坚却其药，然已进二十剂矣。再邀何新之商之，亦难措手。仍嘱其求诊于孟英，按脉弦细软数，篡（窜）患悬痛，纵有神丹，不可救药矣。

《王氏医案续编》

【赏析】

问：本案诊断如何理解？

答：本案秋末患感，寒热如疟，治应清解，却因病家惑于庸论，误用温散致死。误用温散，温燥辛散之药导致阴津耗竭，内热独甚，出现"痰嗽不饥，黄苔满布，肌消汛断，内热汗多，心悸不眠，卧榻不起"。王孟英从其症状表现，推断阴竭难复，再据其脉弦细软数，断其脉证不合，说明内已溃败，故预言不可救药。

案 7

何缙阶妻，素患肝厥。仲夏患感，沈樾亭按温证法治之。内风不致陡动，而大便泄泻，脉细而弦，渴饮痰多，不饥不寐。因邀孟英商之，投：白头翁汤加三甲、石斛、茯苓、竹茹而安。随以峻补善后而痊。

《王氏医案续编》

【赏析】

问：本案诊断如何理解？

答：本案据素患肝厥，推断其为阴虚肝旺体质。辨证紧扣体质，不饥不寐，断为热炽阳浮，肝风暗动。肝厥是由肝气厥逆而上冲的病证。主要症状有手足厥冷、呕吐昏晕、状如癫痫、不省人事等。

问：本案治疗用药有何特色？

答：标本兼治是本案一大特色。以白头翁汤清热坚阴，厚肠止泻；再加三甲滋阴潜阳，石斛、茯苓、竹茹养阴化痰止渴。白头翁汤以白头翁为君，清热解毒，凉血止痢；臣以黄连之苦寒，清热解毒，燥湿厚肠；黄柏泻下焦湿热，共奏燥湿止痢之效；秦皮苦寒性涩，收敛作用强。

案8

赵子善因事抑郁，凛寒发热。汤某作血虚治，进以归、芎、丹参之类，多剂不效。孟英诊之，脉涩而兼沉弦以数，然舌无苔，口不渴，便溺如常，纳谷稍减。惟左胁下及少腹自觉梗塞不舒，按之亦无形迹，时欲抚摩，似乎稍适。曰：阴虚夹郁，暑邪内伏。夫郁则气机不宣，伏邪无从走泄，遽投血药，引之深入，血为邪踞，更不流行，胁腹不舒，乃其真谛。第病虽在血，治宜清气为先。气得展布，热象必露，瘀滞得行，厥疾始瘳。连投清气，热果渐壮，谵妄不眠，口干痰嗽。孟英曰：脉已转为弦滑，瘀血伏邪皆有欲出之机，继此当用凉血清瘀为治。遂定犀角地黄加味。适病者鼻衄大流，径煎服之。次日，衄复至，苔色转黑。孟英曰：三日不大便，瘀热未能下行也。于前方加滑石、桃仁、木通、海蜇、竹沥、石斛、银花、知母、花粉之类。又二剂大解始行，黑如胶漆，三日间共下七十余次而止。乃去木通、桃仁辈，加西洋参、麦冬以生液。病者疲惫已极，沉寐三昼夜，人皆危之。孟英曰：听之，使其阴气来复，最是好机。醒后尚有微热谵语，药仍前法。又旬日，始解一次黑燥大便，而各恙悉退。惟口尚渴，与大剂甘凉以濡之。又旬日，大便甫得复行，色始不黑，乃用滋阴填补而康。

《王氏医案续编》

【赏析】

问：本案诊断有何特色？

答：王氏擅辨病之转机，故可从容以对。本案因事抑郁，凛寒发热，说明有肝气不舒，气机不宣，伏邪无从走泄。遽投血药，引邪深入，血为邪踞，更不流行，故胁腹不舒，脉涩而兼沉弦以数。乃系阳证阳脉，故以大剂辛寒收效。在疾病恢复过程中，由于实邪出表出现沉寐三昼夜，看似病情转重，实则阴气来复，疾病转机之佳兆。

问：本案治疗有何特色？

答：王氏识得病机之真诠，故胸有定见，法分先后，不愧为医林妙手。治疗伏暑之邪混处气血，妙在先以清气之药，"展气化以轻清"，深伏之邪始有外出之机。如径以血药投之，必使气分之邪愈加胶固。

案9

金晓耕，发热两旬，医予表散，竟无汗泄。嗣投温补，而大解泄泻，小水不行，口干肌削，势濒于危。孟英诊之，右寸独见沉数。曰：暑热锢于肺经耳。予：白虎汤、苇茎汤、天水散加茯苓、桔梗、杏仁、贝母为方。服后，头面疹遍发，密无针缝，明如水晶光，人皆危之。孟英曰：此肺邪得泄也。果肌润热退，泻止知饥。又服甘凉濡润二十余剂，疹始愈。亦仅见之证也。

《王氏医案续编·卷一》

【赏析】

问：本案诊断如何理解？

答：本案表解无汗，阴虚不能作汗故也。诊右寸独见沉数。数为阴虚挟热，沉则肺热郁遏不宣，是故孟英断为暑热锢于肺经之证。

问：服后头面疹遍发，密无针缝，明如水晶光，是危象还是佳兆？

答：孟英言此为肺邪得泄之佳兆。疹枯暗，则肺无津液，其人必死。疹遍发，为肺邪得以外泄。此温证之轻者，用药合法，故其愈甚速。

案10

陈芝田仲夏患感，诸医投以温散。延至旬日，神昏谵妄，肢搐耳聋，舌黑唇焦，囊缩溺滴，胸口隐隐微斑，一望而知其危矣。孟英诊之，脉细数而促，曰：阴亏热炽，液将涸矣。遂用西洋参、玄参、生地、二冬、知柏、楝实、石斛、白芍、甘草梢、银花、木通、犀角、石菖蒲，大剂投之。孟英能善用大剂，故能起不治之症，亦古人所未有也。次日复诊，其家人云：七八日来小溲不过涓滴，昨服药后，约六七个时辰解得小溲半杯。孟英曰：此即转机也。然阴气枯竭，甘凉濡润，不厌其多。于前方再加龟板、鳖甲、百合、花粉，大锅煎之，频灌勿歇。如是者八日，神气始清，诸恙悉退。纯用滋阴之药，调理匝月而瘳。

《王氏医案续编》

【赏析】

问：本案诊断如何理解？

答：本案神昏谵妄，隐隐微斑，为热邪深入营分；舌黑唇焦，囊缩溺滴，为阴津涸竭；肢搐耳聋，为肝风内动。判断本案尚可救的依据是：溺滴、胸口隐隐微斑、脉细数而促。肝阴绝则溺绝，溺滴则肝阴未绝；胸口隐隐微斑，邪旺正亦旺，病邪尚能外达；脉细数而促，固属热极风生。然系阳证阳脉，能任阴药，若脉弱则不治。

问：本案治疗用药有何特色？

答：孟英善用大剂，起不治之证。此案以救液养阴为第一要着，而以清热解毒，息风开窍佐之。以大锅煎熬，频灌勿歇，添得一分阴津，便多得一分生机。舌黑唇焦，溺滴囊缩，津精有立竭之虞，邪热鸱张，火势燎原。方中西洋参、玄参、生地、二冬、石斛、白芍、甘草梢、知母甘凉濡润，大剂投之以养阴生津。眉批：一派甘寒之药，既可涤热，又以生津，真治温良法也。观其救阴之品，不涉熟地，阿胶之腻滞，且加减进退，孰先孰后，自有一定法度可寻。至添解小溲半杯，则阴津有濡润将复之机，故介属加入能收效。但少用则药不胜病，宜用血龟板四两、血鳖甲四两同杵，先炭煨八分钟；百合须四钱、南花粉五钱，频灌则药力不断。

眉批：孟英学时过人，热肠独具。凡遇危险之候，从不轻弃，最肯出心任怨以图之。如此案，八日后神气始清。若经别手，纵使治法不错，而一二帖后不甚起色，必规避坚辞。致病家惑乱，谋及道旁，虽不死于病，亦必死于药也。此在医者之识老心坚，又须病家之善于择而任之专也，谈何易耶？且闻孟英尝云："温热液涸神昏，有投犀角、地黄等药至十余剂，始得神清液复者。因温热案最多，不暇详录，姑识此以告司人之命者。"

五、湿温

案1

癸卯春，邵秋子令堂，年近六旬，患寒热如疟者久矣。诸医杂治周效。孟英视之，曰：此湿邪久蕴，已从热化，误投提补，动其肝阳，痰饮因而上逆。与通降之法，寒热即减。而包某谓疟久阴虚，理宜滋养，病家闻之近是，遂进首乌、鳖甲等药，渐至脉伏胸痞，呃忒自汗，渴饮不食，颧赤便泄。包某束手，疏生脉散以塞责。举家彷徨，再求孟英诊之，曰：此滋腻阻滞气机，清阳不司旋运，痰饮闭滞隧络，非脱象也。补药不可再进。以：栝楼薤白（半夏汤）合小陷胸

（汤）加竹茹、旋覆、贝母、杏仁、紫菀、枇杷叶投之，呃止脉出，大有转机。而郑某谓病固属痰，须温热以宣通，勿寒凉而凝遏，病家又惑焉。姜、桂频投，既而唇肿咽痛，不能进饮，舌干短硬，难出语言，复请孟英救疗。予犀角地黄汤加玄参、知母、银花、竺黄、花粉、胆星、石菖蒲、竹沥之类，此第三次生机也。奈狂澜莫障，邪说横行，辄以凉药不宜擅服，久病必定元虚。甘言悦耳，遂至升散温补，各逞所能。符咒乩方，罔不遍试。延至仲夏，腐龈糜，唇高数寸，竟成燎原莫救。仍恳孟英设法，乃坚辞不能措手。付局医黄某敷治肿烂，日甚而终。

《王氏医案续编》

【赏析】

问：孟英针对本案诸医杂治罔效采取了哪些措施？

答：一针对误投提补，动其肝阳，痰饮因而上逆，与通降之法，寒热即减；二针对进首乌、鳖甲滋腻之剂，致脉伏胸痞，呃忒自汗，渴饮不食，颧赤便泄，为清阳不司旋运，痰饮闭滞隧络，以栝楼薤白（半夏汤）合小陷胸（汤）加竹茹、旋覆、贝母、杏仁、紫菀、枇杷叶投之，呃止脉出，大有转机；三针对姜、桂频投致唇肿咽痛，不能进饮，舌干短硬，难出语言，予犀角地黄汤加玄参、知母、银花、竺黄、花粉、胆星、石菖蒲、竹沥之类。

问：本案为湿邪久蕴，已从热化，妄施温补有何弊端？

答：温补妄施，油添火上，肺津胃液，灼烁无余；怒木直升，枢机窒塞；水饮入胃，凝结为痰。虽见证多端，皆气失下降。

案 2

季秋，顾听泉邀孟英视康康候副转之恙。切其脉：滑数，而右歇左促。且肝部（左关）间有雀啄，气口（右寸）又兼解索。望其面，宛如熏黄，头汗自出，呼吸粗促，似不紧续，坐卧无须臾之宁，便溺涩滞，浑赤极臭，心下坚硬拒按，形若覆碗。观其舌色，边紫苔黄，殊不甚干燥。问其所苦，曰：口渴甜腻、不欲饮食。苟一合眼，即气升欲喘，烦躁不能自持，胸中懊恼莫可言状。孟英曰：此由湿热误补，漫无出路，充斥三焦，气机为其阻塞而不流行。蔓延日久，津液为之凝滞而成痰饮。不啻人禽杂处，苗莠同畴，邪正混为一家。医见肢冷自汗，不知病由壅闭而然，欲以培正。而邪气方张，得补反为树帜，岂非资寇兵而盗粮哉？非其类者，锄而去之，乃为吃紧之治。听泉曰：良是也。夏间起病，闻自心悸少寐，杨某以为虚而补之，时尚出差办事。暑湿外侵，受而不觉。迨闻差未竣，其病斯发，而诸医之药，总不外乎温补一途，以致愈补愈剧。今拟温胆法，待君可否？孟英曰：脉证多怪，皆属于痰，今胸痞如斯，略无痰吐，盖由痰能阻气，气不能运痰耳。宜于温胆汤中，加薤白、蔻仁通其胸中之阳；又合以小陷胸汤，此为治饮痞之圣法。参以栀、豉泄其久郁之热以除懊；佐以兰草，涤其陈腐之气而醒脾胃。听泉深然之。连投二剂，各恙皆减，脉亦略和。而病者以为既系实证，何妨一泻而去之，连服大黄丸二次，承气汤半帖。孟英急止之，曰：畏虚进补固非，欲速妄攻亦谬。盖湿蒸为热，灼液成痰，病非一朝一夕而成，治以上下分消为是，不比热邪传腑，可一泻而愈也。越日，下部果渐肿。孟英曰：攻痞太速之戒，古人不我欺也。与听泉商，以前法加黄芩，合泻心汤意，再配雪羹投之，痰果渐吐，痞亦日消。而自腹至足，以及茎囊肿势日加。孟英谓：势已如此，难以遽消，但从三消设法，则自上而下，病必无虞。与听泉商，用河间桂苓甘露饮意。而姚平泉孝廉，力主崇土胜湿之法，深以寒凉为不可用。众议仍投前日之药。孟英曰：前药原可服也，嫌力不足耳。次日痰中带血甚多。孟英曰：湿热熏蒸不已，自气及营矣。与听泉及王子能参军商，以：知母、黄柏、犀角、鳖甲、白芍、苡仁、贝母、石斛、茅根、麦冬、滑石、栀子、藕汁、童便，投之而止。越数日又吐，且肢冷自汗、心馁畏脱。姚平泉谓"气不摄血"，当举归脾汤以统之。举家皇皇，连请诊脉者三次。孟英曰：脉来屡变，陈芝江所以不能指实其病，而杨、阮诸人皆疑为大虚之候也。然望、闻、问、切，不可独凭于指下。今溲如赭石汤，浑赤有脚，其为湿热之病，昭昭若揭。初伤于气分，则津液受灼以为痰。渐及于营，则阴血不安而妄溢。邪气内盛，岂非病实？而真实类虚，吾不受病之欺也。坚守前议，镇静不摇，服二剂果止。

孟英曰：血之复吐也，由于气分之邪以扰及之。欲清气道之邪，必先去其邪所根据附之痰。盖津液既为邪热灼烁以成痰，而痰反即为邪热之山险也。不妨峻攻其实，而缓行其势。初进滚痰丸三钱，得下泄气一次，副转云：四十日来，未有之通畅也。连投数日，始解胶痰黑矢多遍，而小溲亦渐清长。苔色亦退，寝食遂安，惟下部之肿犹尔也。马香崖、陆虚舟皆主实脾行水之法。孟英曰：谛参脉证，并不在脾，况善饥便燥，口渴溺多，吾方虑转"消证"，亟投甘润之不遑。恶可渗利伤阴，补土劫液耶？且脾虚下陷之肿，与湿盛而肿之肿，其膝之上下，内外情势，必然相贯。今膝之上下，内外凹凸迥判，毫不毗连。盖由湿热所酿之痰饮，既误补而痞塞中焦，复妄攻以流窜隧络，所谓不能一荡而蠲，势必旁趋四射。吾当以法取之。会又咳痰带血，而精神食欲如常。孟英曰：无恐也，此乃前次嚼三七太多，兜涩留瘀，最不宜用，吐而去之极妙。但须金水同治，冀咳止而血络不震动为要耳。与甘露饮加藕汁、童溺服之，四剂而止。咳嗽亦宁。于是专治其下部之肿，以固本（丸）加知母、黄柏、贝母、花粉、旋覆、橘络、丝瓜络、羚羊角、楝实、葱须、豆卷、薏苡、竹沥，出入为剂，二三帖间，其高突肿硬之处，即觉甚痒，搔之水出如汗，而作葱气。六七日后，两脚反觉干瘦燥痛，茎囊亦随之而消矣。孟英曰：此用润药消肿，尚且干痛咽燥，设从他议而投燥脾利水之法，更当何如哉？盖寒湿则伤阳，热湿则伤阴，血液皆阴也。善后之法，还宜滋养血液，稍佐竹沥以搜络中未尽之痰，使愈后不为他日之患，更属法中之法。服之饮食中节，便溺有权，幸无消渴之虞，而竟愈焉。

《回春录》

【赏析】

问：本案诊断有何特色？

答：本案望、闻、问、切四诊极其周详。如，望其面，宛如熏黄，头汗自出，为湿热熏蒸；观其舌色，边紫苔黄，殊不甚干燥，为湿热内阻；审其兼症，见便溺涩滞，浑赤极臭，为湿热下注；问其所苦，口渴甜腻、不欲饮食，苟一合眼，即气升欲喘，烦躁不能自持，胸中懊莫可言状，为湿热阻滞脾胃气机，蒙蔽清阳，扰及心神；按其胸，心下坚硬拒按，形若覆碗，为痰阻胸阳，大气不能运转；切其脉，见雀啄、解索之怪象，乃痰饮作祟。总之，辨证当属湿热弥漫三焦，阻滞气机，迁延日久酿成痰饮。

问：本案治疗用药有何特色？

答：王氏认为湿热之邪缠绵难去，酿生痰饮也非一朝一夕，故不可轻投温补，也不能峻下猛攻，只宜上下分消。王孟英基于叶氏理论，创立了王氏连朴饮、燃照汤等方，组方思想不离辛开苦降，上下分消。上下分消治法出自清·叶天士《温热论》："再论气病有不传血分，而邪留三焦，犹之伤寒中少阳病也。

彼则和解表里之半；此则分消上下之势。随证变法，如近时杏、朴、苓等类；或如温胆汤之走泄。因其仍在气分，犹可望其战汗之门户，转疟之机括。"因温邪自上而下，阻遏上、中、下三焦气机升降，故宜分消上下，宣通气机，清热利湿，用杏仁开上，厚朴宣中，茯苓导下。

三焦为水液和气机运行的通道，温胆汤可"分消上下之势"，也可以"走泄"，所以此方可畅利三焦，不惟痰饮，亦包括湿热。温胆汤以生姜、半夏之辛，配以枳实之苦，加上陈皮、茯苓、竹茹等，可分消走泄湿热。如果湿热重者，往往去甘草，因为甘者令人中满，甘者易生痰湿。痰重者必阻滞三焦而生湿；湿重者可凝痰，如三仁汤中之用半夏，甘露消毒丹中之用贝母。温胆汤兼有化痰、祛湿、行气的功能。现代社会，饮食结构极大丰富，人们运动量减少，而工作压力增大，营卫壅滞之病尤其多。所以温胆汤只要经适当加减，就能解决很多临床问题。

本案处以温胆汤加薤白、蒌仁通其胸中之阳；又合以小陷胸汤，此为治饮痞之圣法；参以栀、豉泄其久郁之热以除懊；佐以兰草，涤其陈腐之气而醒脾胃。数方合用，辛开苦降，共奏上下分消之功。

问：如何理解"不可独凭于指下，溲如赭石汤，浑赤有脚"？

答：此案先误补后误攻，出现的变数颇多，治疗起来颇费周折。病人不听医嘱，私自服用大黄丸、承气汤等，误攻出现变证。"不可独凭于指下，溲如赭石汤"，表明了王孟英在此案中"舍脉从证"的诊断思路。"浑赤有脚"中的"脚"字为江浙方言，有脚即有沉淀之意。有些版本写成有滓。

案3

顾竹如孝廉令嫒，患感十余日，耳聋不语，昏不识人，客未入室，而彼反先知。医以为祟，凡犀角地黄、牛黄清心（丸）、复脉等汤，遍服无效。已摒挡后事矣。所亲濮根崖嘱延诊于孟英，脉至滑数，舌不能伸，苔色黄腻，遗溺便闭，目不交睫者已四昼夜。胸腹按之不柔。与白虎汤去粳米、甘草，加石菖蒲、玄参、犀角、鳖甲、花粉、杏仁、竹叶、竺黄、竹沥。投一剂即谵语滔滔，渠父母疑药不对病，孟英曰：不语者欲其能语，是转机也。再投之，大渴而喜极热之饮。渠父母又疑凉药非宜。孟英姑应之曰：再服一剂，更方可也。三投之，痰果渐吐。四剂后，舌伸便下，神识渐清。乃去菖蒲、石膏、犀角、鳖甲，加生地、石斛、麦冬、贝母，数帖。热尽退而痰味甚咸。又去杏仁、贝母、竺黄，加西洋参、牡蛎、龟板、苁蓉，服之痊愈。逾年失怙，继遭祝融（火灾），郁损情怀，误投温补，至戊申年殒。

《回春录》

【赏析】

问：本案诊断有何特色？

答：神志异常病因病机不同而临床表现有异，辨证时认真分析这些差异，并结合伴随证候进行全面分析，是正确辨证的关键。本案出现"昏不识人，客未入室，而彼反先知"为热极而心神外越所致。"凡犀角地黄、牛黄清心（丸）、复脉等汤，遍服无效"，是因为病重药轻。"脉至滑数，舌不能伸，苔色黄腻，遗溺便闭，目不交睫者"，胸腹按之不柔，结合"耳聋不语，昏不识人"，是痰热内闭心包所致。阳明腑实证也可见神志异常，二者鉴别如下：热闭心包证由于清窍被闭，神明活动受堵，表现为神昏谵语或昏愦不语，唤之不醒，常伴灼热肢厥，舌绛舌謇等症状；阳明腑实的神昏谵语较少持续昏迷，呼之即醒，呼过仍谵语如旧，神明未尽蔽也。此案腹满虽似阳明证，而胸满则非全属阳明也。体现了王氏凡视温证，必察胸脘的重要性。

问：本案治疗用药有何特色？

答：阳明证主硝、黄荡涤，厥阴证主犀角开透，误投皆有弊害。不可专重阳明，不识厥阴心包络，凡治谵语，悉用硝、黄。孟英方以开痰透邪为主，真是能手，不可非也。

案4

邵鱼竹患感，杨某作疟治不应。孟英诊之，脉软汗多，热不甚壮，苔色浓腻，呕恶烦躁，疲多腿酸，显是湿温。因谓其令郎子曰：湿温者，湿蕴久而从时令之感以化热也。不可从表治，更勿畏虚率补。与宣解一剂，各恙颇减。奈众楚交咻，谓病由心力劳瘁而来，况汗多防脱，岂可罔顾本原？群医附和，遂服参、归、熟地之药，病日以剧。最后，吴古年诊之云：此湿温也，何妄投补剂？然已未从挽救，交十四日而殒，始悔不从王议。

《回春录》

【赏析】

问：本案诊断如何理解？

答：一是现病史：患者为时邪所感，按时行疟疾治疗无效；二是现症：脉软，出汗较多，热不明显，苔色浓腻，伴呕恶、烦躁，痰多、腿酸。说明湿重热轻，表里同病。由于内湿蕴久，又受时令之邪引动化热，故孟英断为湿温证。

问：本案治疗有何特色？

答：湿温初起，最宜清宣芳化，忌从"表"治，因辛散汗解则易耗液伤阴，而湿邪不为汗解，且热变最速，后果堪虑。王孟英与宣解一剂，各恙悉减，可见宣解一方，本极恰当。奈何群医识短，谓虚而进温补，致热甚邪锢，无法挽救。

问：本案有何启示？

答：治疗新感引动伏邪，既要"舍时从证"，又要"因时制宜"。因伏邪久蕴，极易耗伤人体正气，反致外感更易侵袭。若外感之邪束于体表，引动伏邪勃然而发，其病势较之一般新感，暴速而又严重。新感外邪是诱因，伏气之性才是疾病的本质。治疗应"舍时从证"，治疗伏邪为主，兼以"因时制宜"，疏解新感表邪，才能有利于病情的好转。

案5

吴宪章，年逾花甲，患感，医知其为湿温也，投药不应，而仍能起榻理事。石北涯拉孟英视之，冀其勿至加剧。及诊脉，左寸数疾，余皆软大，谷食略减，便溏溲少，苔色腻黄，舌尖独黑。孟英不肯与方，人咸诧之。因曰：证原不重，吾以脉象舌色察之，是平昔曲运心机，离火内亢，坎水不制，势必自焚，况兼湿温之感乎？果数日而殒。

《王氏医案续编》

【赏析】

问：本案诊断如何理解？

答：本案主症为谷食略减，便溏溲少，苔色腻黄，患感并不严重。王孟英主要是据脉象舌色来判断病情的，即脉左寸数疾，余皆软大，苔色腻黄，舌尖独黑。尤其值得注意的是，左寸数疾，舌尖独黑。由于左寸候心，数疾阳甚，舌尖候心，黑为肾色（必兼有舌燥无津之征）。四诊合参，可以推断离火内亢，坎水不制。此乃患者心神过耗，心火炽甚，肾水衰竭不能制衡所致。必火亢无制，必阴竭而亡。果数日而陨。

案6

黄纯光，年七十八岁，患湿温。至旬余，脉形歇代，呃忒连朝，诸医望而畏之。孟英诊曰：脉虽歇而弦搏有根，是得乎天者厚，虽属高年，犹为实象。参以病深声哕，原非小故，而二便窒涩，苔腻而灰，似属腑气未宣，痰湿热阻其气化流行之道也。清宣展布，尚可图焉。何新之韪其议，因与：旋覆、竹茹、栀子、楝实、枇杷叶、杏仁、吴萸、黄连、紫菀、瓜蒌、雪羹为剂，片通草一两，煎汤煮药，投匕即减。数服而大吐胶痰，连次更衣，遂安粥食。唯动则嗽逆，渐露下虚之象，与：西洋参、龟板、牡蛎、苁蓉、石斛、牛膝、冬虫夏草、紫石英、茯苓、当归等药，各羞降序，继加砂仁、炒熟地而起。

《王氏医案续编》

【赏析】

问：本案诊断如何理解？

答：老年痰湿恒多，复感时邪，常成互结交阻之势。上见呃忒声哕，下见二便窒涩，且苔腻而灰，为痰湿热互结，阻滞气机所致，证势不轻。

问：本案治疗用药有何特色？

答：二便窒涩不用下法。孟英抓住痰湿热交阻，气机不畅的病机关键，施治遵循"但予舒展气机，则痰行热降，诸羞自廖矣"。故投清宣展布之剂，如旋覆、竹茹、栀子、楝实、枇杷叶、杏仁、吴萸、黄连、紫菀、瓜蒌、雪羹等辛开苦泄之剂，数服即大吐胶痰，连次更衣，病转坦途。至末已呈下虚之象，方用补益收绩。

案7

汤西塍，年逾花甲，感证初起，周身肤赤，满口苔黄，头痛、腰痛、便溏、溲痛。伊芳亲家何新之诊为险候，嘱延孟英诊之。脉见弦细而软，乃阴虚劳倦，湿温毒重之证。清解之中，须寓存阴。以：犀角、羚羊角、茯苓、竹茹、银花、连翘、桑枝、苇茎、通草、兰叶为方，煎以冬瓜汤服之，遍身赤疹，而左眼胞忽肿，右臂酸疼不举，耳聋，神不清爽。亟以：玄参、丹皮、菊花、栀子、桑枝、丝瓜络、石斛、竹叶，煎调神犀丹为剂。偶邀疡科视外患，亦知病因湿热，连进木通等药，脉更细弱，神益昏惫，饮食不进，溲涩愈痛，新之以为难挽矣。孟英曰：急救阴液，尚可转机，援以复脉汤去姜、桂、麻仁，易西洋参，加知母、花粉、竹叶、蔗浆灌之，一剂神苏脉起，再服苔退知饥，三啜身凉溺畅，六帖后，肤蜕安眠，目开舌润。或疑甘柔滑腻之药，何以能清湿热？孟英曰：阴虚内热之人，蕴湿易于化火，火能烁液，濡布无权，频溉甘凉，津回气达。徒知利湿，阴气先亡。须脉症参详，法难执一也。又服数剂后，忽然肢肿，遍发风块，瘙痒异常，或又疑证之有变也。孟英曰：此阴津充而余邪自寻出路也耳，与轻清药数帖，果瘥。

《王氏医案续编》

【赏析】

问：本案治疗用药有何特色？

答：老年阴虚湿毒证并不鲜见，湿毒当用清通，阴虚不堪重利，两全之法惟清解之中庇荫阴津。孟英初诊既已认定为"阴虚劳倦湿温毒重之证"，处方却清解有余，存阴不足，是以有变。因遭疡医连进木通等药，出现脉更细弱，神益昏惫，饮食不进，溲涩愈痛等凶险症候，只得舍标救本，取复脉救阴法。木通寒能清热，苦能泄降，功能利水通淋，为治湿热下注，但对于阴虚不足者应慎用。

问：本案有何启示？

答：一是案末孟英议论堪为治老年阴虚湿热之准绳：即阴虚内热之人，蕴湿易于化火，火能烁液，濡布无权，频溉甘凉，津回气达；徒知利湿，阴气先亡；须脉症参详，法难执一也。二是于挫折中取得的经验，尤其有意义。孟英不护己之短，此案记载亦最详实。

案8

刘廉方受暑，医治垂危。孟英诊之，裸卧昏狂，舌黑大渴，溺赤便秘，脉数而芤。与犀角地黄汤加减服之，神识已清，略能进粥。次日复诊，颇知问答，大有生机，仍处甘凉以赠之，并嘱伊格外谨慎。越日诊视，见其目张睛瞪，齿露唇焦，气喘汗出，扬手掷足，而不可救药矣。众谓寒凉药凝闭而然。孟英曰：盖知其阴虚而受暑湿，恐主药者未必能悔悟于前车也。后果闻其广服温补之剂，以致真阴耗竭绝而死。

《回春录》

【赏析】

问：本案诊断如何理解？

答：大渴则肺阳尚旺。裸卧昏狂，舌黑大渴，溺赤便秘，乃热邪由气传营之象。脉数而芤，芤为虚，此证阴虚重于热实。此证可生在大渴。五脏皆有阴阳虚实，肺亦不应例外。肺之阳气，与肺阴相对而言，是肺之温煦、运动、升散的一面。肺阳的产生，根源于肾，济养于脾。肺气的宣发与肃降，便是其阴阳属性的表现。肺气既有宣发属阳的作用，又有肃降属阴的作用。具有宣发、温煦作用的肺气为肺阳；具有肃降、凉润作用的肺气称肺阴。肺阳具有温化蒸腾、宣发输布、暖身卫外的功能。肺阳虚则津液不化，留伏于肺而作饮，故吐涎沫而不渴。

问：本案有何启示？

答：阴虚而受暑湿，只可凉润。若误按伤寒来治，投以温补，暑湿无路可出，致真阴耗竭绝而死。

六、秋燥

黟人叶殿和，庚寅秋患感。旬日后汗出昏瞀。医皆束手，乃甥余薇垣浼孟英勘之。曰：此真阴素亏，过服升散，与仲景误发少阴汗同例。下竭则上厥，岂得引亡阳为比，而以附、桂速其毙耶？以玄参、地黄、知母、甘草、白芍、黄连、茯苓、小麦、龟板、鳖甲、牡蛎、驴皮胶为大剂，投之得愈。

《王氏医案一编·卷二》

【赏析】

问："旬日后汗出昏瞀"一句有何提示？

答：本案从旬日后汗出昏瞀，可知非甫病汗出昏瞀。始虽升散，因真阴未竭，故汗出不至昏瞀。病者已服升散药旬日，真阴素亏者，真阴已竭，上见厥逆。

问：什么是下竭则上厥？与下厥则上竭有何不同？

答：二者概念不同，因机证治也各不相同。

下竭则上厥是指由于下部的真阴、真阳衰竭而出现昏厥、神志不清等症状。叶天士有"阴下竭，阳上厥"之论，认为少阴血伤为下竭，其阳邪上亢而气厥逆。王孟英认为，阴伤不能潜阳，阳气逆上而致厥。本案因真阴素亏，过服升散，过汗伤阴。阴伤于下，则阴阳失衡，阳气失去制约，气机容易逆乱而导致昏瞀。

下厥上竭证，是少阴病误用汗法所致的危候，见于《伤寒论·辨少阴病脉证并治》。少阴病四肢厥冷而无汗，医者强发其汗，激动营血，血升越于上，或从口鼻出，或从目出。阳亡于下，厥从下起，故称下厥；血从上出，阴竭于上，故称上竭。治宜四逆加人参汤、六味回阳饮等，滋阴回阳并顾。

问：下竭则上厥，为何专治下竭？

答：昏瞀当知急证急治。汗为阴液，汗出后阳升而昏瞀，阳愈升则阴愈竭。下竭为本，上厥为标，治病必求其本，故当专治下竭。以玄参、地黄滋阴以止汗；知母、黄连微泻其伤阴之热；下竭上厥，风火沸腾，生草、白芍合用，暂缓其如火燎原之势。阴伤者阳亦伤，阳伤则阴润之药不能孤立以自行，故以茯苓奠其中枢。北地土性甘寒，北小麦夜吐花，麦皮最能凉人肌肤，汗止则阴渐复。龟板、鳖甲、牡蛎名三甲，最能潜纳虚阳。阳潜则汗止，何昏瞀之有？玄参、地黄泡煎去渣，避其滞腻。三甲多煎则药色黑，取其沉敛，亦上病下取之义也。

问：本案有何启示？

答：本案按其现证下药似不大难，但孟英先生能很精确地引用《伤寒论》少阴篇的禁例，来作精当的比例而化裁用药，治愈危症，足见其学力之深邃，对仲景之学有极深造诣，并不是仅以时方时法来独擅一时者。对学习经典医学理论有很大的启发，即坚持理论与实际相结合是提高临证水平的有效途径。

七、伏暑

案1

壬辰八月，范蔚然患感旬余，诸医束手。乃弟丽门恳孟英治之，见其气促音微，呃忒自汗，饮水下咽，随即倾吐无余。曰：伏暑在肺，必由温散以致剧也。

盖肺气受病，治节不行，一身之气，皆失其顺降之机，即水精四布，亦赖清肃之权以主之，气既逆而上奔，水亦泛而上溢矣。但清其肺则诸恙自安。乃阅前服诸方，始则柴、葛、羌、防以升提之，火籍风威，吐逆不已，犹谓其胃中有寒也。改用桂枝、干姜以温燥之，火上添油，肺津欲绝，自然气促音微，疑其虚阳将脱也。径与参、归、蛤蚧、柿蒂、丁香以补而纳之，愈补愈逆，邪愈不出，欲其愈也难矣。亟屏前药，以泻白散合清燥救肺汤，数服而平。

《王氏医案一编·卷一》

【赏析】

问：本案诊断如何理解？？

答：本案因暑邪伏藏于肺，前医却误用柴胡、葛根、羌活、防风以升提，结果火藉风威，吐逆不已。盖肺主一身之气，肺气受病，治节不行，失其顺降之机，水精不布，故气逆上奔，水亦泛而上溢，吐逆不已。前医见其饮水下咽，随即倾吐无余，以为胃中有寒，改用桂枝、干姜以温燥之，无异火上添油，导致肺津欲绝，故气促音微。前医见其气促音微，呃忒自汗，故怀疑阳虚将脱也。又径用人参、当归、蛤蚧、柿蒂、丁香，希望能补而收纳将脱之阳。谁知因邪伏体内，妄投补剂，无异于"关口留寇"，所以愈补愈逆，愈逆邪愈不出，终至"诸医束手"的窘境。

问：本案治疗有何特色？

答：伏邪深痼，病情复杂，再加上庸医误治，病情告危已成必然。王孟英独具慧眼，能不囿于病发于秋，正确而又及时地运用"舍时从证"，辨识病由伏暑在肺所发，更因误用温散致剧。由于识证准确，治之必易。但清其肺，与泻白散合清燥救肺汤清泻肺热，止咳降逆，仅服数剂则诸恙自安。王孟英能在"诸医束手"之时而力挽狂澜，转危为安，足见其学识之博，胆识之高，令人佩服。

案2

庄半霞闱（旧称试院为闱。闱后，是指参加乡试之后）后患感，日作寒热七八次，神气昏迷，微斑隐隐。医者无策，始迎孟英视之。曰：此平昔饮酒，积热深蕴，挟感而发，理从清解，必误投温补，以致热势披猖若是。询之果三场皆服参，且携枣子浸烧酒入闱，初病尚不至此，因连服羌、防、姜、桂，渐以滋甚。孟英先以白虎汤三剂，斑化而寒热渐已；继用大苦寒之药泄其结热，所下黑矢，皆作枣子气。旬日后，与甘润滋濡之法，两月始得全愈。

《王氏医案初编·卷二》

【赏析】

问：本案为何出现"日作寒热七八次，神气昏迷，微斑隐隐"？

答：此为外感之邪欲外达，误用温补而锢邪，邪陷营分所致。

问：本案治疗用药有何特色？

答：先以白虎汤三剂，斑化而寒热渐已，继用大苦寒之药泄其结热，旬日后与甘润滋濡之法而得愈。此案妙在先后缓急有序。先用辛凉重剂以清气透斑，使入营之邪转出气分而解。若先用苦寒，因苦寒药多下行，使气分之邪不能外透，且苦易化燥伤阴，于病不利。

案3

赤山埠李氏女，素禀怯弱。春间汛事不行，胁腹聚气如瘕，减餐肌削，屡服温通之药。至孟秋，加以微寒壮热，医仍作经闭治，势濒于危。乃母托伊表兄林豫堂措办后事，豫堂特请孟英一诊以决之。孟英切其脉时，壮热烙指，汗出如雨，其汗珠落于脉枕上，微有粉红色，乃曰：虚损是其本也。今暑热炽盛，先当治其客邪，急则治标之法，庶可希冀。疏白虎汤加西洋参、玄参、竹叶、荷梗、桑叶。及何医至，一筹莫展，闻孟英主白虎汤，乃谓其母曰：危险至此，尚可服石膏乎？且《本草》于石膏条下致戒云，血虚胃弱者禁用，岂彼未之知也。豫堂毅然曰：我主药，与其束手待毙，盍从孟英死里求生之路耶？遂服二帖，热果退，汗渐收，改用甘凉清余热，日以向安。继与调气养营阴，宿瘕亦消。培补至仲冬，汛至而瘳。

《回春录》

【赏析】

问：本案诊断如何理解？

答：汛事不行，胁腹聚气如瘕，是血病及气；减餐肌削，屡服温通，微寒壮热，为血病及气，由气分而外达皮毛。

问：本案治疗有何启示？

答：暑热炽盛，先治客邪，急则治标之义。

案4

石诵義夏杪患感，多医广药，病势日增，延逾一月。孟英诊焉，脉至右寸、关滑数上溢，左手弦数，耳聋口苦，热甚于夜，胸次迷闷，频吐粘沫，啜饮咽喉阻塞，便溏溺赤，间有谵语。曰：此暑热始终在肺，并不传经，一剂白虎汤可愈者，何以久延至此也？乃尊北涯，出前所服方见示，孟英一一阅之，唯初诊顾听泉用清解肺卫法为不谬耳，其余温散升提、滋阴凉血，各有来历，皆费心思，原是好方，惜未中病。而北涯因其溏泄，见孟英君石膏以为治，不敢与服。次日复诊，自陈昨药未投，唯求另施妥法。孟英曰：我法最妥，而君以为未妥者，为石膏之性寒耳。第药以对病为妥，此病舍此法，别无再妥之方。若必以模棱迎合为妥，恐贤郎之病不妥矣。北涯闻而感悟，颇有姑且服之之意。而病者偶索方一看，见首列石膏，即曰：我胸中但觉一团冷气，汤水皆须热呷，此药安可投乎？坚不肯服。然素仰孟英手眼，越日仍延过诊，且告之故。孟英曰：吾于是证，正欲发明。夫邪在肺经，清肃之令不行，津液凝滞，结成涎沫，盘踞胸中，升降之机亦室，大气仅能旁趋而转旋，是一团涎沫之中，为气机所不能流行之地，其觉冷也，不亦宜乎？且予初诊时，即断为不传经之候，所以尚有今日，而能自觉胸中之冷。若传入心包，则舌黑神昏，才合吴古年之犀角地黄汤。然虽不传经，延已逾月，热愈久而液愈涸，药愈乱而病愈深，切勿以白虎为不妥，急急投之为妙。于是又敢服之心矣。而又有人云：曾目击所亲某，石膏甫下咽，而命亦随之。况月余之病，耳聋泄泻，正气已亏，究宜慎用。北涯闻之惶惑，仍不敢投，乃约翌日广征名士，会商可否。比孟英往诊，而群贤毕至，且见北涯求神拜佛，意乱心慌，殊可怜悯。欲与众商榷，恐转生掣肘，以误其病。遂不遑谦让，援笔立案云：病既久延，药无小效，主人之方寸乱矣。予三疏白虎而不用，今仍赴招诊视者，欲求其病之愈也。夫有是病则有是药，诸君不必各抒高见，希原自用之愚。古云：鼻塞治心，耳聋治肺，肺移热于大肠，则为肠澼，是皆白虎的专司，何必拘少阳而疑虚寒哉？放胆服之，勿再因循，致贻伊戚也。坐中顾听泉见案，即谓北涯曰：孟英肠热胆坚，极堪倚赖，如犹不信，我辈别无善法也。顾友梅、许芷卿、赵迪楼亦皆谓是。疏方以白虎加西洋参、贝母、花粉、黄芩、紫菀、杏仁、冬瓜仁、枇杷叶、竹茹、竺黄。一剂甫投，咽喉即利，三服后，各恙皆去，糜粥渐安，乃改甘润生津，调理而愈。

《王氏医案续编》

【赏析】

问：本案诊断如何理解？

答：本案患者夏末患感，脉右寸、关滑数上溢，左手弦数，耳聋口苦，热甚于夜，胸次迷闷，频吐粘沫，啜饮咽喉阻塞，便溏溺赤，间有谵语，为热邪在气分。惟左手脉弦数稍挟阴虚，但右不降则左升。故王孟英诊为暑热始终在肺，并不传经（病邪此脏传彼脏名传经）。因暑热阻碍气机，致胸中痰饮盘踞，痰饮反过来又加重气机之滞，胸中一团觉冷，并非真寒。王氏曾言："大凡有形之邪，皆能阻气机之周流，如痰盛于中，胸头觉冷，积滞于腑，脐下欲熨之类，皆非真冷，人不易知。"

问：本案治疗用药有何特色？

答：热在气分经久不愈，且不传变，辨明为痰热胶结所致者，王氏每于清气方中加大队涤痰药，病即霍然，并自喻为"重病轻取之法"。盖"凡痰饮内盛之人，服寒热药皆如石投水，人皆以为禀赋之异，不知皆痰饮为患也"。本案属因热致郁，故不得用温开助热燥津，仍以白虎清气分之热，西洋参、花粉益气生津，贝母、花粉、黄芩、紫菀、杏仁、冬瓜仁、枇杷叶、竹茹、竺黄清肺豁痰理气之品，因果兼治而愈。王氏清热时不忘治痰，痰去则气机得运，"假寒"之象自然得以化解。

问：本案应用白虎汤的依据有哪些？

答：一般来讲，热证右脉无力，便溏则肺阳已败，忌服柔剂及石膏；热证右脉有力，则便溏为热邪出路，宜服阴剂及石膏。本案右寸、关滑数上溢，则右脉有力可知，故不忌白虎，符合仲景所论"伤寒脉滑而厥，白虎汤主之"之条文，故力排众议，果断应用白虎汤起效。

问：左手脉弦数稍挟阴虚，为何不治肝而独治肺？

答：本案左脉弦数，是肝阴不足，肝阳偏亢所致。肝从左而升，肺从右而降。肝之升也，遂其生发之令；肺之降也，行其收敛之权。因暑热在肺，肺失清肃，右不降则左升，治以西洋参、花粉清肺热养肺阴。肺喜润而恶燥，清肺润肺肃肺即以补肝，斯为一笔两用，一丝不漏。

问：本案有何启示？

答：此案不仅治法可传，其阐发病情处，见识直超古人之上。此案患者一见方中有石膏，坚不肯服。王孟英耐心地向患者解释。前后共开了三次处方，患者仍然不肯服用，甚至请了众多医生进行会诊，对王孟英的治巧方案进行论证。此时王孟英不仅没有丝毫芥蒂，反而欣然赴约。他向众人解释仍然赴约的动机是："予三疏白虎而不用，今仍赴召诊视者，欲求其病之愈也。"通过充分与其他医生交流病情，积极与患者进行沟通，终于取得了其他医生和患者的信任。最终用疗效说话，"一剂甫投，咽喉即利；三服后，各恙皆去，糜粥渐安。乃改甘润生津，调理而愈"。王孟英的学识、胆识、对同道的尊重、对患者悲天悯人的情怀、与患者耐心细致的沟通、肠热胆坚的品质，俱在此案得到了酣畅淋漓地体现。

案 5

姚雪蕉母年逾花甲，患感两月，医皆束手，始延孟英诊之。身已不能转侧，水饮难于下咽，声音不出，便溺不通。曰：此热邪逗留不去，津液剥削殆尽。计其受病之时，正当酷暑，岂即温补是投，但知其虚而不知其病耶？阅前服诸方，惟初手顾听泉从吸受暑邪，轻清开上立治为合法耳。余方非不是起死回生之药，其如与病无涉何？而阮某小柴方服之最多，盖医者执此"和解"之法，谓不犯汗、吐、下三者之险，岂不稳当。病家见其人参、柴胡并用，谓补正祛邪，具一举两全之美，最为上策。孰知和解足少阳传经伤寒之剂，不可以概和各经各气之各病。徒使人参、柴胡升提热邪以上逆，至一身之治节无以清肃下行。而姜、枣温腻湿浊于中焦，致运化之枢机失其灌溉之（敷）布。气机愈窒，津液愈干。和解之汤愈进，而气愈不和，病愈不解。今则虽有良法，而咽喉仅容点滴。气结津枯，至于此极，英雄无用武之地矣。雪蕉昆季力恳挽救。乃疏甘凉清润之方，嘱其不限时刻、不计多寡、频以水匙挑入，使其渐渗下喉。而一日之间，仅灌一小杯许，其病势危，于此可想。直灌至旬余，气机始渐流行，药可服小半剂矣。人见转机之难，不无议论旁生。赖孟英镇静不摇，乃得日以向愈。粥食渐加，惟大解久不行，或以为忧。孟英曰：无恐也，水到渠成，谷食安而津液充则自解矣。若欲速妄攻，则久不纳谷之胃，尚有何物以供其荡涤哉？至九月下旬，始有欲解之势。孟英连与补气益血之药，尚不能下。于前方加蜣螂一对，热服即解。凡不更衣者，计及五十日矣。闻者莫不惊异。继以平补善后而痊。

《王氏医案续编》

【赏析】

问：酷暑感邪套用小柴胡汤有哪些弊端？

答：孟英认为一方有一方方证，小柴胡汤是和解少阳之剂，和解半表半里，不可以概和各经各气之各病，太阳之表证和阳明之里热皆不相宜。徒使人参、柴胡升提热邪以上逆，至一身之治节无以清肃下行。而姜、枣温腻湿浊于中焦，致运化之枢机失其灌溉之（敷）布。气机愈窒，津液愈干。和解之汤愈进，而气愈不和，病愈不解。《成方切用》指出："不分阴阳表里，概用此方参投之，以为平稳，杀人多矣，不独峻剂。"

问：本案诊断如何理解？

答：本案经绝老妪，体禀阴气自半，炎暑邪热已戕伐气阴，滥用小柴胡，更以药助邪，遂津涸胃败，上则杳不纳谷，下则二便不通，酿成关格。类似叶天士所谓"下渴上结"，濒临危笃。热邪皆在气分，气伤则津伤。

问：本案治疗有何特色？

答：前医呆守和解以为中庸，忽略因时因人因证，方证不合，自然事与愿违。孟英治病，详辨缕析，治以甘凉清润。若赖草木之剂，阴津难以速生。只能假以时日，令甘守津还。孟英基于成竹在胸，滋充化源，坚持不辍，俟津气缓缓来复，可见扶胃气之重要，有一分胃气，便有一分生机。本案治分国中末之法，即指首用甘凉清润；继则津回食进，宜兼补气，不可沿用凉润，致伤阳气；后补气益血。

问：本案"水饮难于下咽"，孟英是如何解决药食难入问题的？

答：王氏以小量频灌之法，使汤药得以缓渗以入。由于患者年高病重，每日所进药量又不足，故旬余方见小效，足见转机之难。

问：本案"五十日大便不行"，孟英是如何应对的？

答：他人皆以此为忧，而孟英镇静自若，谓久不纳谷，无物以供荡涤，谷充津回大便自解，胆识过人。后用补益气血，尚不能下，妙加蜣螂一对，热服即行，堪称神奇。其间若心志不坚，因效缓而更用急药急法；或因便结而肆用通导消伐胃气，则前功尽弃矣。

案6

钱氏，怀妊四月，而患寒热如疟。医与发散安胎，乃至舌黑神昏，大渴便泄，臭痰频吐，腰腹痛坠。孟英诊曰：伏暑失于清解，舌虽黑而脉形滑数，痰虽臭而气息调和，是胎尚未坏，犹可治也。重用气血两清之药，五剂而安，糜粥渐进，腰腹皆舒，胎亦跃跃。

《王氏医案续编》

【赏析】

问：本案诊断如何理解？

答：舌黑神昏，腰腹痛坠，是热踞血分之象；大渴便泄，臭痰频吐，为热踞气分之象。辨证当属气血同病。舌虽黑而脉形滑数，为阳证阳脉，阳证阴脉则不治。痰虽臭而气息调和，臭痰频吐是气息尚能频频送痰外出。若死胎阻气机往来之清道，何能臭痰频吐。是故孟英认为"舌虽黑而脉形滑数，痰虽臭而气息调和，是胎尚未坏，犹可治也"。

问：本案治疗用药有何特色？

答：治以气血两清法。气血两清指用辛凉合甘咸寒药物，治疗气分和血分热邪的方法。宜选用清气分热邪的石膏、知母、金银花、栀子、黄芩、黄连之类，与凉血解毒的犀角、生地黄、牡丹皮、大青叶、板蓝根、紫草等药组成气血两清方剂治疗。代表方如清瘟败毒饮。本案因有臭痰频吐，故须酌加豁痰之品，如陈胆星、姜竹沥、川贝母、石菖蒲等。

案7

顾奏云，季秋患感。医作虚治，补及旬日，舌卷痉厥，腰以下不能略动，危在须臾。所亲石诵羲延孟英设死里求生之策。察脉虚促欲绝。先灌紫雪一钱，随灌犀角地黄汤两大剂。服下后，厥虽止而舌颚满黑，目赤如鸠，仍用前汤，三日间计服犀角两许，黑苔渐退，神识乃清，而呃忒频作，人犹疑其虚也。孟英曰：营热虽解，气道未肃耳。以犀角、玄参、石斛、连翘、银花、竹茹、知母、花粉、贝母、竹叶，为方服之。次日即下黑胶矢甚多而呃忒止。又三剂，连解胶黑矢四次，舌色始润，略进米饮，腿能稍动，而臀已磨穿矣。予甘凉育阴药，续解黑矢又五次，便溺之色始正。投以滋养，日渐向安。

《王氏医案续编》

【赏析】

问：本案诊断如何理解？

答：本案误投温补，锢邪助热，以致邪热鸱张。热邪内闭而深陷心营，肾气败馁，肝风震动，气机阻闭，阴津涸竭，筋脉失养而致舌卷痉厥，腰以下不能略动。

问：本案治疗用药有何特色？

答：以紫雪丹急开其将闭之窍，并以犀角地黄汤以清心通络。紫雪丹能搜剔深藏之毒火，剔除误用温补所蕴之热，还可息风止痉。随用大剂犀角地黄汤频灌，护心清营，运转枢机，涤荡邪热而救逆。犀角有通心络，开窍闭的作用。服后厥止神清，而呃逆频作，是气机有振发之机。呃逆一证，新病属实，久病属虚。王孟英细察病情，辨此证为温邪误补，郁闭既久，津液被灼成痰，阻碍气机，清肃之令不行，浊气上冲而作呃逆，并非虚脱之兆。当清肃气道，用肃肺泄实，清气豁痰之法，使三焦通畅，浊气下行。因予竹茹、贝母、花粉之属，腑气通而呃逆止。继以甘凉育阴善后而愈。

案8

许自堂令孙子社，患感，延至秋杪，证交二十八日，诸医束手。渠伯母鲍玉士夫人，荐孟英诊之，左部数，右手俨若"鱼翔"，痰嗽气促，自汗瘛疭，苔色灰浓，渴无一息之停。孟英先以竹叶石膏汤加减，至五剂，气平嗽减，汗亦渐收，苔色转黑，舌尖露绛。改投：玄参、生地、犀角、石膏、知母、花粉、竹叶、银花等药，又五剂，瘛疭渐减，舌绛渐退。彼姐翁召羽士为之拜斗，飞符水，鼓乐喧阗，病者即谵妄不安，神昏如醉。孟英视之，与紫雪钱余，神即清爽，仍用前方，重加竹沥，服八剂，始解黑如胶漆之大便。而黑苔渐退，右脉之至数始清，惟烦渴不减。令其恣啖北梨，舌才不燥，痰出亦多，又六剂，舌色乃淡，溲出管痛，热邪得从下行矣。凡十二日之间，共服大剂寒凉，已二十四帖，计用犀角三两有奇，而险浪始平。续以前法缓制，服六剂，又解黑矢五次，手足始知为己有。又五剂，筋络之振惕始定，略能侧卧，呓语乃息。渐进稀糜，继灌甘润充其胃汁。七八剂后，渴止知饥，脉皆和缓。又浃旬，谷食乃复。又旬余，便溲之色始正。前后共下黑矢四十余次，苔色亦净，授滋填善后而康。

《王氏医案续编·卷二》

【赏析】

问：什么是"鱼翔脉"？

答：鱼翔脉，七怪脉之一。脉在皮肤，似有似无，如鱼在水中游。主三阴寒极，阳亡于外。

问：本案诊断如何理解？

答：本案患感二十八日，说明病延已久。左部数，右手俨若鱼翔，痰嗽气促，自汗瘛疭，苔色灰厚，渴无一息之停。王孟英舍脉从症，诊断为肺胃热盛，气阴不足。

本案舌诊突出，依舌象变化判断疾病进退。本案根据患者由苔色灰厚，到苔色转黑、舌尖露绛，至黑苔渐退，再到舌色乃淡，邪气渐退，反映了疾病向愈的过程。温病过程中，舌色、舌苔的变化，提示热邪的进退、津液的存亡。舌色渐润、苔退知饥、舌布新苔等是趋向康复的标志。舌润表示津液来复；苔退指厚腻、黄燥、垢苔等病理性舌苔退掉，表示邪气已退；舌布新苔表示胃气已苏。

问：本案治疗用药有何特色？

答：治疗立法以"清""养""透"为要，步步为营。先以竹叶石膏汤加减，五剂，气平嗽减，汗亦渐收，苔色转黑，舌尖露绛。说明其邪热逐渐入营也，故改投玄参、生地、犀角、石膏、知母、花粉、竹叶、银花等药清营泄热，透热转气。又五剂，瘛疭渐减，舌绛渐退。病家又误治以巫，病者即谵妄不安，神昏如醉。王氏与紫雪钱余，仍用前方，重加竹沥。服八剂，下黑便如胶漆，黑苔渐退，右脉至数始清，惟烦渴不减。令其恣啖北梨，舌才不燥，痰出亦多。又六剂，舌色乃淡，溲出管痛，热邪得从下行矣。用药不随流俗，别具一格。本案凡同道之人与许之族人亲友，认为患者病延已久且正值秋冬之交，败象显露，用药偏寒必致失手，莫不以扶阳抑阴之理责难之。孟英独不为世俗"扶阳抑阴"之理所惑，而能正确地做出解读，屡用大剂寒凉之品而起沉疴。凡十二日之间，共服大剂寒凉，已二十四帖，计用犀角三两有奇，还反映了王孟英"既患骇人之病，必服骇人之药"的学术思想。

案9

陈分眉令郎，孟秋患感，医与表散温补，病随药剧。至八月初，渠叔祖陈霭山延孟英视之。目瞪神呆，气喘时作，舌绛不语，便泻稀水，肢搐而厥，人皆以为必死矣。察其脉弦而软数，乃阴亏肝盛之质，提表助其升逆，温补滞其枢机，痰饮、风阳肆横。祷神驱祟，有何益哉？与：鳖甲、龙骨、牡蛎、旋覆、赭石、黄芩、黄连、楝实、贝母、菖蒲、竹茹、胆星、犀角、羚羊角等药，息风镇逆，清热蠲痰，数帖即平。

《王氏医案续编》

【赏析】

问：本案前医是如何误治的？

答：阴亏肝盛之质外感燥热病邪，前医误用表散温补，致变证蜂起，险象丛生。孟英分析其原因是"提表助其升逆，温补滞其枢机"。

问：孟英是如何纠偏救治的？

答：王氏认为，温病误施温补，每易壅滞枢机，内生痰火，引动风阳，形成痉厥。治以息风镇逆，清热蠲痰，其中清热、息风、涤痰三者缺一不可。用药重在调整枢机升降，疏淪气机，使逆者平而滞者通，邪有出路遂化险为夷。清热常用犀角、黄芩、黄连、川楝；息风多取羚羊角、龙牡、鳖甲；涤痰则选胆星、旋覆花、贝母、菖蒲、竹茹等。

问：如何理解王氏疏淪气机重在宣展肺气？

答：盖肺主气，性清肃，治节一身。若肺不主清肃，则一身之气皆滞也，即认为宣展肺气不独在调整肺脏本身之机，关系到一身之气化。

案10

姚小霽太史令侄女，初秋患寒热而汛适至，医用正气散二帖，遂壮热狂躁，目赤谵语，甚至欲剡欲缢，势不可制。孟英按脉，洪滑且数，苔色干黄，尖绛。脘闷，腹胀拒按，畏明口渴，气逆痰多。予桃仁承气汤加犀角、石膏、知母、花粉、竹沥、甘菊。人谓热虽炽而汛尚行,何必大破其血,而又加极寒之药哉?孟英曰:叟勿过虑,恐一二剂尚不足以济事。果服两大剂,始得大便,而神清苔化,目赤亦退。改用甘寒以清之,继而又不更衣,即脉滑苔黄而腹胀,更与小承气汤两帖,便行而各恙乃已。数日后,又如此,仍投小承气汤两帖。凡前后六投下剂,才得波浪不兴,渐以清养而瘳。季秋,适江右上高令孙明府之子沛堂为室。

《王氏医案续编》

【赏析】

问:本案诊断如何理解?

答:此案病人体本阳实,又感温邪,误服温散之剂,故见壮热口渴,狂烦谵语,腹胀便秘、拒按,苔黄,脉洪滑数等阳明腑实之证。而经水适来,舌尖绛,热邪又陷入血室。诊断:热入血室证。依据有:一是患寒热而汛适至;二是明显的神志变化,如"壮热狂躁,目赤谵语,甚至欲刎欲缢,势不可制"。

问:什么是"热入血室"?

答:所谓"热入血室",是指妇女经期外感,表现为寒热往来,甚则神志变化等一系列症状的一种特定病证。《伤寒论》第144条:"妇人中风,七八日续得寒热,发作有时,经水适断者,此为热入血室。其血必结,故使如疟状,发作有时,小柴胡汤主之。"提到了"热入血室"这一特定概念。其临床表现较为复杂,常见为经行前后或正值经期或产后恶露未净之际,感受外邪,致经血恶露骤止或量多,淋漓不净。也有在热病中期热迫经行,并可见恶寒发热,寒热往来如疟,胸胁小腹满痛,神昏谵语等症状。

问:本案治疗用药有何特色?

答:王孟英《温热经纬·卷三》曰:"温邪热入血室有三证:如经水适来,而热邪陷入而搏结不行者,此宜破其血结;若经水适断,而邪乃乘血舍之空虚以袭之者,宜养营以清热;其邪热传营逼血妄行,致经未当期而至者,宜清热以安营。"本案热入血室,与血相搏而成如狂、发狂的蓄血证,同时煎熬津液营血而成痰,形成"痰瘀相因"诸证。王孟英用桃仁承气汤加涤痰之品,荡实通腑,下其瘀血痰热,即应手而愈。其中大黄、芒硝软坚去积;犀角、桃仁泄热安营;石膏、知母清气;竹沥、花粉涤痰养阴。肠腑通畅神清之后,热邪复集,又不更衣，脉滑苔黄腹胀，辨为腑实证，继予小承气汤多次通下得愈。后世医家推崇仲景学说，把小柴胡汤作为治疗热入血室的专用方，但王孟英推崇辨证论治。

问：本案有何启示？

答：女子经期外感，即使不表现为典型的"热入血室"，不表现为典型的小柴胡汤证，即使并没有影响到月经，在选方用药时，也应该注意到这一特殊生理期与平时有别。针对"热入血室"，仲景立法小柴胡，仅寒热发作有时，如疟状者宜，非热入血室通用专剂。

案11

濮树堂起即四肢厥逆，脉伏、恶寒、发热、头痛，左为甚。惟口渴，因与葱豉（汤）两帖，热虽退，脉仍伏，四肢冷过肘膝，大解频行。人皆疑为虚寒。孟英曰：此证俨似阴厥，然独渴饮、溲赤，真情已露，岂可疑于一起即厥，而必定其为寒乎？径投凉解，热果复发，而肢冷脉伏如故。幸病者坚信，服药不疑。至第七日，大便泻出红水，溺则管痛，呕恶烦躁，彻夜不瞑。人更危之。孟英曰：热邪既已下行，可望转机，以：白头翁汤加银花、通草、黄芩、白芍、竹茹、滑石、知母、石斛、山栀、楝实、羚羊角之类，投三日，红水始止，四肢渐和，颇有昏瞀谵语。用王氏犀角地黄汤一剂，四肢热而脉显滑数，苔转灰黄，大渴遗溺，病患自述如卧烘箱上。于昨方加入玄参、银花、竹叶、生石膏、知母、贝母、山栀、石斛，服一剂，夜间即安寐，而苔转黑燥。于昨方复加花粉，服一剂热退，而头面汗多，懒言倦寐，小溲欲解不通。诸戚友咸以为危，各举所知，而群医佥云挽救不及，病家惶惶。孟英曰：此证幸初起即余诊视，得尽力以为死里求生之举，非比他人之病，皆因误治致危。然不明言其险者，恐病家惶惑，而筑室于道旁也。今生机已得，不过邪去而真阴未复，但当恪守余法，自然水到渠成，切勿二三其德，以致为山亏篑。赖有一二知音，竟从孟英议。服：西洋参、生地、苁蓉、麦冬、楝实、芍药、知母、石斛，一剂溺行索粥，再服黑苔退，三服而神清音朗，舌润津回。唯有韧痰不能吐，左偏头痛微。于原方加二至（丸）、桑叶、菊花、贝母、牡蛎，又服五剂，得解硬屎一次，各恙始安，眠食渐适而瘳。

《王氏医案续编·卷二》

【赏析】

问：本案诊断如何理解？

答：本案孟英据渴饮、溲赤合肢厥，判断为伏热之厥，而非虚寒之厥。眉批：凡厥逆脉伏之症，其热深藏，多不易解，非卓识定力，不惑于症，亦必摇于众议矣。厥逆，亦称厥冷，系四肢清冷不温，即肢厥。《伤寒论》第337条云："凡厥者，阴阳气不相顺接，便为厥。厥者，手足逆冷者是也。"厥逆又分寒厥、热厥。热厥为热毒炽盛，气机郁滞，阴阳气不相顺接，阳气不能外达四肢所致；临床表现为胸腹灼热而四肢逆冷或不温，常伴神志异常，或伴大汗、渴饮、尿黄、便秘，或伴斑疹、出血症，舌红或绛，苔黄燥或少苔，脉沉实或沉伏而数。寒厥为温病后期阳气大伤，无以温煦全身，虚寒内生所致；表现为无发热，通体清冷，面色苍白，大汗淋漓，气短息微，神情萎靡，甚不识人，舌淡脉沉细欲绝。由于伏邪自里而外发，伏邪重者，初起可见肢冷、脉伏、恶寒之象，不可疑于一起即厥而必定其为寒。

问：本案治疗用药有何特色？

答：治当清解阴分伏邪，强调从里向外透解。本案处以轻清宣透之品，疏通气机升降，以期透邪外出。因热邪伏藏于里，邪势并不张显，若经治疗后，伏邪透转至气分，必然出现烦热躁扰之象，临证当需审视，不可误认为病势加剧。本案清透展气之法贯穿始终，以甘寒养阴收工，用药轻清灵动，疗效显著，足见其辨证之确凿，处方之严谨。服一剂热退。头面汗多是阳越于上；懒言倦寐，小溲欲解不通，乃阴虚于下。此案变证颇多，热邪下行外出过程中，出现诸多骇人之症，如便血、昏瞀谵语、遗溺、苔黑、小便不通等，他医数次以为病危，而孟英恪守清利之法，终收全功。

案12

郁某，热逾半月，自胸次胀及少腹，痛而不可抚摩，便秘溺赤，舌黑口干，自汗烦躁，六脉弦强无胃。曰：此恙酷似伤寒大结胸证，结胸烦躁，无药可治。越二日便行而殁。孟英曰：伤寒之邪在表，误下则邪陷而成结胸，未经误下，不为结胸。湿热之邪在里，逆传于心包，而误汗则内闭以外脱；顺传于胃腑，而误汗则盘踞而结胸。前人但云误汗劫夺胃汁而未及于结胸，因结胸证不多见耳。然亦不可不知也，故谨识之。郁病初起，某医用葛根一剂，继则胡某之柴、葛、羌、防十余剂，酿成是证。

《王氏医案续编》

【赏析】

问：本案诊断如何理解？

答：本案为温病结胸证。《伤寒论》第133条"结胸证悉具，烦躁者亦死。"所谓结胸证悉具，是指心下痛，按之石硬，从心下到少腹硬满而痛不可近，日晡所小有潮热等症状而言。当此之时，邪气嚣张已甚，复见烦躁不宁，乃正不胜邪之证。补泻两难，下之则正虚不支，不下则邪实不去，所以曰"死"。张隐庵《伤寒论集注》曰："结胸证悉具者，在外之如柔痉状，在内之隔内拒痛，外内之证悉具也。烦躁者，上下之阴阳不相交济也，故上节外内相离者死，此上下不交者亦死。"故结胸证悉具又加上烦躁者，预后之不良自不待言。本案应清解宣肃为治，但医者泥于定制，不明辨证，概以温散投之，误汗劫津导致"自胸次胀及少腹，痛而不可抚摩，便秘溺赤，舌黑口干，自汗烦躁，六脉弦强无胃"之症。王氏据仲景之说，断其为结胸烦躁，必死无救。实乃阴亏液竭，无以为继。只因六脉弦强无胃，即脉已无一丝一毫和缓之象，揭示阴阳决离在即，故无药可治。

问：本案有何启示？

答：王氏指明温病误治，劫汗伤津，亦可导致结胸证，这是个创见。自古温病混称伤寒，初起无不辛温发汗以解表，患者受害非浅。叶天士云："冬令应寒，气候反温，应藏反泄，即能致病，名曰冬温。温为欲热之渐，非寒证得汗可解，若涉表邪一二，里证必兼七八，治法以'里证'为主，稍兼清散。设用辛温，祸不旋踵矣。"吴鞠通《温病条辨》："汗之不惟不解，反生他患。盖病在手经，徒伤足太阳无益。病自口鼻而生，徒发其表亦无益也。且汗为心液，心阳受伤，必有神明内乱、谵语癫狂、内闭外脱之变。再，误汗虽曰伤阳，汗乃五液之一，未始不伤阴也……温病最善伤阴，用药又复伤阴，岂非为贼立帜乎？"

案13

许芷卿，病起季秋，其母投以小柴胡汤一剂，势更剧，予温胆汤去甘草加生石膏、黄芩、知母、花粉、莱菔而安。迨冬季移居劳顿，疟复间作，且面浮蹠肿，喘嗽易嚏，脉左弦劲而数，右滑大不调，苔黄且腻，口渴溺多，用西洋参、知母、花粉、竹茹、蛤壳、石斛、枇杷叶、青蒿、秦艽、白薇、银花、海蜇为方，连投四剂，大吐胶痰而各恙悉除。

《王氏医案续编》

【赏析】

问：本案诊断治疗如何理解？

答：本案发病于季秋，用清伏暑之法将愈，用小柴胡汤病势加重。因暑热不任柴胡升提而助其热，人参、甘草、生姜、大枣增其热势，邪热灼津为痰，虽有黄芩、半夏也不能缓解其痰热，所以用温胆汤去甘草之甘壅加清热消痰之品治疗而安。季冬劳复，症见面浮蹠肿，喘咳，苔黄且腻，右滑大不调是肺胃痰热阴虚；易怒，脉左弦劲而数是肝热阴虚，肝阳上亢。

问：本案治疗有何特色？

答：蠲痰热以息风阳。即治其痰热，痰热消失，肝阳自然下降。如肝阳素旺，痰热已退，肝阳不能自息，还需清降肝阳。

八、冬温

案1

毛允之戊年冬患感，初治以温散，继以滋阴，病日以剧。延至亥春，或疑为百日之痨，或谓是伤寒坏证。而凤山僧主以升、柴、芪、术以补之，丁卯桥用轻粉、巴霜下之。杂药遍投，形神日瘁。孟英视之，脉来涩数上溢，呃忒口腻。虽觉嗜饮，而水难下膈，频吐涎沫。便秘溺赤，潮热往来，少腹如烙，按之亦不坚满。曰：此病原属冬温，治以表散，则津液伤而热乃炽；继以滋填，热邪愈锢；再施温补，气机更窒；升、柴、芪、术，欲升其清，而反助其逆；巴霜、轻粉，欲降其浊，而尽劫其阴。病及三月，发热不是表邪；便秘旬余，结涩非关积滞。且脉涩为津液之已伤，数是热邪之留著，溢乃气机为热邪所壅而不得下行。岂非温邪未去，得补而胶锢难除，徒使其内灼真阴，上熏清道，以致一身之气，尽失整肃之令，法当搜剔余邪，使热去津存，即是培元之道。伸其治节，俾浊气下趋，乃为宣达之机。何必执参、草为补虚，指硝、黄为通降哉。以北沙参、紫菀、麦冬、知母、花粉、兰草、石斛、丹皮、黄芩、桑叶、栀子、黄连、木通、银花、橘皮、竹茹、芦根、橄榄、枇杷叶、地粟、海蜇等，出入为方。服之各恙递减，糜粥渐加。半月后始得大解，而腹热全消，谷食亦安。乃予滋阴善后而愈。

《回春录》

【赏析】

问：本案诊断如何理解？

答：脉涩为津液已伤，数是热邪留著，溢乃气机为热邪所壅而不得下行。病及三月，发热不是表邪；便秘旬余，结涩非关积滞。为温邪未去，得补而胶锢难除，徒使其内灼真阴，上熏清道，以致一身之气，尽失整肃之令。虽觉嗜饮，水难下咽，乃热邪煽痰逆升阻气，气不降则水不入。少腹如烙，按之亦不坚满，则热邪不在血分可知。皆为热邪窒肺之象。此病原属冬温，误治有哪些变证？治以表散，则津液伤而热乃炽；继以滋填，热邪愈锢；再施温补，气机更窒；升、柴、芪、术，欲升其清，而反助其逆；巴霜、轻粉，欲降其浊，而尽劫其阴。

问：本案治疗有何特色？

答：本案病机为热邪窒肺，法当搜剔余邪，使热去津存，即是培元之道。伸其治节，俾浊气下趋，乃为宣达之机。

案2

金宽甫初冬患感，黄某进以姜桂之方，渐至足冷面赤，谵语烦躁，疑为戴阳而束手。孟英诊曰：此伏邪晚发，误与升提，热浮于上，清解可安。饮之霍然。

《王氏医案续编》

【赏析】

问：本案诊断有何特色？

答：孟英识证真，认证准。细究此案殊为棘手，伏气温病晚发于初冬，已令人扑朔迷离，更兼热深厥深，出现足寒假象，更如迷雾障山，诸医束手无策，患者举家彷徨自在情理之中。王孟英认为此证不是普通的冬季时行外感，而是伏邪晚发，又经医者误用温补升提之法，致热浮于上。

问： 本案治疗用药有何特色？

答： 本案与清热凉解法，清其热则气下行而足温，一击而效。反映了王孟英"伏气温病"学说和"舍时从证"思想。本案患者素体阳虚，故以往不拘何病均用温热之剂而收效。但此次在初冬时节患外感证，为伏邪绵延体内，郁而化热，非单纯时感可比。黄姓医生胸怀成见，拘泥于初冬患感，遂"因时制宜"进以姜、桂之剂，本在情理之中，孰知实为火上浇油，抱薪救火。面赤，谵语，烦躁，均属气分热邪上燔之象，绝非"戴阳"证之浮红娇嫩。热证气不下行，阳气不能达于四末则足冷，所谓"热深厥深"是也。

案3

周品方患冬温。所亲顾听泉知其体属阴亏，病非风寒也，不犯一分温升之品，而证不能减，势颇可危，乃虚怀转邀孟英诊之。曰：所治良是也。但于方中加贝母、杏仁、紫菀、冬瓜子等味与之，遂效。可见药贵对病，虽平淡之品，亦有奇功。孟英尝云："重病有轻取之法"，于此可见。

《王氏医案续编》

【赏析】

问： 顾听泉知其体属阴亏，病非风寒也，不犯一分温升之品，而证不能减的原因？

答： 此必听泉原方一味清解，少痰药及辛开之药。

问： 本案治疗用药有何特色？

答： 针对误治坏病、束手待毙者，王氏特别注意"运枢机，通经络"，用药皆选轻灵之品，忌投刚燥，以轻药而愈重病。告诫我们：勿以药太平淡而疑其不足以去病；平易之药，轻淡之方，每可以愈重症。本案启发：药贵对病，虽平淡之品，亦有奇功。

案4

戴氏妇，年五十六岁，仲冬患感，初服杨某归、柴、丹参一剂；继服朱某干姜、苍术、浓朴药五剂。遂崩血一阵，谓其"热入血室"，不可治矣。始延孟英诊之，脉形空软促数，苔黑舌绛，足冷而强，息微且善笑。询其汛，断逾十载。曰：冬温失于清解，营血暴脱于下，岂可与热入血室同日而语耶？必由误服热药所致，因检所服各方而叹曰：小柴胡汤与冬温何涉？即以伤寒而论，亦不能初感即投，况以丹参代人参，尤为悖谬。夫人参补气，丹参行血，主治天渊。不论风寒暑湿，各气初感，皆禁用血药。为其早用，反至引邪深入也。既引而入，再误于辛热燥烈之数投，焉得不将仅存无几之血，逼迫而使之尽脱于下乎？女人以血为主，天癸既绝，无病者尚不宜有所漏泄，况温邪方炽，而阴从下脱，可不畏哉？病家再四求治，孟英予：西洋参、生地、苁蓉、犀角、石斛、生白芍、银花、知母、麦冬、甘草、蔗浆、童溺，二剂。足温舌润，得解酱粪，脉数渐减而软益甚。乃去犀角，加高丽参，数帖。脉渐和，热退进粥，随以调补，幸得向安。

《王氏医案续编》

【赏析】

问：本案诊断如何理解？

答：本案老年女性，汛断逾十载。短阵崩血，脉形空软促数，苔黑舌绛，足冷而强，息微且善笑，是冬温失于清解，营血暴脱于下所致。谓其"热入血室"，不可治矣，可见此人并不知热入血室为何病，第妄指其名耳。孟英认为仲冬患感，不能即投小柴胡汤。不论风寒暑湿，各气初感，皆禁用血药，如当归、丹参等，否则早用反至引邪深入也。本案早用归、柴、丹参，引邪深入，再误投辛热燥烈之剂，逼迫仅存无几之血尽脱于下。女人以血为主，天癸既绝，无病者尚不宜有所漏泄，况温邪方炽，而阴从下脱，可不畏哉。

问：本案治疗用药有何特色？

答：犀角、生地、生白芍、银花、知母、童溺气血两清；西洋参、石斛、麦冬、甘草、蔗浆益气养阴，清热生津；苁蓉味甘、性温，补肾壮阳、填精补髓。药皆取轻清流通之品，避刚燥温补之品。

案5

吴馥斋室人，春间娩子不育，汛事亦未一行。偶患呕吐发热，眩晕心嘈，大解溏泻，口渴溲痛。或疑为娠，或疑为损。孟英诊曰：产及一载，而经不至，腹不胀，脉弦缓，非娠非损，乃血虚痰滞而感冬温也。以羚羊角、淡豆豉、竹茹、白薇、栀子、枇杷叶、知母、葱白、花粉投之，三剂热退吐止。去葱、豉、羚羊，加生地、甘草、橘皮，调之而愈。

《王氏医案续编》

【赏析】

问：本案诊断如何理解？

答：本案呕吐发热，眩晕心嘈，大解溏泻，口渴溲痛皆肝风煽升，痰热阻遏气机之象。脉弦为肝热，脉缓为痰壅气阻。孟英认为产及一载，而经不至，腹不胀，脉弦缓，非娠非损，乃血虚痰滞而感冬温也。既有内伤又有外感，本虚标实。

问：本案治疗用药有何特色？

答：初治以羚角凉肝息风；葱白、豆豉、白薇辛散外邪；姜竹茹、黑栀皮、姜枇叶、知母、姜汁、花粉清热化痰，降气和胃止呕。热退吐止后，继去葱豉、羚羊，加大生地泡煎去渣，养阴以治其本。

案6

张肖江妹，暮冬患感。朱某进温散药数服，病日剧。比孟英视之，目瞪不语，面赤气逆，昼夜需人抱坐，四日不着枕矣。乃冬温挟痰，误提而气不肃降也。以旋覆、赭石、杏仁、贝母、花粉、茅根、冬瓜子、紫菀、薤白、姜仁、苏子、石菖蒲、竹沥为剂，芦菔汤煎。三帖，大便行而能卧矣。自言胸中迷闷，改用小陷胸（汤）合三子养亲（汤）加沙参、知母、旋覆、贝母、竹茹、枇杷叶，数剂热退知饥而愈。嗣有王炳华子患感，叶某用温散药，而气逆碍卧。四明老医王秉衡作肾虚不能纳气治，连服大剂温补，喘嗽益剧，面浮跗肿，抬肩自汗，大渴胁痛。乞治于孟英，已半月不交睫矣。诊其脉，右部弦大而强，舌根黑苔如煤者两条，面黧形瘦，幸而大解溏泻，得能消受许多误药。径予：旋覆、代赭石、黄连、枳实、栝楼、苏子、杏仁、菜菔汁、紫菀、生石膏，六大剂，始能就枕，而大渴不止，脘腹反形痞胀，按之坚痛。乃去旋覆代赭石，少加白芥子、半夏、薤白，兼令日啖北梨数十枚。服旬日，胸腹皆舒，苔色尽退，唯嗽未已。改用：西洋参、杏仁、贝母、芦根、知母、冬瓜子、枇杷叶、花粉、柿霜、竹沥，十许剂，嗽止，而跗肿、渴、泻，亦皆霍然矣。凡啖梨三百余斤，闻者莫不诧异。

【赏析】

问：本案诊断如何理解？

答：冬温挟痰阻肺，治节不伸，肝阳因而逆上，面赤气逆，目瞪不语；昼夜需人抱坐，四日不着枕为误提气不肃降。"胸中迷闷"，为痰热互结，阻滞气机。

问：如何辨识王炳华子病证？

答：右脉弦大而强，为痰热窒肺；舌根黑苔如煤，肺肾为子母之脏，此为肺热注肾。简言之为温补窒肺。

问：本案治疗用药有何特色？

答：蠲痰热则风阳自息。旋覆花、生赭石降气，苦杏、川贝母、鲜茅根、生冬瓜子、紫菀、鲜薤白、蒌仁、苏子、石菖蒲、姜竹沥、芦菔皆苦辛清热涤痰之品。三帖后便行能卧，说明痰热已逐渐消除，风阳已息。

九、霍乱

案1

陈艺圃亦知医，其室人于仲秋患霍乱转筋，自诊以为寒也，投热剂势益甚。延朱茂才视之，亦同乎主人之见也。病尤剧，始请孟英决之。曰：寒为外束之新邪，热是内伏之真病。口苦而渴，姜、附不可投矣。与河间法，人皆不之信也。再与他医商之，仍投热药，乃至口鼻出血而死，极其悔叹，始服孟英之卓见。予谓霍乱一证，近来时有，而医皆不甚识得清楚，死于误治者极多。孟英特著专论，虽急就成章，而辨晰简当，略无支漏，实今日医家首要之书。以其切于时用，不可不亟为熟读而研究也。

《回春录》

【赏析】

问：本案诊治经过如何？

答：患者仲秋时节患霍乱转筋，家人略懂医术，以为是寒邪，遂投温热之药，导致其病情加重。再请医家来诊，同样认为病证属寒，继予温补，致使病情愈发危急。忙乱中，急请王孟英来对病情做出决断。孟英称患者是新凉外束内暑，里热治宜清解，而不宜使用姜、附等辛温燥热之品。但此种说法，所有的人都不相信，继续与其他的医家商议，仍旧以热药投之，终使患者口鼻出血而死，其家人悔恨不已，直到此时才认识到孟英的卓见，却为时已晚。

问：本案有何启示？

答：本案阐述了王孟英撰写《霍乱论》的初衷。通过本案，触发了王孟英对霍乱一证失治、误治的深刻思考。在王孟英所处的时代，运用温补俨然已成为了一种社会风气。面对当时常常发生的霍乱一证，医者的认识皆不甚清楚，咸谓霍乱本于风冷，遂致遗患殊深，死于误治者极多。"司命者阁知所措，死者实多"，有感于此，王氏撰写《霍乱论》一书，对霍乱的病因、病机、辨证、防治作出了重要的贡献。

案2

段尧卿之太夫人，患霍乱转筋，年逾七十矣。孟英投自制连朴饮，三啜而瘳。霍乱案甚夥，不遑广采，姑录数则，以示一斑。

《回春录》

【赏析】

问：本案诊断如何理解？

答：中医学中的霍乱并非指现代医学中的由于感染霍乱弧菌而引起的一种急性腹泻性传染病。呕吐而利，名曰霍乱。霍乱转筋则指的是上吐下泻，失水过多，以致两小腿腓肠肌痉挛，不能伸直的病证。多由大吐大泻，津液暴失，耗伤气血，筋脉失养，或复感风冷所致。《素问·六元正纪大论》曰："太阴所至，为中满，霍乱吐下。"太阴湿土之气，内应于脾，故中满霍乱吐下，多为中焦湿邪为病。

问：本案治疗用药有何特色？

答：本案患者已是古稀之年，湿热蕴伏而成霍乱。王氏以黄连清热燥湿，厚朴行气化湿，石菖蒲芳香化湿而悦脾，半夏燥湿降逆，栀子、豆豉清宣胸脘之郁热，芦根清热和胃、除烦止呕、生津行水，共奏清热化湿，理气和中之功，终成治疗湿热霍乱的名方——连朴饮。王氏连朴饮在现代临床不仅仅局限于霍乱病证，只要是湿热内蕴，中焦气机升降失司的病证都可酌情考虑应用。

案3

王某久患吐血，体极孱弱。沈琴痴嘱其丐孟英治之。服药甫有小愈，而酷暑之时，陡患霍乱转筋，大汗如雨，一息如丝。孟英视曰：阴血久夺，暑热鸱张，吾《霍乱论》中之缺典也，姑变法救之。用北沙参、枇杷叶、龙、牡、木瓜、扁豆、苡仁、滑石、桑叶、蚕砂、石斛、豆卷，投之良愈。调理每日仍服滋补以治宿恙。越二载，闻服温补药，致血暴涌而亡。

《回春录》

【赏析】

问：本案诊断如何理解？

答：久患吐血之人，阴血亏虚，时值酷暑之际，暑热难耐，则可出现上吐下泻，汗大出，甚则霍乱转筋等症。王氏指出热霍乱的发生，多在亢旱酷暑之年，暑湿交蒸之节，而其时人多蕴湿，中焦运馁，暑秽易于伏藏。暑秽外侵，直趋中焦，有所留着，脾胃升降之机受阻，气机困塞，且暑性升散，易伤津耗气。本案患者本是阴津亏损之人，加上暑邪外袭，进一步耗伤津液。

问：本案治疗用药有何特色？

答：治疗时时刻注意救阴补液。《内经》："益水之源，以消阴翳。"阴虚者阳亢，故当滋阴。王氏用北沙参、石斛养阴生津，木瓜、扁豆、苡仁健脾祛湿，枇杷叶与桑叶同用清燥热，龙骨、牡蛎救逆固脱，防大汗不止等正虚滑脱之症。滑石清热解暑，为湿热霍乱之主药，蚕砂化湿和胃，为"诸霍乱之主药也"；豆卷即大豆黄卷，解表祛暑，清热利湿。全方以养阴生津，清热祛湿为主，贴合患者体质及病证，故投之良愈。

案4

陈妪年已七旬，患霍乱转筋甚危，亟拉孟英救之。已目陷形消，肢冷音飒，脉伏无溺，口渴汗多，腹痛苔黄，自欲投井。令取西瓜汁先与恣饮，方用白虎加黄芩、黄连、黄柏、木瓜、威灵仙，略佐细辛分许为剂，覆杯即安。人皆疑用药太凉，何以径效？孟英曰：凡夏热亢旱之年，入秋多有此病，岂非伏暑使然，况见证如是之炽烈乎？今秋余已治愈多人。询其病前有无影响？或曰：五心烦热者数日矣；或曰：别无所苦，唯睹物皆红如火，已而病即陡发。夫端倪如此，更为伏暑之的据焉。

《王氏医案三编》

【赏析】

问：本案诊断思路理解？

答：患者年已七旬，患霍乱转筋，目眶凹陷，形体消瘦，肢冷音飒，无溺，口渴汗多，腹痛，脉伏，苔黄，热势弥张，阴津耗损，病势甚急。

问：本案治疗用药有何特色？

答：王氏先取西瓜汁，让其随意饮用。一者取其快捷，不必待煎汤成药，另一方面，是因西瓜汁为"天生白虎汤"，取其甘凉清热生津之功。王氏方用白虎汤之石膏、知母清热生津，称石膏为"暑热霍乱之主药，凡吐利而苔黄大渴者，并宜用之"。黄芩、黄连清热燥湿，麦门冬养阴生津，竹茹清热除烦，木瓜、威灵仙祛湿，略佐细辛防用药过于寒凉。全方以清热生津为主，辅以祛湿，煎成使之徐服，覆杯而瘥。

第二节 肺系病

一、咳嗽

案1

陈足甫禀质素弱，上年曾经吐血。今夏患感后，咳嗽夜热，饮食渐减，医作损治，滋阴潜阳，久服不效。秋杪孟英诊之曰：阴分诚虚，第感后余热逗留于肺，阻气机之肃降，搏津液以为痰，此关不清，虽予滋填培补之药，亦焉能飞渡以行其事耶？先清肺气以保胃津，俾治节行而灌溉输；然后以甘润浓厚之法，补实真阴，始克有济。如法施之，果渐康复。

【赏析】

问：本案诊断有何特色？

答：既往史中有"上年曾经吐血"，说明原有肺热血瘀。"咳嗽夜热，饮食渐减"，为病在上焦气分。眉批注释：晡热，夜热，原有肺热，血瘀二候，断非滋补所能愈。况温病之后，咳嗽夜热，显为遗邪在肺，滋阴药愈没干涉矣。

问：本案治疗有何特色？

答：王氏于老年或素体阴亏而热痰搏结于肺者，先以展气蠲痰为治，俾痰清则气行，再作调补，或酌加清滋气液之品，不犯胶腻。于此可见其理法严谨周密，先后缓急有序，令人叹服，实堪效法。本案先清肺气以保胃液，俾治节行而灌溉输布，然后以甘润浓厚之法，补实真阴，始克有济。如法施之，果渐康复。盖亦取其气化枢机、开痰布津之义，所谓"结散邪行，气通液布"，滋补方能受之。

案2

孟英治其令叔王丈，高年痰嗽，喘逆碍卧，肢冷颧红，饮食不进。与真武汤而安。

《王氏医案续编》

【赏析】

问：本案诊断如何理解？

答：肾阳虚寒的痰喘病。患者素体阳虚，不能制水，水饮上逆，致肺气遏逆而咳喘短气，不得平卧。面红肢冷，已露亡阳端倪。若再加上躁扰不安，脉现豁大而空，则同为戴阳证矣。孟英又治方啸山季秋患痰喘汗多，医进清降药数剂。遂便溏肢冷，不食碍眠，气逆脘疼，面红汗冷。孟英诊之，脉大无神，苔白不渴，乃寒痰上实，肾阳下虚也。以真武汤去生姜，加干姜五味人参厚朴杏仁，一剂知，二剂已。

问：本案治疗用药有何特色？

答：亡阳之候以大剂辛热回阳法治愈，足见孟英先生亦是精擅温补之能手，固非偏长于寒凉轻清一隅者。真武汤源于《伤寒论》，由茯苓、芍药、白术、生姜（切）、附子组成，是治疗脾肾阳虚，水湿泛溢的基础方。盖水之制在脾，水之主在肾，脾阳虚则湿难运化，肾阳虚则水不化气而致水湿内停，上逆肺胃，则或咳或呕。附子辛甘性热，温肾助阳以化气行水，兼暖脾土以温运水湿；茯苓利水渗湿，使水邪从小便去；白术健脾燥湿；生姜温散，既助附子温阳散寒，又合苓、术宣散水湿；白芍利小便以行水气，同时可防止附子燥热伤阴，以利于久服缓治。

案3

邵可亭，初冬患痰嗽，面浮微喘。医谓年逾花甲，总属下部虚寒，进温补纳气之药，喘嗽日甚，口涎自流，茎囊渐肿，两腿肿硬至踵，头仰则咳呛咽疼，不能略卧，痰色黄浓带血，小溲微黄而长。许芷卿荐孟英视之，脉形弦滑有力。曰：此高年孤阳炽于内，时令燥火搏其外，外病或可图治，真阴未必能复，且平昔便如羊矢，津液素干，再投温补，如火益热矣。乃以白虎汤合泻白散加花粉、西洋参、贝母、黄芩，大剂投之。并用北梨捣汁，频饮润喉。以缓其上僭之火。数帖后，势渐减。改投苇茎汤合清燥救肺汤加海蜇、蛤壳、青黛、荸荠、竹沥。旬日外，梨已用及百斤，而喘始息。继加龟板、鳖甲、犀角，以猪肉煮汤代水煎药，大滋其阴而潜其阳，火始下行，小溲赤如苏木汁，而诸症悉平。下部之肿，随病降序。一月以来，共享梨二百余斤。适大雪祁寒，更衣时略感冷风，腹中微痛。自啜姜糖汤两碗，而喘嗽复作。口干咽痛，大渴舌破，仍不能眠。复用前方，以绿豆煎清汤代水煮药，始渐向安。孟英谓其郎步梅曰：《内经》云"阴津所奉其人寿"，今尊翁阴液久亏，阳气独治，病虽去矣，阴津非药石所能继续。况年逾六秩，长不胜消，治病已竭人谋，引年且希天眷。予以脉察之，终属可虞，毋谓治法不周，赠言不早，致有他日之疑，成败之论也。

《王氏医案续编》

【赏析】

问：本案诊断有何特色？

答：本案为阴虚痰实，辨证尤在脉弦滑有力，脉症互参。初冬患痰嗽，面浮微喘，又年逾花甲，按下部虚寒而治，进温补纳气之药后，病情加重，说明病非阳虚，当属高年阴气将竭，阳火素盛。因高年阴气将竭，阳火素盛。感受燥邪，肺胃为燥热所焚，热气郁滞，肺不能行其治节，热滞之处出现肿胀，痰色黄绿为肺热之甚，故可见面浮微喘，口涎自流，开口则喘逆不敢言语，吐黄痰。再投以温补，其热益炽，津液已干，大便如羊矢状，其脉弦滑有力，右寸脉明显。

问：本案治疗用药有何特色？

答：年高初冬患痰嗽未必是阳虚感寒，有可能是阴虚感受燥邪。而燥喜濡润，最忌苦寒。肺喜润而恶燥，本案治疗过程中用北梨捣汁频饮润喉，旬日外，梨已用百斤而喘始息。先以白虎汤合泻白散加西洋参、贝母、花粉、黄芩清泄肺胃之热，兼以益气生津；后改投苇茎汤合清燥救肺汤加海蜇、蛤壳、青黛、荸荠、竹沥为方，清燥润肺化痰，逐瘀排脓止嗽；继加龟板、鳖甲、犀角以猪肉煮汤代水煎药清热滋阴潜阳，全过程苦寒药少用或不用，多用辛寒、甘寒、咸寒。

案4

王开荣，素患痰嗽，兼有红证。今冬病头痛发热，渴饮不饥，便溏溺少，谵语神昏。自述胸中冷气上冲。医见其面赤痰喘，欲投附、桂、黑锡丹等药，所亲翁嘉顺嘱勿轻服。为延孟英诊之，脉滑且数，曰：温邪挟宿饮上逆，法当清解。予：北沙参、冬瓜子、知母、滑石、花粉、石菖蒲、贝母、杏仁、芦根、葱白、淡豆豉、竹沥，两剂后，面赤退。乃去葱、豉、加麦冬、桑叶、枇杷叶，数帖，热去泻减、谵语止，头痛息，喘定神清。乃裁（去）菖蒲、滑石，加梨汁、地粟、海蜇，服数日，痰渐少，谷渐安，渴止溺行，始进养阴之法，遂以霍然。

《王氏医案续编》

【赏析】

问：本案诊断有何特色？

答：患者素有痰嗽咯血，其肺阴久虚。头痛发热面赤痰喘，脉必浮滑数，右寸浮滑大，此为感受外邪，温邪在卫分。温邪袭表，阳热上扰清空，卫气郁阻，经气不利，故头痛。肺气失宣而致咳喘。温邪易伤胃津，表现口渴不饥，小肠热盛而尿少，热结肠腑则大便稀溏。温邪挟宿饮上逆，痰湿蒙蔽清阳，气失宣扬，感胸中冷气上冲。本案病机是温邪挟宿饮。

问：本案治疗用药有何特色？

答：本案起初为温邪为主，且有神昏谵语，故以养阴之法。后热退，然宿痰为患，去除少量清热剂加以养肺豁痰之药。待头痛减弱，又因此人胃气素不清肃，用以梨汁、地栗，养胃益阴，数法同施，共同达到治病求本之目的。反映王孟英治病中不仅仅关注当前病证，且相当关注整个病程的发展，再根据病程的不同，辨证加减，故每每治病，必得奇效。用葱白豆豉加桑叶以轻清，使卫分温邪轻散，知母、花粉、贝母、竹沥清热祛痰止渴饮；沙参、麦冬清养肺阴；生批把叶降逆清热，热退痰减气平，谵语止，头痛息，喘定神清；用梨汁、地栗、海蜇清热去痰养津，使痰量减能进食，继用养肺阴药物而愈。

案5

张与之令堂，久患痰嗽碍卧，素不投补药。孟英偶持其脉，曰：非补不可。与大剂熟地药，一饮而睡。与之曰：吾母有十七载不能服熟地矣，君何所见而重用颇投？孟英曰：脉细痰咸，阴虚水泛，非此不为功。以前服之增病者，想必杂以参、术之助气。昔人云："勿执一药以论方"，故处方者，贵于用药能恰当病情，而取舍得宜也。

《王氏医案续编》

【赏析】

问：本案诊断如何理解？

答：本案年迈阴虚，肾精不足，脉细可知。感受风寒外邪，肺失宣畅；肾虚无力纳气，使肺气失于顺降，故气逆咳嗽；同时，肾精不足，水液代谢失调，客水有余，致痰多且咸。明代王纶《明医杂著》云："痰之本水也，源于肾"，下焦水邪泛滥而成痰，上溢中焦脾胃，"胃不和则卧不安"，故碍卧；咸为肾之味，痰咸佐证痰之源在肾；久病多虚，久病及肾。三点合论，病位在肾，病性属虚。以咳喘、脉细、痰咸为辨证要点。人体内的阴阳双方相互作用才产生了人体的功能活动，真阴耗竭，根蒂有亏，脏腑经络的功能就会由此而衰减。这种衰减影响到人体水液代谢，就会产生痰湿。此种功能减弱与阳气不足者本是殊途，不可混治。

问：本案治疗用药有何特色？

答：孟英其他痰嗽医案，均以清肺化痰生津为大法，而此案用药明显有明代温补学家薛立斋、张景岳之风。若遇此案，薛氏主以六味地黄丸，景岳用自制金水六君煎，均重用熟地黄。景岳谓"阴虚而水邪泛滥者，舍熟地何以自制"，痰从下泛上，乃因升有余，降不足，熟地味厚质重，故当重用。六味丸有泽泻、茯苓，金水六君煎有陈皮、半夏等行水化痰之品，而孟英单用大剂熟地黄，别出心裁。熟地甘而微温，滋填肝肾阴精，为治疗阴虚水泛之首选药物。大剂量熟地峻补真阴肾精，使精血得充而气化以振，则水湿潜消。现代研究表明，熟地能提高人体免疫力，抑制细菌生长。

本案妙在孟英单用大剂熟地黄煎汤当茶饮之，不杂以参、术，乃别出心裁。前医用药病增，孟英猜测前医必杂以参、术，而参、术主升。孟英对《薛氏医案》每以补中益气汤与地黄丸并用为治，从升降角度提出质疑，"自相矛盾，纪律毫无""其实非用药之法"（见《回春录》）。其地黄用法，较阴虚痰饮名方金水六君煎中地黄用法又颇多创新，更适宜于阴虚痰饮而吸收功能较差者。可见，孟英对于前人，既能看到其长处，实行"拿来主义"；又指出其不足，可谓善学之辈。

案 6

许守存，久患痰嗽，孟英主滋水舒肝法，以阴亏而兼郁也。业已向愈，所亲某，亦涉猎医书，谓滋阴药不可过服，投以温补。已而咳嗽复作，渐至咽痛。冬初，又延诊于孟英，曰：六脉皆数，见于水令，其不能春乎？果验。世人不辨证之阴阳，但论药之凉热，因而偾事者多矣。

《王氏医案续编》

【赏析】

问：本案诊断如何理解？

答：冬令闭藏，水土坚凝，故脉石以象之。冬令脉以沉滑为平，今脉不沉反浮数，按之无力。"六阳"之脉见于冬令，为"脉逆四时"，脏腑真气与时令乖违不符，患者身体已不能适应季节气候的变化，故王孟英断其难于逾春。

问：什么是脉逆四时？

答：脉逆四时指脉象不能随着春、夏、秋、冬的季节变化而出现相应变化的病理现象，即脉象与四时季节应现的春弦、夏洪、秋毛、冬石之象相逆反。《素问·平人气象论》："脉有逆从四时，未有藏形。春夏而脉瘦，秋冬而脉浮大，命曰逆四时也。"《素问·玉机真藏论》："脉逆四时，为不可治……所谓逆四时者，春得肺脉，夏得肾脉，秋得心脉，冬得脾脉；其至皆悬绝沉涩者，命曰逆四时。"

问：阴亏而兼郁进温补后有何后果？

答：阴亏而兼郁治宜滋水舒肝法。阴亏体质，温补当忌，而大剂温补叠进，已亏耗之阴则何以堪？阳独甚于中，故现斯证斯脉。

案7

赵春山向患痰嗽，自仲秋以来，屡发寒热。吴古年从伏暑化疟治，颇为应手。而一旬半月之后，病必复至。延至季冬，孟英按脉滑数，舌绛苔黄，渴饮溲赤，动则喘逆，夜不成眠，痰多畏冷，自问不起矣。孟英曰：无恐也，不过膏粱酿痰，温补助热，是为病根。迨夏吸受暑邪，互相，秋半而发，势颇类疟。古年虽识其证，惜手段小耳。因予羚羊角、豆豉、连翘、薄荷、知母、花粉、竹茹、贝母、旋覆、海蜇、玄参、栀子、省头草、梨汁等药，服五剂，热退不畏冷。去前四味，加沙参、麦冬、薇莶、枇杷叶，渐能安寐，各恙降序。再加生地，服匝月，而体健胜昔，登高不喘。

《王氏医案续编》

【赏析】

问：本案治疗用药有何特色？

答：王氏认为，痰为热邪煎熬津液所成，"痰本作淡，舍意，二火搏水成痰也"，痰与热互结，复又阻塞气道，凝津灼液以成痰，形成恶性循环。盖"津液既为邪热灼烁以成痰，痰即为邪热之窝巢"。故清化痰热即所以存津液。清热化痰是临床上使用较多的一种治法，王氏用本法有几个特点：一是清热化痰药中常伍以滋而不腻的养阴药如石斛、花粉、知母等滋水以灭火，这与后世的清热化痰药物中一般不配养阴药大不相同；二是药中加入竹沥一碗，或者重用贝母一两，以加强清热化痰作用；三是汤药送服当归龙荟丸。清化痰热之方，王氏常选用雪羹汤、小陷胸汤、千金苇茎汤、六神汤辈加减化裁。药物则喜用贝母、竹茹、栀子、竹沥、黄芩、石斛、知母、花粉、桑枝、羚羊角、荸荠等。

案8

吴薇客母患痰嗽喘逆，便秘不眠，微热不饥，口干畏热。年逾六旬，多药勿瘳。孟英切其脉，右寸关弦滑而浮，左关尺细软无神，是阴虚于下，痰实于上，微兼客热也。攻补皆难偏任。与：竹茹、贝母、旋覆、石斛、海浮石、芦根、冬瓜子、枇杷叶、杏仁、花粉为剂，以熟地泡汤煎服，则浊药轻投，清上滋下，是一举两全之策也。投匕果应，再服而大便行，渐次调养获瘳。

《王氏医案续编》

【赏析】

问：本案诊断如何理解？

答：喘咳，脉右寸关弦滑而浮，为痰实于上微兼客热；左关尺细软无力为阴虚于下。本案病机为"阴虚于下，痰实于上，微兼客热也"。

问：如何理解"攻补皆难偏任"？

答：本案既有阴虚，又有痰实证。阴虚夹有痰湿，历来医家颇感棘手。张景岳云："实痰无足虑，最可畏者惟虚痰。缘滋阴柔润之品碍于祛痰，而化痰除湿之品又易伤阴。彼此制约，故谓难治。"王孟英治疗此证颇有独到之处。认为阴虚夹痰，脉象多为虚细中夹有弦象，舌绛苔黄而口渴。治疗应滋阴、祛痰双方兼顾。从理论上摆脱了"病痰饮者，当以温药和之"的治法。

问：本案治疗用药有何特点？

答：浊药轻投，清上滋下，一举两全。此方除熟地外，皆蠲痰肃肺之品，如竹茹、贝母、旋覆、石斛、海浮石、芦根、冬瓜子、枇杷叶、杏仁、花粉以清在上的痰热。熟地黄以沸水泡汤煎药而不入药同煎煮，盖欲取其养阴之气而避其养阴之味，既监制了化痰药之伤阴，又避免了养阴药之碍痰，使阴复而后气行，气行则在上之痰热悉降。凡阴虚痰实之证，悉仿此法，亦百用百效。但必须诊断确切，按法用药才能奏效。

问：祛痰方中配伍滋阴药的意义？

答：意义有三：一为治病求本。中医治病贵在求本，治痰多用燥剂以治标。对于年迈肺肾阴虚，虚火内生，炼液成痰者，当滋阴以祛痰。正如《医贯》引庞安常言"阴水不足，阳火上升，肺受火辱，不得清肃下行，由是津液凝浊，生痰不生血者，此当以润剂，如麦冬、地黄、枸杞之属滋其阴，使上逆之火得返其宅而息焉，则痰自清矣"。二可防伤阴之弊。"液有余便是痰，气有余便是火"，痰阻气郁，化火伤阴，且祛痰之品多为温燥之品，易伤津劫液，于方中配伍少量滋阴生津之品，既可防过用温燥之品伤阴，又防痰郁化火伤阴。三为增水以行舟。祛胶固黏痰应往两方面着手，一为鼓风扬帆，一为增水行舟。鼓风扬帆即健脾燥湿行气，而增水行舟即在祛痰剂中配伍滋阴生津之品，人体中胶固黏痰犹河中之舟，无风不行，无水亦不行，因此只"鼓风扬帆"不可，尚需"增水行舟"。

案 9

谢谱香，素属阴亏，情志抑郁，因远行持重，而患咳逆，左胁刺痛，寸步难行，杳不知饥，卧难着枕。孟英诊之，脉象弦细软数，苔腻痰粘，便艰溲少。曰：此乃肾气不纳，肝气不舒，肺气不清，胃气不降。投以：沙参、枇杷叶、竹茹、贝母、旋覆、栀子、龟板、鳖甲、丝瓜络、冬瓜子、青铅、白前、金铃、藕肉，以熟地泡汤煎服，数剂而平，继渐滋填向愈。

《王氏医案续编》

【赏析】

问：本案诊断如何理解？

答：夫忧愁之人，未有不气郁者也。气郁既久，则肝气不舒；肝气不舒，则肝血必耗；肝血既耗，则木中之血上不能润于心，而下必取汲于肾。肾阴亏虚可致体内水液代谢失常产生痰湿，即"阴虚水泛"。人体气机流畅除依靠阳气鼓荡外，更须阴气之静藏，二者缺一不可。肝气郁结久则化火，气逆痰升刑肺，故孟英诊为肾气不纳，肝气不舒，肺气不清，胃气不降。咳逆为肺气不清；左胁刺痛，寸步难移，为肝气不舒；杳不知饥，为胃气不降；脉弦细数，为肾虚肝郁；苔腻痰黏，便艰涩少，为肺胃不降。

问：本案治疗用药有何特色？

答：治以滋阴祛痰，清滋潜镇同用。痰嗽与阴虚并于一身，治疗十分棘手，若滋阴太过则反助痰湿，而祛痰之治若多用理气化湿等辛燥之品，用之又有耗液伤阴之弊，只有祛痰而不燥，滋阴而不腻，方为得当。王氏选药精当，化痰多选用贝母、杏仁、瓜蒌、冬瓜子等品；理气多选用竹茹，旋覆花之类；止咳选用枇杷叶、紫菀等为主，而并不取法于二陈汤祛湿化痰。因为这类化痰理气止咳之品，均不十分辛燥，其中有些药物又有润肺之功，使之痰去而不伤阴。至于滋阴，王氏更是别有治法，以熟地泡汤，既达到滋阴之目的，又防止其久煎后的滋腻太过，反助痰湿之弊，对我们临床大有启发。熟地泡汤煎服，大补真阴肾精；龟板、鳖甲滋阴潜阳；青铅，一名黑锡，味甘性寒无毒，入肝、肾经，镇坠之剂，为坠痰解毒之品；沙参、藕肉清肺润肺；枇杷叶、竹茹、贝母、旋覆、白前等肃肺化痰；栀子、金铃清肝火、泄肝气；丝瓜络、冬瓜子化痰通络。

石念祖谓：阴虚痰实之证，补阴潜阳，则痰自降。历试不爽。

案 10

谢某，患嗽，卧难偏左。孟英切其脉，右寸软滑。曰：此肺虚而痰贮于络。以苇茎、丝瓜络、生蛤粉、贝母、冬瓜子、茯苓、葳蕤、枇杷叶、燕窝、梨肉投之，果愈。

《王氏医案续编》

【赏析】

问：本案诊断如何理解？

答：肺为贮痰之器，主宣发，当其治节宣发功能失调时，痰更容易潴留于经络之中，王氏把它叫做"肺虚而痰贮于络"。痰滞留经络，常见肢体震颤、麻木，甚或半身不遂，神昏谵妄，或痛有定处，固定不移，脉见滑象，寸口尤甚。

问：本案治疗用药有何特色？

答：治以通络蠲痰，化痰不忘通络。临证喜用贝母、桑枝、丝瓜络、冬瓜子、通草、蛤壳等药。偏热加苇茎，偏阴虚加玉竹，偏阳虚夹冬虫夏草，神昏谵妄可加钩藤、胆南星。并化服万氏牛黄清心丸。疼痛较甚者可加川楝、元胡。王氏临床十分注意疏通经络，认为久病入络，络脉瘀阻，治时不加通络之品，犹河道不浚，舟船焉行。常用旋覆花、新绛、当归尾、泽兰、桃仁、燕白、竹沥、通草等药。另外，在运用滋补阴津的濡润甘凉药时，亦往往参入疏通经络之品，既能防阴药之滞腻，又能载药直达病所。药如丝瓜络、葱须、桑枝、紫菀、竹茹、芦根、冬瓜仁等。

案11

郑妪，患咳嗽，自觉痰从腰下而起，吐出甚冷。医作肾虚水泛治。渐至咽喉阻塞，饮食碍进，即勉强咽之，而胸次哽不能下，便溏溲频，无一人不从虚论。孟英诊曰：脉虽不甚有力，右部微有弦滑，苔色黄腻，岂属虚证？以苇茎汤合雪羹加贝母、知母、花粉、竹茹、麦冬、枇杷叶、柿蒂等药，进十余剂而瘥。

《王氏医案续编》

【赏析】

问：本案诊断如何理解？

答：本案有咳嗽，自觉痰从腰下而起，吐出甚冷。孟英诊之，脉虽不甚有力，右部微有弦滑，苔色黄腻，即为痰热实证。素体虚寒，感受外邪而咳痰，医者误用温补（前医作肾虚水泛治必误用温补脾肾之药），而致虚寒与积热并见。虚寒为其本，痰热为其标，本虚标实。肾虚水泛是指肾阳虚衰，不能温化水湿引起水肿的病机。肾主水液，与膀胱相表里，肾阳不足，则膀胱气化不利，小便量少，水湿泛滥成水肿。症见全身浮肿，下肢尤甚，按之凹陷不起，腰膝酸重，畏寒肢冷，甚则腹部胀满，心悸，咳喘，舌淡胖，苔白润，脉沉弱等。肾虚水泛为痰，其痰为虚痰，左尺脉必虚，右脉亦必无力。叶天士《临证指南医案·痰》："有肾虚水泛为痰者，此亦由土衰不能制水，则肾中阴浊上逆耳，非肾中真有痰水上泛也。"

问：本案治疗用药有何特色？

答：治以清热化痰，处以苇茎汤合雪羹加贝母、知母、花粉、竹茹、麦冬、枇杷叶、柿蒂等药。自释曰："盖虚寒乃此人之本体，而痰咳乃新受之外邪，不治其邪，而专补其虚，则邪无出路，以致滋补生热，此舌苔之所以黄腻也。孟英以清热化痰为治，尚是一半治病，一半治药误也。"

案 12

周母年逾七旬，丧子光远惨痛，渐生咳嗽，气逆痰咸，夜多旋溺，口苦不饥，予沙参、甘草、麦冬、熟地、龟板、石斛、贝母、蛤壳、小麦、大枣而安。迨夏间吸暑而腹痛滞下，小溲热涩，其嗽复作，脉仍虚弦，略加软数，于前方加滑石，吞香连丸而瘥。因平昔畏药，既愈即停，至仲秋嗽又作，惟口不苦而能食，于前方去沙参加高丽参、五味子、石英、牛膝熬膏，频服而痊。十月下旬，天气骤冷，陡患吐泻腹痛，肢冷音嘶。孟英视之，脉微为寒邪直中。亟予大剂理中，加吴萸、橘皮、杜仲、故纸、石脂、余粮而瘥。次年夏，患温邪痰嗽，脘闷汗多，投以石膏、竹茹、知母、花粉、旋覆、贝母、瓜蒌仁、紫菀等药，三十剂而愈。

《王氏医案续编》

【赏析】

问：本案诊断如何理解？

答：本案患者高年遭丧子惨痛，渐生咳嗽喘息，由七情内伤所致，故为内伤咳嗽。口苦不饥乃虚火上炎；怫郁伤心，其脉虚弦，左寸虚大；气逆痰咸，夜多旋溺，此为肺肾阴虚之象。

问：本案治疗用药有何特色？

答：以甘麦大枣汤以营心神，治疗怫郁；用熟地、龟板、石斛以滋养肾阴，麦冬沙参清肺养阴，有金水相生之义；用贝母、蛤壳消痰止嗽以治其标。

问：夏间为何喘嗽复作？如何治疗？

答：据腹痛滞下，小溲热涩，脉虚弦软数，可知是在旧病基础上又感暑湿，导致喘嗽复作。因根蒂久虚，恐正不胜邪，故在前方中加滑石，以消暑湿利小便。小肠为心腑，用黄连苦寒泻心火，兼燥湿，木香味辛苦而下气宣滞，此方标本兼顾之法。

问：仲秋为何嗽又作？是如何治疗的？

答：仲秋喘嗽又发作，口不苦而能食，则肺胃无热可知。前诊脉兼虚，故去沙参加高丽参、五味子同前方麦冬，寓有生脉散之义，以补气敛汗生津止渴。加紫石英、制牛膝温镇以吸纳虚阳。

问：如何理解周母第四方？

答：周母十月下旬陡患吐泻腹痛，肢冷音嘶。孟英据脉微，诊为寒邪直中。治以干姜、潞党、炒白术以温中散寒补虚，生吴萸、炒焦陈皮、炒故纸、酒炒石脂、余粮温涩止泻。

问：次年夏患温邪痰嗽是如何辨证治疗的？

答：痰嗽喘逆，胸闷汗多，口干欲饮，其脉浮数滑，此为气分热邪灼津为痰而致。用生石膏、知母清温邪，用川贝母、瓜蒌、紫菀、花粉以清痰热，旋覆花以降逆去痰而愈。

问：此例反复痰嗽喘息，为何治疗各异？

答：因病因各不相同，故治法各异。咳喘难症宜辨证施治，忌执一方。足见其审证求因，剖难析疑，辨证施治，同病异方之圆机活法，非俗医套用成方可比。

二、哮证

案1

鲍继仲，患哮，每发于冬，医作虚寒治更剧。孟英诊之，脉滑苔浓，溺赤痰浓。与知母、花粉、冬瓜子、杏仁、贝母、茯苓、滑石、栀子、石斛，服之而安。孙渭川令侄亦患哮，气逆欲死。孟英视之，口渴头汗，二便不行。径与生石膏、橘皮、贝母、桂枝、茯苓、知母、花粉、杏仁、紫菀、海䖳等药，服之而愈。

《王氏医案续编》

【赏析】

问：此两案诊断有何特色？

答：鲍案因每发于冬，医作虚寒治更剧，故其为热实可知。孟英诊之，脉滑苔浓，溺赤痰浓，皆为热痰盘踞气分之象。孙渭川侄亦患哮，气逆欲死，口渴头汗，二便不行，为气分热炽阴伤之象。此二案虽均为哮证，但病因病机有所不同，说明辨证尤为重要。

问：本案治疗用药有何特色？

答：孟英认为，哮病有"夙根"，易反复发作，多与痰相关。用药多选轻清流动之品。两案均选用知母、花粉、杏仁、贝母、茯苓等清其痰热。

案 2

耳姓妇病哮，自以为寒，频饮烧酒，不但病加，更兼呕吐泄泻。两脚筋挛，既不能卧，又不能坐。孟英诊曰：口苦而渴乎？泻出如火乎？小溲不行乎？痰粘且韧乎？病者曰：诚如君言，想受寒太重使然。孟英曰：汝何愚耶？见证如是，犹谓受寒。设遇他医，必然承教。况当此小寒之候，而哮喘与霍乱，世俗无不硬指为寒者。误投姜、附，汝命休矣。与北沙参、生苡仁、冬瓜子、丝瓜络、竹茹、石斛、枇杷叶、贝母、知母、栀子、芦根、青果、海蜇、莱菔汁为方，一剂知，二剂已。

《王氏医案续编》

【赏析】

问：本案诊断如何理解？

答：本案哮证，病者自以为寒，只因时值小寒，哮喘霍乱，人皆误指为寒，若以讹传讹，误投姜、附，则命必不保。孟英仔细问诊，精准辨证。症见痰黏且韧，口苦而渴，呕吐泄泻，泻出如火，两脚筋挛，既不能卧，又不能坐，小溲不行。除当日察脉外，全在痰黏且韧一语。凡热证体实阳旺则痰黏韧，体虚阳衰则痰稀清。本案为热痰伏于肺络也。至冬则热为寒束，故应时而发。

问：本案治疗用药有何特色？

答：古人治法：于未寒时，先以滚痰丸下之，使冬时无热可束则愈。但其法太峻，人多不敢用。今孟英以轻清通透之品，搜络中之伏痰，有利而无弊，补古人所未及。

三、喘证

案1

邵奕堂室，以花甲之年，仲冬患喘嗽，药之罔效。坐而不能卧者，旬日矣。乞诊于孟英。邵述病源云：每进参汤，则喘稍定。虽服补剂，仍易汗出，虑其欲脱。及察脉，弦滑右甚。孟英曰：甚矣！望、闻、问、切之难。不可胸无权衡也。此证当凭脉设治，参汤切勿沾唇。以：栝楼、薤白、旋覆、苏子、花粉、杏仁、蛤壳、茯苓、青黛、海蜇为方，而以竹沥、莱菔汁和服。投匕即减，十余帖痊愈。同时，有石媪者，患此，（病）极相似，脉见虚弦细滑。孟英予：沙参、蛤壳、旋覆、杏仁、苏子、贝母、桂枝、茯苓（等药之）中，重加熟地而瘳。所谓病同体异，难执成方也。

《王氏医案续编》

【赏析】

问：两案均为老年患者，同一时期发病，病证相似，为何治疗各异？

答：因体质不同，处方遣药自然有所差异。邵奕堂妻案，患者花甲之年，仲冬患喘嗽，坐而不能卧，易出汗，脉弦滑右甚，辨为痰热证；石媪亦患此病，症状相同而脉见虚弦细滑，除痰热外又显见阴虚之象。邵奕堂妻案治疗处栝楼、薤白、旋覆花、苏子、花粉、杏仁、蛤壳、茯苓、青黛、海蜇为方，以竹沥、莱菔汁和服，药下即减，10 余剂痊愈。石媪案处以沙参、蛤壳、旋覆花、杏仁、苏子、贝母、桂枝、茯苓中重加熟地而愈。此即王氏所谓"病同体异，难执成方"。

案2

吴薇客母患痰嗽喘逆，便秘不眠，微热不饥，口干畏热，其脉右寸关弦滑而浮，左关尺细软无神。予竹茹、贝母、旋覆、海浮石、芦根、冬瓜子、枇杷叶、杏仁、花粉为剂，以熟地泡汤煎服，则浊药轻投，清上滋下是一举两全之策，症减便行，渐次调瘳。

《王氏医案续编》

【赏析】

问：本案诊断如何理解？

答：此例喘咳，其脉右寸关弦滑而浮，为痰实于上微兼客热，左关尺细软无力为阴虚于下。

问：本案治疗有何特色？

答：痰火肾阴虚，宜清痰火，浊药轻投以滋阴。用蠲痰肃肺之品以清在上的痰热，用熟地泡汤煎药使阴复而后气行，气行而后，阴虚痰实证，用熟地浊药轻投之法，清上滋下。其疗效良好，但必须诊断确切，按法用药才能奏效。

案3

潘肯堂室，仲冬陡患气喘，医治日剧。何新之诊其脉无常候，嘱请孟英质焉。孟英诊曰：两气口之脉，皆肺经所主，今肺为痰壅，气不流行。虚促虽形，未必（即）为虚谛。况年甫三旬，平昔善饭，病起于暴，苔腻痰浓，纵有足冷面红，不饥、不寐、自汗等症，无非痰阻枢机，有升无降耳。遂与：石膏、黄芩、知母、花粉、旋覆、赭石、薏仁、通草、海䖳、竹沥、芦菔汁、梨汁等药，一剂知，二剂平。乃去"二石"（石膏、赭石），加玄参、杏仁，服旬日而安。俟其痰嗽全蠲，始用：沙参、地黄、麦冬等，以滋阴善后。

《王氏医案续编·卷八》

【赏析】

问：本案诊断有何特点？

答：王孟英临证中灵活而恰当的运用舌诊，是其临床疗效显著的重要根据。脉舌不符，而舍脉而求诸舌。本案有苔腻、痰浓等临床表现，但两气口之脉见虚促。孟英认为两气口之脉，皆肺经所主，今肺为痰壅，气不流行，虚促虽形，未必（即）为虚谛。咳喘、苔腻、痰浓乃邪实之候，足冷面红，不饥不寐、自汗等证，乃痰阻枢机，有升无降。

问：本案治疗用药有何特色？

答：温病过程中极易出现阴伤之候。王氏擅用甘咸寒之品养阴息风，同时喜欢药物和食物并用。如认为海䖳、荸荠宣气化瘀，消痰行食而不伤正气，称为"雪羹汤"，常用于痛厥诸症；称梨子汁为"天生甘露饮"；称甘蔗为"天生复脉汤"；称西瓜为"天生白虎汤"。以橄榄、生萝卜煎水称为"青龙白虎汤"，以治疗发热咽痛，咽喉糜烂如焚，"消经络留滞之痰，解膏粱鱼面之毒，用以代茶……且二味处处皆有，人人可服。物异功优，久任无弊。"本案治以清热化痰，肃肺降气。石膏、知母清肺胃之热；旋覆、赭石降气化痰；黄芩、蒌仁、通草、竹沥清热化痰；花粉、海蜇、芦菔汁、梨汁滋阴生津。一剂知，三剂平，疗效卓著。

四、痰证

案1

萧某，素患痰多，常服六君子汤，偶延孟英诊之，脉细数而兼弦滑。曰：六君子汤亟当屏绝。病由阴亏火盛，津液受灼而成痰，须服壮水之剂，庶可杜患将来。萧因向吸鸦片烟，自疑虚寒，滋阴不敢频服。继患喉痛，专科治而不效。仍乞诊于孟英，因谓曰：早从吾策，奚至是耶？此阴虚于下，阳浮于上，喉科药不可试也。大剂育阴潜阳，其痛日瘥，而喉皆形白腐。孟英曰：吸烟既久，毒瓦斯熏蒸之故耳。令吹锡类散，始得渐退。愈后，复患滞下。孟英曰：今秋痢虽盛行，而此独异于人，切勿以痢疾套药治之。盖火迫津液，结为痰饮，酿以烟毒，熏成喉患，吾以"燃犀"之照，而投激浊扬清之治，病虽愈矣，内蕴之痰浊尚多，奈向来为温补药所禁锢于肠胃曲折之间而不得出，今广投壮水之剂，不啻掘江河而涤陈。岂可与时疫暑热之痢，同年而语耶？治不易法，食不减餐，日数十行，精神反佳，逾月之后，大解始正。计服甘凉药二百剂，肌肉复充，痰患若失。

《王氏医案续编》

【赏析】

问：本案诊断如何理解？

答：本案主要诊断依据是脉细数而兼弦滑。阴亏火盛，津液受灼而成痰。

问：本案治疗用药有何特色？

答：虚火之由，有气虚和阴虚之分。阴虚之火，清之不愈，燥之更旺，滋润则潜消。治病必求其源，源澄而流自洁，六君子汤不可用。本案为虚火煎灼津液为痰湿，欲其根除，非滋阴莫属，此为阴虚生痰湿之另一途径和形式，治当投以壮水之剂，掘江河而涤陈垒。因"阴难充长"，故治疗过程相对较长，要有方有守。

问：本案继患喉痛，孟英是如何治疗的？

答：孟英认为继患咽痛是在原有疾病基础上的发展演变。此为阴虚于下，阳浮于上，应当治本，而不能头痛医头，脚痛疗脚，故曰"喉科药不可试也"。

问：喉痛愈后，复患滞下，为何孟英广投壮水之剂？

答：王氏洞彻了疾病的原委，抓住了病机，不被表面现象所迷惑。坚持原定的治疗原则，不以治痢之常法、常方治痢，而结果却是"食不减餐。日数十行，精神反佳。逾月之后，大解始正"。说明只要辨证清楚正确，治疗方法恰当，即使病状在短期内未见消失，也不要怀疑而改弦更张。最后，此患者"计服甘凉药二百剂，肌肉复充，痰患若失"。

问：鸦片烟性温还是性凉？

答：时人常言，素吸食鸦片烟，勿敢服此寒凉之品，世人唯见吸烟后人之阳痿，而不察其所以痿，不思详因，即指鸦片为性冷之物。孟英视之乃言，鸦片本罂粟花之脂液，性味温涩，而又产于南夷之热地，煎晒以成土，吸其烟时，还需火炼，燥热毒烈，久吸之，令人枯槁，岂非燥热伤津之名验。此案可见世人皆言鸦片为寒凉之物，故素食鸦片者，治之应以温补之剂。然却只知道信奉古法，不顾具体病症，患者虽素食鸦片，然所表之象皆为热证，再以温补之法治之，岂不大谬？岂不判断古法之谬误，唯孟英善辨，乃救人于危难也。

案2

杨素园精于医学，其夫人多病，自治不痊。孟英据来信所述病状，拟方立案云：细阅病原，证延二十余年，始因啖杏，生冷伤乎胃阳，肝木乘虚，遂患胁痛挛掣，身躯素浓，湿盛为痰，温药相投，是其效也。驯致积温成热，反助风阳，消烁胃津，渐形瘦削。而痰饮者，本水谷之悍气，缘肝升太过，胃降无权，另辟窠囊，据为山险。初则气滞以停饮，继则饮蟠而气阻，气既阻痹，血亦惄其行度，积以为瘀。前此神术丸、控涎丹之涤饮；丹参饮、桃核承气汤之逐血。皆为杰构，已无遁情。迨延久元虚，即其气滞而实者，亦将转为散漫而无把握矣。是以气升火浮，颧红面肿，气降火熄，黄瘦日增。苟情志不怡，病必陡发。以肝为刚脏，在志为怒，血不濡养，性愈张。胃土属阳，宜通宜降，通则不痛。（盖）六腑以通为用，更衣得畅，体觉宽舒，是其征也。体已虚，病似实，虚则虚于胃之液，实则实于肝之阳。中虚原欲纳食，而肝逆蛔扰欲呕，吐出之水，已见黑色，似属胃底之浊阴，风鼓波澜，翻空向上，势难再攻。承示脉至，两关中取似形鼓指，重按杳然，讵为细故？际此春令，正鸢飞鱼跃之时，仰屋图维，参彻土绸缪之议，是否有当？仰就斤绳。沙参八钱、鲜竹茹四钱、川椒红二分、乌梅肉炭六分、茯苓三钱、旋覆三钱、金铃肉二钱、柿蒂十个、仙半夏一钱、淡肉苁蓉钱半、吴茱萸炒黄连，四分、冬虫夏草钱半，另用炙龟板藕（肉，各四两）、漂淡陈海蜇二两、凫茈一两、赭石四钱，先煮清汤，代水煎药。（正月十四日。）

一诊：上拟方案，来差星夜回，于十六日到宜（黄县），素园读案狂喜，以为洞见脏腑，必欲孟英一诊，以冀霍然。遂黉夜备舆，专丁持函，求孟英暂缓归期。酝香（因）笃于情谊，（亦）再四劝驾，并嘱四令郎偕行。孟英迫于情不可却，二十二日抵宜（黄县）署，初诊案云：证窬二十年，右胁积气，有升无降，饮阻不宣，呕逆减餐，亦将半载，二便非攻不畅，容色改换不常，口苦吞酸，苔黄舌绛，渴喜冷冻饮料，畏食甘甜。以甘能缓中，冷堪沃热，病机于此逼根，根深难即蠲除，标实本虚，求痊匪易。据述，脉亦屡迁，似无定象。夫既流善幻，显属于痰。兹按脉：左缓滑，右软迟，两尺有根，不甚弦涩，是汎愆因乎气阻，尚未至阴血之枯。春令肝木乘权，胃土久受戕克，病已入络，法贵缓通，通则不痛，腑以通为补。法难时变，不能舍"通"字以图功。布鼓雷门，诸希教正。沙参八钱、鲜竹茹四钱、青黛五分、旋覆三钱、酒炒黄连六分、白前一钱、生白蒺藜三钱、紫菀一钱、海石五钱、川楝肉三钱、川贝一两、黑栀三钱。另以：生蛤粉、生冬瓜子、芦根、芦菔各一两、丝瓜络五钱、漂海蜇二两、柿蒂十个先煮水，代汤煎药，葱须二分后下。

再诊：左脉如昨，兼弦，右寸亦转缓滑，中脘气渐下降，二便欲解不行，盖升降愆常，枢机窒涩，由乎风阳浮动，治节横斜，肺既不主整肃，则一身之气皆滞也。轻可去实，先廓上游。前方去海石，加栝蒌三钱、枳实一钱。

三诊：脉来较静，小溲渐行，虽未更衣，已能安谷，浊得下行，导以清通。前方去贝母、楝肉，加归尾钱半、桃仁十粒、送服导水丸十粒。

四诊：腿凉便滞，气少下趋，颧面时红，火炎上僭，两胁较热，络聚痰瘀。叠授清宣，更衣色黑，噫气渐罢，酸水不吐，纳谷颇增，脉稍和缓。法仍缓导，冀刈根株。前方去枳实、归尾，减导水丸五粒。

五诊：各恙皆减，眠食渐安，火犹易升，头痛面赤，颏（颈）酸结核，胁热未蠲，脉渐柔和，且参清养。前方去白前、青黛、紫菀、黄连，加银花、贝母、黄菊花、丹参、陈细茶、橄榄。

六诊：积痰下降，颈核渐平，舌紫口干，卯辰热僭，阴虚木旺，气道尚未整肃。养血靖风，自可使其向愈。前方去陈细茶、葱须，加石斛。留赠善后方：（便色转正后，用此）沙参八钱、冬虫夏草二钱、女贞三钱、丹参三钱、鲜竹茹四钱、川斛五钱、盐水泡橘红八分、黄菊三钱、旋覆三钱、黑栀仁三钱、川贝四钱、金铃肉钱半。另以：炙鳖甲、漂海蛰各一两、苇根二两、丝瓜络五钱，煮汤代水煎药。

又：诸恙尽瘥，用此滋养。前方去橘红、菊花、川楝子、栀子、旋覆，加石英、沙蒺藜、茯苓各三钱，苁蓉、当归各钱半。汤引去苇根，加炙坎版一两，藕二两。古云：肥白之人多气虚。又云：痰饮须以温药和之。

《王氏医案续编》

【赏析】

问：本案诊断如何理解？

答：本案渴喜冷冻饮料为热，畏食甘甜为痰。汛愆因乎气阻，病在血实在气。再诊脉来较静四句，皆气行浊降之象。四诊腿凉便滞六句，病情系肺胃痰热，得清涤而愈彰显，必至大便色黑，痰热乃全行下降。

问：本案治疗用药有何特色？

答：主凉润清通，参以楝连黛蒺，虽治肝实治肺，余八味皆清涤流气之品。海石重药轻用，葱须微佐辛通，留赠善后方，仍主肃肺，且即以清肝之药清肺。煮汤四味，又于阴药中善行其升降。微加行瘀血药以治汛阻，深得气为血帅之旨。计时迭得大便，自宜潜镇益阳，以补其阴中之阳。所谓阴中求阳，以期阴复汛通。阴虚汛阻，最忌通瘀。

第三节 心系病

一、心悸怔忡

案1

康康侯司马令郎尔九，在玉环署中，患心忡自汗，气短面赤，霎时溲溺数十次，澄澈如水。医佥谓虚，补之日剧。乃来省就孟英诊焉。左寸关数，右弦滑，心下似阻。因作痰火阻气，心热移肺。治用蛤壳、黄连、枳实、楝实、旋覆、花粉、橘红、杏仁、百合、丝瓜络、冬瓜子、海蜇、荸荠、竹茹、竹沥、梨汁等，出入为方，服之良愈。而司马为职守所羁，尝患恙，函请孟英诊视者再四，竟不克往。继闻司马于冬仲竟卒于瓯。乃知病而得遇良手，原非偶然。前岁遇而今岁不能致，岂非命也耶！

《王氏医案续编》

【赏析】

问：本案诊断如何理解？

答：本案年轻男性患者身患心悸怔忡之病证。该患者心悸自汗，伴有气短面赤，多尿等症状，且尿液澄澈如水。前医者仅观其尿频且澄澈如水，气短，自汗等症，遂断其为气虚之证。认为心气虚则悸动不安，气虚不固则自汗出，尿色清冷。然其未辨脉之虚实及病之寒热，只想到虚证，未看到病之实质，方不对证，故而病情加剧。孟英认为此乃痰火阻气，心热移肺。成无己《伤寒明理论·悸》中云："心悸之由，不越两种，一者气虚也，二者停饮也。其恶停饮者，由水停心下，心为火恶水，水既内停，心不自安，故为悸也。"诊脉可得病人左寸关数，右弦滑。可知此证为上实下虚之象，上焦痰火扰心，心悸面赤，下焦肾阳亏虚，不能温煦心阳，且制水无权，故溲溺频且澄澈如水。

问：本案治疗用药有何特色？

答：本案虽有虚，却不可峻补。治应清热化痰，宁心安神，重用祛痰药，通畅气血，使补而不壅。用黄连苦寒泻火，清心除烦；楝实苦寒清热；枳实、旋覆、橘红理气化痰；竹茹、蛤壳清化痰热；丝瓜络味甘性寒，入经络解热邪，热除则风去，络中津液不致结而为痰。心热及肺，损伤肺阴，加花粉、荸荠清热生津，固护肺阴；百合润肺宁心；冬瓜子清肺化痰，清热化痰；海蜇滋阴润肺；竹沥清热豁痰，佐梨汁以其凉甘之性味达到救阴养阴之目的。

案 2

王雪山令媳患心悸眩晕。广服补剂，初若甚效，继乃日剧，时时出汗，肢冷息微，气逆欲脱，灌以参汤，稍有把握，延逾半载，大弗之赏。庄芝阶舍人令延孟英诊视，脉沉弦且滑，舌绛而有黄腻之苔，口苦溲热，汛事仍行。病属痰热鳔鞈，误补则气机壅塞，与大剂清热涤痰药，吞当归龙荟丸，服之渐以向安。痰热体实者，此丸颇有殊功。仲夏即受孕，次年二月诞一子。惜其娠后停药，去疾未尽，娩后复患悸晕不眠，气短不饥，或作产后血虚治不效，仍请孟英视之。脉极滑数，曰：病根未刈也。与蠲痰清气法果应。

《王氏医案续编》

【赏析】

问：本案诊断如何理解？

答：本案妇女患心悸。最初感觉心悸头晕目眩，服药后病情减退后又加剧，表现为经常出汗，四肢皆冷，声音低微，气微欲绝。服独参汤后病未愈，舌绛苔黄腻，口苦，小便赤热。经孟英诊治后病情逐渐好转，但分娩后复发，心悸头晕目眩，失眠，气短，食欲不振。起病初期，前医认为患者心悸眩晕为心血不足之虚象，故用大量的补药。后来又转用参汤维持生命。心悸初起表现为心气不足者可选用补气之品，少佐温阳之品，取"少火生气"之意，然过用错用补药可致气机壅滞。气机不畅使水液代谢失常，壅滞于体内，加剧气机阻滞，气滞而化火，水液停聚则生痰饮。且该患者舌绛苔黄腻，口苦溲热，病为痰热之象。仅行补药而不通其气，可加剧气机壅滞；人参为补气之圣药，性温燥，误投也可使火焰愈炽。患者怀孕后停药，余痰未尽，适逢产后气血两虚，气虚气滞，故水液运行无力兼以未尽之余痰，搏结为病，病情反复。此时再行补药，使气机更加壅滞，不利于痰消，故病不愈。孟英认为此患者为痰热交杂，因误用补剂气机壅塞而成。《医方难辨大成》指出："人身清阳之道，果得顺正流行之乐，毫无逆滞壅塞之患，则气自充实，不致有空乏馁败之殃；神自完固，不致有虚怯惊惕之祸。"此患者过用温热壅补之品，使气机壅滞，气郁化火，水郁成痰，痰热互结，邪扰神舍，心无所主，怔忡忧惕。

问：本案治疗用药有何特色？

答：治当清热涤痰。方用当归龙荟丸，泻火通便，急泻火热之邪。配以清热涤痰丸，祛在里之痰热之邪，兼通补耗伤之气血阴阳，使补而不滞，善也。痰消气畅病自安。

案3

太仓陆竹琴令正，陡患心悸，肢冷如冰，其子惶惶，浼吴江程勉耘恳援于孟英。察其脉浮弦而数，视其舌尖赤无苔。乃阴虚阳越，煎厥根萌。予玄参、二至、三甲、龙齿、石英、生地、牛膝、茯神、莲子心而愈。

《王氏医案续编》

【赏析】

问：本案诊断如何理解？

答：此案男性患者突然感觉心悸，伴有四肢冰冷的症状。诊其舌尖赤红舌面无苔，脉象浮弦而数。孟英认为阴虚不能制约阳，而使阳虚浮于外，煎灼阴液。心属火而藏神，肾属水而藏精。若肾阴不足，或心火独亢，则心肾水火不相制约，失于协调。心为火脏，心火下温肾水，使肾水不寒；肾为水脏，肾水上济心火，使心火不亢。水火互济，则心肾阴阳协调。水亏于下，火炽于上则心神不宁，心悸不安。肾水失于温煦而下凝，则肢冷如冰。

问：本案治疗用药有何特色？

答：治应温补肾阴，交通心肾。玄参入肺肾经，上治胸中氤氲之气、泄无根浮游之火，下入肾补水，为枢机之剂，领诸气上下。二至、三甲、龙齿、生地、牛膝补益肝肾，宁心安神；石英温肺肾，安心神；用莲子心清心安神，交通心肾；茯神入心之用多，可补心血宁心安神。

案4

梅溪蒋君宝斋令堂，自上年夏秋间患痢之后，神疲少寐，不能起床。医谓其虚，率投补药，驯致惊疑善悸，烦躁呓言，胁痛巅疼，耳鸣咽痛，凛寒暮热，大汗如淋，晕厥时形，愈补愈殆。李君苍雨，邀余诊之，脉弦滑而数，白睛微红，而眼眶如墨，舌绛无苔。因问胸闷乎？曰闷甚。便秘乎？曰秘甚。溺热乎？曰热甚。岂非气郁而痰凝，痰阻而气痹，肺胃无以肃降，肝胆并力上升，浊不下行，风自火出？虽年逾五旬，阴血不足，而上中窒塞，首要通阳。为处小陷胸加菖蒲、薤白、旋覆、竹茹、茯苓、枳实、郁李仁。群医谓是猛剂，无不咋舌。宝斋云：镇补滋敛，业已备尝，不但无功，病反日剧，且服之，果一剂知，三剂安。已而余有会垣之游，前医谓病既去，复进守补月余，仍便秘无眠，胸痞躁乱，加以发斑腹痛，人皆危之。时余在禾中，函乞往视。仍用前法加减，合雪羹投数剂，连得大解，率皆坚燥，改与柔养，更衣渐畅，粥食渐增，以潜镇舒养之剂善其后。

《归砚录》

【赏析】

问：本案诊断如何理解？

答：原是夏季患痢疾，神疲少寐，不能起床。误投补药后使气机不畅，症见惊悸不安，烦躁低语，胁肋和巅顶疼痛，耳鸣，咽喉疼痛，冷热交替，大汗淋漓，时而晕厥。辨其脉弦滑而数，眼白微红，眼周墨黑，舌绛无苔，胸闷，便秘，小便赤热。前医多认为患者大痢耗伤阴液，未曾想"痢由湿热所致。或饮食湿热之物，或感受暑湿之气积于肠胃，则正为邪阻，脾胃之营运失常"（《医碥》）。内里邪气和滋补之品交杂阻滞气机生热生湿，故成痰火交织为患之象，率投大量滋补之药，故病人病未愈且加重。二诊时症状为便秘，失眠，胸部痞闷不舒，心情躁乱，皮下发斑，腹痛，为实邪阻滞体内，医者却误用补药，使病情雪上加霜。孟英认为是痰浊停聚日久，化火扰心。李用粹《证治汇补》中说："痰迷于心，为心痛惊悸怔忡恍惚。"未除之病邪和滋补之药皆阻滞人体气机升降，使气机不畅，水液不运；水液停聚生痰湿，气机不畅生郁火；痰火内生，阻滞气机使胸闷疼痛，烦热汗出；痰火扰心，使心神不宁。

问：本案治疗用药有何特色？

答：急则应治标，治应清热化痰，宁心安神。用清热化痰，宽胸散结之小陷胸汤加行气导滞之品。菖蒲能开心窍，善通气；薤白通阳散结，行气导滞；旋覆理气化痰；郁李仁下气利水。《本草易读》言茯苓："开心益志，健胃暖脾，利水燥湿，泄饮消痰；善安惊悸，最解烦满；退胸胁之逆气，除心腹之结痛，消气水之肿胀，止水饮之燥渴。"枳实破气，能消胃中之虚痞，逐心下之停水，入泻痰药中，有推墙倒壁之能。多用气药，通上下之气机，使气行则痰消。腹痛用雪羹，既能增泻热之效也有止痛之功。大力祛痰行气，祛除病邪后缓补正虚，滋耗伤阴精，补气血不足。

二、不寐

案1

邵鱼竹给谏，起居食饮如常。唯仅能侧卧，略难仰卧，仰而窘无恙也。眉批：凡心肾不交之人，多不能仰卧，以仰则肾气不能上承，而心气愈浮也。稍一合眼，则惊窜而醒，虽再侧眠，亦彻夜不得寐矣。多年莫能治。孟英以三才合枕中丹，加黄连、肉桂，服之良效。心肾交治，而以黄连、肉桂媾合之，用意甚巧。

《回春录》

【赏析】

问：本案诊断如何理解？

答：患者饮食无恙，主症为失眠。睡觉时仅能侧卧，仰卧较困难，但醒着的时候仰卧没问题，稍稍闭眼，就心悸而惊醒，醒了之后整夜难以入眠，失眠多年。孟英认为是肾水亏虚，不能上济于心，心火炽盛，不能下交于肾。"心原属火，过于热则火炎于上，而不能交于肾；肾原属水，过于寒则水沉于下，而不能上交于心矣"，病在上下不通，故心气上浮，肾水下移，心气浮跃，神不守舍，夜不成眠。肾水下移，肾气不得上承，摄纳无权，仰卧艰难。

问：本案治疗用药有何特色？

答：治以滋阴降火，交通心肾。心肾不交，为肾阴不能上济心火。但一味滋肾无效，盖肾阴虽足，无肾阳以济之，肾阴亦不能上潮。此方妙在以三才补肾阴之余加黄连肉桂即交泰丸。三才补气养阴生津；枕中丹滋阴补肾，养心益智。黄连苦寒，善于清心热，泻心火；肉桂温热，长于和心血，补命火。二药合用，寒热并用，相辅相成，有泻南补北，交通心肾之妙。

案2

石北涯之大令媳，忽患多言不寐，面赤火升，汗出心摇，仓皇欲死。孟英察脉，乃赋质阴亏，将交春令，虚阳浮动，有鸢飞鱼跃之虞。亟以人参、龙齿、牡蛎、石英、甘草、百合、小麦、竹叶、红枣、青盐水炒黄连为剂，引以鸡子黄，投匕即安。续加熟地、阿胶滋填而愈。

《王氏医案三编》

【赏析】

问：本案诊断如何理解？

答：患者心悸仓皇，失眠多言，面赤汗出，诊脉虚弦小数。《医学摘粹》："无眠证起有多端，不外实虚热与寒，探得病源投妙药，一杯入口便神安。"王孟英认为患者为阴虚体质，适逢季节交替，虚阳外跃，虚风内动。营阴亏虚，心火亢盛，心不得血养，神不守舍，心火扰神，心神不宁，故心烦不寐；心之华在面，在体为舌，心火上亢，面色赤；阴不敛阳，火热蒸腾津液而汗出。

问：本案治疗用药有何特色？

答：治以清热潜阳，养阴生津。《四科简效方》："凡心神过扰，营血耗伤，不寐善忘，悲愁不乐，用甘草一钱，小麦三钱，红枣七枚，每枚以银针刺七孔，野百合七钱，莲子心七分，水煎去渣，入青盐一分服。"方用养心安神、和中缓急之甘麦大枣汤，配伍竹叶、黄连清心除烦泻火；龙骨、牡蛎潜阳宁心；百合润肺宁心；石英温肾宁心。人参阳中有阴，心肾并治，且阴阳并补，于阳中求阴，善补肝肾阴虚；鸡子黄入心肾经，而善滋心肾阴。两者皆可交通心肾，上引肾水而制心火。青盐专入肾，兼入心能入少阴肾脏以治血分实热。

案3

寅昉曾于去冬患血溢，与清舒肝胆而安。唯久患不眠，臂冷食少，自云服补心丹及知柏八味丸甚合。余曰：脉至弦细而缓，因赋质阴亏，心多思虑，五火内炽，灼液成痰，阻碍气机，故脉证如是。滋腻之药，不可再投。用沙参、丹参、丝瓜络、茅根、旋覆、橘红、半夏、菖蒲、茯苓，服十余剂而愈。

《归砚录》

【赏析】

问：本案诊断如何理解？

答：患者曾因肝胆火旺而血溢。此番为失眠日久，伴见肢冷，食欲不佳之症而就诊。曾以清舒肝胆治法疗血溢之疾，现自服用补心丹及知柏八味丸补以期治愈失眠之恙。患者虚中夹实，素体本阴虚，投以滋阴补血之药，可暂缓阴液损耗的症状。但阴虚多热，患者并非纯虚之人，盲目服用补药，反而壅滞气机，且病人思虑过多，五志伤人首伤心。素体阴虚有热，情志不畅郁火，滋补之药壅滞气机，三者合而杂病，虚虚实实，率而补之，药不对证，病岂向安？孟英认为此为痰证，兼症食少，肢冷，脉至弦细而缓，皆由气机不畅所致。"夫邪在肺经，清肃之令不行，津液凝滞，结成涎沫，盘踞胸中，升降之机亦窒，大气反能旁趋而转旋，是一团涎沫之中，为气机所不流行之地，其觉冷也，不亦宜乎。"论及主症失眠，《秘传证治要诀及类方》曾云："不寐有二种。有病后虚弱及年高人阳衰不寐；有痰在胆经，神不归舍，亦令不寐。"患者曾患肝胆之疾，现下情志不畅，郁火灼液成痰，痰阻气滞，气郁化火，火热扰心而不寐，断不可再投滋补之剂，防滋腻太过而生痰。

问：本案治疗用药有何特色？

答：从痰而治，治则清心化痰。辛开苦降，用橘红、半夏燥湿化痰；旋覆降气化痰；丹参、丝瓜络清心泻火；菖蒲、茯苓宁心安神；沙参清肺火，养肝气。"气行则痰消，气停则痰凝"，孟英治痰重在调理气机，"肺主一身之气"，肺宣发肃降功能恢复正常，则气机得以舒畅调达。

案4

钱塘姚欧亭大令宰崇明，其夫人自上年九月以来，夜不成寐。金以为神虚也，补药频投，渐不起榻，头重如覆，善悸便难，肢汗而心内如焚，多言，溺畅畏烦，而腹中时胀，遍治无功。其西席张君心锄，屡信专丁邀诊，余不得辞，初夏乘桴往视。左寸关弦大而数，右稍和而兼滑，口不作渴，舌尖独红，乃忧思谋虑扰动心肝之阳，而中夹痰饮，火郁不宣。温补更助风阳，滋腻尤增痰滞。至鹿茸为透生巅顶之物，用于此证，犹舟行逆风而扯满其帆也；明粉为芒硝所炼，投以通便，是认为阳明之实秘也。今胀能安谷，显非腑实，不过胃降无权，肝无疏泄，乃无形之气秘耳。遂以人参、黄连、旋覆、枳实、半夏、白芍、蛤壳、竹茹、郁李、麻仁、兔茈、海蜇，两服即寐，且觉口苦溺热。余曰：此火郁外泄之征也。去蛤壳，加栀子，便行胀减，脉亦渐柔；再去麻、郁、雪羹，加石英、柏子仁、茯苓、橘皮、小麦、莲子心、红枣核，三剂各恙皆安。去石英、栀子，加冬虫夏草、鳖甲为善后。余即挂帆归矣。然不能静摄，季夏渐又少眠，复遣丁谆请，余畏热不行，命门人张笏山茂才往诊，遵前法而治，遂以告愈。

《归砚录》

【赏析】

问：本案诊断如何理解？

答：患者失眠日久，误补之后，症见心悸不宁，头身困重，便秘，汗出，口不渴，心烦多语，腹中时胀。诊脉左寸关弦大而数，右稍和而兼滑，舌尖独红。久病多虚，前医多认为患者是气虚血亏不养心而致失眠日久，率频投补药。患者服用后效果不佳且病愈重，此时要考虑患者失眠的病因病机是否仅为虚证？久病只是表象，患者情志不畅也可致病情反复。再说患者便秘但腹部时胀时不胀，尚可饭食，此不为阳明之秘，乃气滞不舒之气秘，仅投泻下之药并不能治本。

孟英众多医案中，一般认为脉数而左寸关弦大而数，右弦以滑；脉弦数而滑者，大都以肝气不舒或风阳过扰，中夹痰饮为病机。此病案为女性患者，妇人多为情志所困，知其肝行不畅，有气机阻滞之嫌。患者舌尖独红，心肝有热，脉象弦滑，体内有痰火。情志不舒而气行不畅，气滞不舒可生痰，痰阻加重气滞。上焦痰蒙轻窍而头重如裹；下焦浊气不下而便秘腹胀；郁火上扰心神，心内烦热，悸动不安，夜不成寐。

问：本案治疗用药有何特色？

答：治以理气化痰，清热泻火。先用旋覆、枳壳、海蜇，轻清宣肺；竹茹、黄连清心泻火；郁李仁、火麻仁理气润下；半夏燥湿化痰；芍药养血敛阴，平抑肝阳；蛤壳清化痰热；荸荠清热生津，固护肺阴。再加栀子通泄三焦，清泄三焦火热。后再加理气之品，通调气机，气行则痰亦消。最后滋阴养血，平补耗伤之气血。

三、郁证

案1

张氏妇患气机不舒，似喘非喘，似逆非逆，似太息非太息，似虚促非虚促，似短非短，似闷非闷，面赤眩晕，不饥不卧。补虚清火，行气消痰，服之不应。孟英诊之曰：小恙耳，旬日可安，但须惩忿是嘱。与黄连、黄芩、栀子、楝实、鳖甲、羚羊角、旋覆、赭石、海蜇、地栗为大剂，送当归龙荟丸。未及十日汛至，其色如墨，其病已若失。后与养血和肝，调理而康。

《回春录》

【赏析】

问：本案诊断如何理解？

答：患者似喘非喘，似逆非逆，似太息非太息，似虚促非虚促，似短非短，似闷非闷，面赤眩晕，不饥不卧。起病来，治以补虚清火，行气消痰，但服之不应。王孟英认为，其气机不舒，喘、逆、太息、虚促、短、闷，其证候皆似是而非，并不明显。是其气郁而不发，不能妄动之故。气机不动，则有虚促、短、闷之状，其气欲动，则有喘、逆、太息之状，所以似是而非者，郁而不久，气机虽郁却不严重，所以气虽郁而少出，诸证候皆有却不严重。此乃是肝木之气郁，郁则气有热，热则恐伤血生风。

问：本案治疗用药有何特色？

答：《素问·六元正纪大论》曰"木郁达之"，是故王孟英于此处治法当疏泄肝木之郁，调达气机。另清泄其火热存护阴液，并微微息其肝风，则用黄连、黄芩、栀子、楝子、鳖甲、羚羊角、海蜇等，更兼当归龙荟丸以用之。而气郁不发，则津液停滞，易生痰饮，故以旋覆花佐之。用赭石者，恐肝内郁热上扰心神而安神也。

案2

朱氏妇，素畏药，虽极淡之品，服之即吐。近患晡寒夜热，寝汗咽干，咳嗽胁疼。月余后，渐至减餐经少，肌削神疲。始迓孟英诊之。左手弦而数，右手涩且弱，曰：既多一郁，又善思虑，所谓病发心脾是也。而平昔畏药，岂可强药再伐其胃，诚大窘事。再四思维，以甘草、小麦、红枣、藕四味。妙想可以益人神志。令其煮汤频饮勿辍。病者尝药大喜，径日夜服之。逾旬复诊，脉证大减。其家请更方。孟英曰：毋庸。此本仲圣治脏燥之妙剂，吾以红枣易大枣，取其色赤补心，气香悦胃，加藕以疏郁怡情，合之以甘、麦，并能益气养血，润燥缓急，虽若平淡无奇，而非恶劣损胃之比，不妨久任，胡可以果子药而忽之哉！恪守两月，病果霍然。

《王氏医案续编》

【赏析】

问：本案诊断如何理解？

答：晡寒夜热，寝汗咽干，咳嗽胁疼。月余后，渐至减餐经少，肌削神疲。患者病本发于心脾，忧思伤脾，脾胃本虚，若用强药再伐其胃，乃再伤其胃也，故治而无效。王孟英认为，此案患者寝汗咽干，或是内热迫津液外泄，或是卫气虚弱，夜间卫气内敛则不能固表。月余后，渐至减餐经少，肌削神疲，当时脾胃虚弱，气血生化无源。左脉弦数，阴亏而热动，右脉涩弱，气虚无力。其人善思虑，思伤脾，又多郁，脾输布水谷精微至四肢百骸，气当顺不当郁。其胸胁之疼，兼有咳嗽者，《素问·咳论》言"肝咳之状，咳则两胁下痛，甚则不可以转，转则两胠下满"，是肝气不舒也。脾为斡旋中土气机升降出入之枢纽，所以此者，脾为病源，脾病则气机升降出入异，日晡阳气内敛，阳气不足则易内敛过甚，是故日晡而寒。脾弱故不能饮食，气血生化无源，不能饮食，安能服药？更兼肝郁阳气不发，则夜有郁热而伤阴。

问：本案治疗用药有何特色？

答：以甘草、红枣、小麦补益脾胃，以藕、小麦疏解肝郁。

案3

李健伯夫人因伤情志而患心跳，服药数月，大解渐溏，气逆不眠，面红易汗，卧榻不起，势已濒危。其次婿余朗斋倩孟英诊之，坚辞不治。其长婿瞿彝斋力肯设法，且云妇翁游楚，须春节旋里，纵使不治，亦须妙药稽延时日。孟英曰：是则可也。立案云：此本郁痰证，缘谋虑伤肝，营阴久耗，风阳独炽，灼液为痰，痰因火动，跳跃如春。若心为君主之官，苟一跳动，即无生理，焉能淹缠至此乎？但痰郁之病，人多不识，广服温补，阴液将枯，脉至右寸关虽滑，而别部虚弦软数，指下无情。养液开痰，不过暂作缓兵之计，一交春令，更将何物以奉其生？莫谓赠言之不详，故顺人情而予药。方用西洋参、贝母、竹茹、麦冬、茯神、丹参、苁蓉、薏苡、紫石英、蛤壳等。服之痰果渐吐，火降汗收，纳谷能眠，胸次舒适，而舌色光绛，津液毫无。改授集灵膏法，扶至健伯归。因谓其两婿曰：我辈之心尽矣，春节后终虞痉厥之变也。已而果然。

《王氏医案三编》

【赏析】

问：本案诊断如何理解？

答：患者因伤情志而患心跳，服药数月，大解渐溏，气逆不眠，面红易汗，卧榻不起，势已濒危。患者曾广服温补之药治疗无效。此人属于本郁痰证，痰阻气机，故卧榻不起，是故大实有羸状也，所以广服温补之药，但未求其根本而只顾其表象，故既往治疗效果欠佳。王孟英认为，此本郁痰证，缘谋虑伤肝，营阴久耗，风阳独炽，灼液为痰，痰因火动，跳跃如春。气郁化火，炼液为痰，故大解渐溏；痰火扰心，故气逆不眠；火热伤津，迫津外泄，故面红易汗；气随汗脱，久汗则气不足，故卧榻不起。

问：本案治疗用药有何特色？

答：治以清热化痰兼以养阴，方用西洋参、麦冬、茯神、丹参、苁蓉、薏苡仁养阴清热，紫石英、蛤壳、贝母、竹茹清热化痰。

案4

张友三室，去春受孕后，忽梦见其亡妹，而妹之亡也，由于娩难。心恶之，因嘱婢榅辈广购堕胎药饵服，卒无验。冬间娩子后亦无恙，自疑多饵堕胎药，元气必伤，召朱某治之。述其故，朱即迎合其意，而断为大虚之候。且云：苟不极早补救，恐延蓐损。病者闻而益惧，广服补剂，渐至卧榻不起，多药弗效。延至仲春，族人张镜江为邀孟英视之。不饥不寐，时或气升，面赤口干，二便秘涩，痰多易汗，胸次如春，咽有炙脔，畏明善怒，刻刻怕死，哭笑不常，脉至左部弦数，右手沉滑。曰：此郁痰证误补致剧也，与上年李建伯令正之病情极相类。第彼已年衰而伤于忧思谋虑，是为虚郁；此年壮体坚，而成于惊疑惑惧，是为实郁。虚郁不为舒养而辄投温补，则郁者愈郁，而虚者愈虚；实郁不为通泄而误施温补，则郁不能开，而反露虚象，所谓大实有羸状也。医者但云补药日投，虚象日著，不知虚象日形，病机日锢。彼岂故酿其病而使之深耶？亦是一片仁心，如无药与病相僻而驰，盖即好仁不好学之谓耳。余非好翻人案，恐不为此忠告，未必肯舍补药而从余议也。病者闻之大悟，即授小陷胸汤合雪羹，加菖蒲、薤白、竹茹、知母、栀子、枳实、旋覆、赭石出入为方，吞当归龙荟丸。

《王氏医案三编》

【赏析】

问：本案诊断如何理解？

答：患者不饥不寐，时或气升，面赤口干，二便秘涩，痰多易汗，胸次如春，咽有炙腐，畏明善怒，刻刻怕死，哭笑不常，脉至左部弦数，右手沉滑。自疑多饵堕胎药，元气必伤召朱某治之。述其故，朱即迎合其意，而断为大虚之候。且云：苟不极早补救，恐延蓐损。病者闻而益惧，广服补剂，渐至卧榻不起，多药弗效。王孟英认为，张友三室，产子无恙，自是气血调和，无所疾也。然其郁郁寡欢，思虑过甚，所谓"思则气结""思伤脾"，《景岳全书·五脏质类》曰："过于思者，伤脾而气结。"《景岳全书·杂证谟·虚损》又曰："脾气结则为噎膈，为呕吐，而饮食不能运，食不运则血气日消，肌肉日削，精神日减，四肢不为用"，故病者闻而益惧，广服补剂，渐至卧榻不起，多药弗效。然庸医大行补益之药，此时脾胃已伤，水谷运化不行，补药一入，既无不行，徒增滋腻，乃生痰饮之患阻滞气机，久而郁为火热，是故左脉弦数，阴亏热盛，右脉沉滑，痰饮内停。是故不饥不寐，脾胃伤故不饥，胃伤则不寐，是故《内经·素问·逆调论》曰"胃不和则卧不安"也。面赤口干者，内有郁热，津液不行，内伤阴液。故孟英认为该患者为痰郁之证。

问：本案治疗用药有何特色？

答：《内经·素问·六元正纪大论》谓"土郁夺之"，故授小陷胸汤合菖蒲、薤白、竹茹、枳实、旋覆花以除痰开郁；加雪羹、知母、栀子者，除郁热而存护阴液尔。

案 5

孟夏许芷卿偶自按脉，左寸如无，招他医诊之，佥云心散。举家惊惧，己亦惶惶，屈孟英视之。曰：劳心而兼痰火之郁，故脉伏耳。其火升面赤，不寐胁鸣，乃惊骇激动肝胆之阳，勃然升越，非本病也。予人参、黄连、菖蒲、紫石英、小麦、麦冬、莲子心、红枣、竹叶、甘草为方。一剂知，二剂已。

《王氏医案三编》

【赏析】

问：本案诊断如何理解？

答：左寸脉沉，面赤，不寐，胁鸣。王孟英认为，脉沉者，阳气不得鼓动以令外出，然左脉候心肝肾，乃是血中之象；右脉候肺脾命门，方为气中之象。虽左脉若无，然右脉并无如此之象，是故非气虚，当时血中有阻遏气机之物，痰饮也。所以面赤，郁火上冲，所以胁鸣，肝经所过之处，必是肝胆阳动。

问：本案治疗用药有何特色？

答：治以解气郁、除郁热兼除痰饮，以黄连、菖蒲、小麦、竹叶、莲子心用之，然心气已因劳伤而虚弱，故当补之，人参、小麦、麦冬、红枣之功。

案 6

许康侯令堂，初夏患坐卧难安，饥不能食，食则滞膈，欲噫不宣，善恐畏烦，少眠形瘦，便艰溲短，多药莫瘳。孟英按脉弦细而滑，乃七情怫郁，五火灼痰，误认为虚，妄投补药，气机窒塞，升降失常，面赤痰（一本作"苔"）黄，宜先清展。方用旋覆、菖蒲、紫菀、白前、竹茹、茯苓、黄连、半夏、枇杷叶、兰叶。不旬而眠食皆安，为去前四味，加沙参、归身、紫石英、麦冬调养而瘥。

《王氏医案三编》

【赏析】

问：本案诊断如何理解？

答：患者初夏患坐卧难安，饥不能食，食则滞膈，欲噫不宣，善恐畏烦，少眠形瘦，便艰溲短。前医误以为是虚证，而妄投补药，治疗效果欠佳。王孟英认为，初夏阳气盛，饥不能食，食则滞膈，当是脾运化之功弱而胃中有火。善恐畏烦，肝气不舒，内有郁热。便艰溲短，气郁而二便难出。总而视之，概内有郁热之火，脾概为痰饮困阻，痰饮何来，当是前医妄行补药所致尔。

问：本案治疗用药有何特色？

答：治先清痰出热，后滋护阴液。先以旋覆花、菖蒲、紫菀、白前、黄连、半夏、兰叶、茯苓、竹茹、枇杷叶用之，除却痰湿，通畅气机，而后以麦冬、当归、沙参、紫石英滋护阴液，除却虚火。

案7

康尔九令正患汛愆，而致左胁疼胀，口苦吞酸，不饥不寐，溲热便难，时时欲哭，乃尊马翠庭醭尹延孟英诊之。左甚弦数，以雪羹汤吞龙荟丸，经行如墨而瘳。继因思乡念切，久断家书，心若悬旌，似无把握，火升面赤，汗出肢凉，乃父惶惶，亟邀孟英视之。左寸关弦数，尺中如无，乃阴虚木火上亢也。以玄参、黄连、牡蛎、麦冬、生地、甘草、女贞、旱莲、百合、石英、小麦、红枣为剂，引以青盐一分，覆杯而愈。

《王氏医案三编》

【赏析】

问：本案诊断如何理解？

答：患者左胁疼胀，口苦吞酸，不饥不寐，溲热便难，时时欲哭。王孟英认为，左脉弦数为肝火旺盛，左胁为肝经所行之处，故左胁疼胀；胆汁为肝之余气所化，胆汁上溢故口苦；肝火犯胃，胃气上逆，故嗳腐吞酸；且肝木伐脾，脾虚失于运化故不饥，不寐；火热伤津，故溲热便难，时时欲哭。治以养阴清热，雪羹汤吞龙荟丸。后经行如墨，此可知为久病，瘀血阻络且内火煎熬已久，经血黏稠色暗。后因思乡心切，过思伤脾，脾为气血生化之源，则阴血亏少，而肝以血之用，失于血之濡润，则肝火上亢，面红目赤，热随汗解，汗出身凉。

问：本案治疗用药有何特色？

答：治以养阴清热，滋阴养血，药用玄参、黄连、牡蛎、麦冬、生地、甘草、女贞、旱莲、百合、石英、小麦、红枣。

案 8

沈峻扬令妹年逾五旬,体素瘦弱,不能寐者数夜,证遂濒危,乃兄延孟英视之。目张不能阖,泪则常流,筋瘛而疼,胸膈板闷,溲少便秘,身硬不柔,脉则弦细软涩,重按如无,或疑中暑,或虑虚脱。孟英曰:身不发热,神又不昏,非中暑也;二便艰涩,咽膈阻闷,非脱证也。殆由情志郁结,怒木直升,痰亦随之,堵塞华盖,故治节不行,脉道不利也。误进补药,其死可必。但宜宣肺,气行自愈。方用紫菀、白前、兜铃、射干、菖蒲、枇杷叶、丝瓜络、白豆蔻。果一剂知,四剂瘳。

《王氏医案三编》

【赏析】

问:本案诊断如何理解?

答:患者不寐,目张不能阖,泪则常流,筋瘛而疼,胸膈板闷,溲少便秘,身硬不柔,脉则弦细软涩,重按如无,或疑中暑,或虑虚脱。王孟英认为,患者年逾五旬,体素瘦弱,不能寐者数夜,证遂濒危。目张不能阖,泪则常流,口开不能闭,舌不能伸,语难出声,舌苔黄,不渴,饮不下咽,足冷不温,筋瘛而疼,胸膈板闷,溲少便秘,身硬不柔,脉则弦细软涩,重按如无。此证由情志郁结,怒木直升,痰亦随之,堵塞华盖,故治节不行,脉道不利。

问:本案治疗用药有何特色?

答:此案病起于肝,诸症杂见,全身上下,从头面五官,到四肢胸腹,均有见症,论治颇难入手。王氏认为是"治节不行,脉道不利",治专于肺,以宣肺气、调气机为治疗大法。方用紫菀、白前、兜铃、射干、菖蒲、枇杷叶、丝瓜络、白豆蔻等清热化痰行气,果一剂知,四剂瘳。轻清之药,四剂竟愈重疾,令人称叹。

案 9

吴曲城仲郎偶患少腹坚胀,左胁聚气,群医见其面黄,作暑湿治,攻补杂施,两月弗效。孟英视脉弦涩,溺赤便艰,口苦不饥,肢冷形瘦。曰:非外因也,肝郁耳。予六包旋覆花汤合川楝子散,加雪羹、竹茹、青皮、白芍煎,吞当归龙荟丸，八剂而病如失矣。

《王氏医案三编》

【赏析】

问：本案诊断如何理解？

答：患者少腹坚胀，左胁聚气，面黄。群医见其面黄，作暑湿治，攻补杂施，治疗效果欠佳。王孟英认为，因少腹及左胁均为足厥阴肝经循行所过之处，肝经气滞，故少腹、左胁均气聚而坚胀。因胆汁为肝之余气所化，肝气郁滞，胆汁外溢，故面黄，此为内生而非外感暑湿耳，故群医治而无效。因其脉弦涩，此为肝气郁滞之象；溺赤便坚，为肝郁而化火，灼伤阴津，阴液不足所致。口苦不饥，为肝木伐胃，胆汁上溢。因内生气滞而气血不能上荣于外，故肢冷形瘦也。

问：本案治疗用药如何？

答：治之以疏肝泄热，行气止痛，故用旋覆花汤合川楝子散，加以雪羹、竹茹、青皮、白芍、当归龙荟丸辅以清热行气，柔肝止痛。

案 10

秀水怀某，三十五岁。自春前偶失血一日（一本作"口"），嗣即频发，所吐渐多，延至季冬，聘余往视。左脉虚弦而数，右软大，气逆自汗，足冷面红，夜不成眠，食不甘味，音低神疲，时欲呕酸。此由心境不怡，肝多怫郁，而脉候如斯，有气散血竭之虞，坚欲返棹。然既邀余至，不得不勉写一方，聊慰其意。而病者强作解事，反以所疏舒郁之品为不然，执意要用五味、山萸、姜、桂之类。性情刚愎，此病之所由来，而执迷不悟，更为速死之道矣。继而其妻出诊，脉至弦细，顶癖头疼，心悸带多，不饥五热，亦是水亏木旺。退而谓其所亲曰：兹二人何郁之深耶？始知其无子，欲买妾而妻不许，遂以反目成病。及病成而妻乃忧悔交萦，因亦致疾。此与曩视省垣顾金城之病同，因家拥巨资，故壮年即虑无子，亦可谓欲速不达矣。而愚妇不知大计，径为一妒字，以致溃败决裂，此时虽亟为置妾，亦无济矣！即以身殉，亦何益乎？录之以垂炯戒。

《归砚录》

【赏析】

问：本案诊断如何理解？

答：患者自春前偶失血一日，嗣即频发，所吐渐多，延至季冬，聘余往视。左脉虚弦而数，右软大，气逆自汗，足冷面红，夜不成眠，食不甘味，音低神疲，时欲呕酸。王孟英认为，吐血一日于春前，嗣即频发，所吐渐多可见失血过多，气随血脱，渐至气血两虚。左脉虚弦而数，此应血虚，肝气郁结，郁而化热，右软大为气虚。其人所病于肝郁，且气血已伤，而其人刚愎自用，不肯以疏肝解郁之品治之，反欲以五味子、山茱萸、姜桂补益之类治之，此药不对证。且姜桂辛散之品，更伤阴血，则其气散血竭更甚，故为速死之道也，而病之由来尚在肝。继而其妻出诊，因其夫病成而妻乃忧悔交萦，此其肝气郁结，郁而化热，肝经上行巅顶，故顶癖头疼；火热扰心则心悸，思虑过度则伤脾，脾伤则不知饮食，水湿下注而带多；因肝火炽盛，灼伤阴津而致肝肾阴虚，故五心烦热。

问：王孟英给出的治则治法是什么？

答：疏肝解郁。

案11

姚鸥亭夫人，年五十九岁。素伤谋虑，首如戴帽，杳不知饥，夜来非酒不眠，苔色一块白滞，时或腹痛，手心如烙，脉左弦数，右软滑。乃木热流脂，痰阻气机，胃受肝乘，有升无降也。予黄连、半夏、竹茹、茯苓、蛤壳、延胡、楝等，雪羹二帖，便泻稍带血块，而腹痛减，首帽除，苔亦松泛，纳食略增。唯晨起苦渴，改授参、蛤壳、橘红、半夏、茯苓、竹茹、苡仁、石斛、丝瓜络、海藻，嘱其常服。以通胃舒肝、涤痰清络为善后法，服旬日右脉起矣。

《乘桴医影》

【赏析】

问：本案诊断思路如何理解？

答：素伤谋虑，首如戴帽，杳不知饥，夜来非酒不眠，苔色一块白滞，时或腹痛，手心如烙，脉左弦数，右软滑。孟英认为，乃肝胆湿热，肝火犯胃所致。因其伤于谋虑，过于忧思而伤脾，脾伤故杳不知饥，谷食不纳，右脉软滑。《素问·生气通天论》云："因于湿，首如裹。"脾虚湿盛，湿邪上蒸，故首如戴帽，苔白滞；经言思则气结，结则不通，不通则痛，故时而腹痛；运化失常，酿湿生痰，郁而化热，夜来非酒不眠，更增肝胆湿热，故手心如烙，脉左弦数。

问：本案治疗用药有何特色？

答：治以行气健脾，清热化痰。先予黄连、半夏、茯苓、蛤壳以清热燥湿化痰；延胡索、川楝子等以行气止痛。服后因气行则血行，血行而瘀不留，故便泻稍带血块。后予参、蛤壳、橘红、半夏、茯苓、竹茹、薏苡仁、石斛、丝瓜络、海藻以通胃疏肝，涤痰清络。

四、情志病

案1

张养之所亲李某，戊冬醉饮夜归，为查段巡员所吓，神志即以渐昏，治之罔效。至于不避亲疏，裸衣笑骂，力大无制，粪秽不知。己夏延孟英视之，用石菖蒲、远志、龙齿、龟板、犀角、羚羊角、元参、丹参、知母、黄柏、栀子、龙胆草、枳实、黄连、竺黄、竹沥、石膏、赭石、黑铅、铁落，出入为方。十余帖吐泻胶痰甚多，继与磁朱丸，渐以向愈（眉批：祛痰清热，滋阴镇惊，力量甚大，此必本虚标实者，故其方如此）。

《回春录》

【赏析】

问：本案诊断思路如何理解？

答：戊冬夜，冬气寒，寒则阳气内敛，更是夜中，阳气更是入于阴内以求全。饮而归，饮酒则令阳气外出，此之出逆天地阴阳之化，阳本欲入内而为迫外出。此时惊恐，《素问·举痛论》言"恐则气下，惊则气乱"，阳气乱则失常。所谓下，亦是由外入内，故此时阳气顺天地之道而内收。然此时阳气已乱，已失本性，内陷其中而郁为火热而能伤阴。更兼气乱津液不行为湿浊，湿浊为火热熏灼则为浓痰，痰浊上蒙心窍，则心神失常，故不能识人，亦不知自己所行所作为何，是而"至于不避亲疏，裸衣笑骂，力大无制，粪秽不知"。

问：本案治疗用药有何特色？

答：治法先安其神，再去其痰，后养其阴。其本虚者，阴虚也，其标实者，皆阳气内陷之故。阴得滋养，则阳能外出，何也，"阳在外，阴之使也"。痰得外出，则无秽浊能制阳气，是故阳气亦能升发，则阳气自内陷而出，诸症自除。

案2

其长郎子瓶，久患痰多，胸膈满闷，连年发痫，药之罔效。孟英脉之曰：气分偏虚，痰饮阻其清阳之旋运，宜法天之健以为方，则大气自强，而流行不息，胸次乃廓然如太空矣。与六君去甘草，加黄芪、桂枝、薤白、蒌仁、石菖蒲、蒺藜、旋覆，服之满闷渐舒，痫亦不发矣。

《回春录》

【赏析】

问：本案诊断思路如何理解？

答：患者久患痰多，胸膈满闷，连年发痫。王孟英分析患者久患痰多乃是连年发痫之因。痰多且胸膈满闷，究其根本，所以然者，脾失健运，水液不得正常输布而成也。

问：本案治疗用药有何特色？

答：气分偏虚，是久病伤及脏腑真气，是故治法当益气化痰。益气治其本，化痰治其标，故以六君子为基，去甘草者，恐其甘壅也。然病程日久，痰邪多，单以益气之法欲求祛痰不可速得也，故而加石菖蒲、旋覆花等诸药助半夏以祛痰，久病气虚，更兼痰邪阻滞，经络不通，是而更当以温通之药行经络之气，故有桂枝、薤白之属。一方之中，补气健脾以治本，豁痰祛痰以治标，通络行气以相佐，则经络通，脾气足，痰邪去，痫安能犯。

案3

李叟，年越古稀，意欲纳妾，虽露其情，而子孙以其耄且耆也，不敢从。因此渐病狂惑，群医咸谓神志不足。广投热补之药，愈服愈剧，始延孟英诊之。脉劲搏指，面赤不言，口涎自流，力大无制。曰：此禀赋过强，阳气偏盛，姑勿论其脉证，即起病一端，概可见矣。如果命门火衰，早已萎靡不振，需能兴此念头。医见其老，辄疑其虚，须知根本不坚实者，不能享长年，既享大寿，其得于天者必厚，况人年五十，阴气先衰。徐灵胎所谓千年之木，往往自焚，阴尽火炎，万物皆然。去冬吾治邵可亭，孤阳喘逆，壮水清火之外，天生甘露饮，灌至二百余斤，即梨汁也，病已渐平，仅误于两盏姜汤，前功尽堕。可见阴难充长，火易燎原。今附子、肉桂、仙茅、鹿茸、人参、大戟、河车等药，服之已久，更将何物以生其涸竭之水而和其亢极之阳乎？寻果不起。

《王氏医案续编》

【赏析】

问：本案诊断思路如何理解？

答：《素问·上古天真论》载："帝曰：有其年已老，而有子者，何也？岐伯曰：此其天寿过度，气脉常通，而肾气有余也。此虽有子，男不过尽八八，女不过尽七七，而天地之精气皆竭矣。"李叟年虽越七旬，仍欲纳妾，何也，肾气有余。所以狂者，肾气有余而不得外泄，久则为火。心肾相交，心火得肾寒而神能安，此间肾中火炽，心火不得肾水相制，必神志不安而妄动。群医咸谓神志不足，广投热补之药，徒增肾中热势，更伤肾阴，是故症状愈发剧烈。

问：本案治疗用药有何启示？

答：阴难充长，火易燎原。治宜壮水清火，即"壮水之主以制阳光"，滋养肾中阴液，以养元阴制虚火。奈何辨证不明，妄用附子、肉桂、仙茅、鹿茸、人参、大戟、河车等药，服之已久，不能生其涸竭之水而和其亢极之阳，故寻果不起。

案4

江某，年三十余，忽两目发赤，牙龈肿痛，渐至狂妄，奔走骂人，不避亲长，其父惶惶，求孟英诊焉。脉大而数，重按虚散。与东洋参、熟地黄、辰砂、磁石、龙齿、菖蒲、枣仁、琥珀、肉桂、金箔、龙眼肉为剂，投匕即安，翼日能课徒矣。

眉批：昔余友彭香林患此证，医虽知其虚，而治之不法，竟以不起。今读此案，弥增惋叹！

《王氏医案续编》

【赏析】

问：本案诊断思路如何理解？

答：王孟英认为本案患者两目发赤，牙龈肿痛，为实火上炎；两目为肝胆经所处，发赤必是肝胆内火热炽盛；而其奔走骂人，则为肝火旺扰乱肝魂所致；不避亲长，乃是火热扰乱心神，心神不明所致；其脉大而数，火热炽盛也，然重按虚散，其阴液亏损而气脉无根也。

问：本案治疗用药有何特色？

答：治当滋养阴液以治本，养心安神以治标。金箔、琥珀、辰砂、磁石、龙齿、枣仁，所以用者，心神已乱必当速速安之。东洋参、熟地黄以滋养阴液治本。而用菖蒲、肉桂者，虑其火热炽盛更兼阴亏，思炼液为痰尔。更以龙眼肉补脾益气以生气血，斡旋中土而安上下，调衡一身也。

案5

一圃人，诣孟英泣请救命。诘其所以，云家住清泰门内马婆巷，因本年二月十五日卯刻，雷从地奋，火药局适当其冲，墙垣庙宇，一震泯然，虽不伤人，而附近民房，撼摇如簸。其时，妻在睡中惊醒，即觉气不舒畅，半载以来，渐至食减形消，神疲汛少，唯卧则病如失，药治罔效。或疑邪祟所凭，祈禳厌镇，亦属无灵，敢乞手援，幸无却焉。孟英许之，往见妇卧于榻，神色言动，固若无恙。诊毕，病人云：君欲睹我之疾也。坐而起，果即面赤如火，气息如奔，似不能接续者，苟登圊溲便，必愦逆欲死。前所服药，破气行血，和肝补肺，运脾纳肾，清火安神，诸法具备，辄如水投石。孟英仿喻氏治厥巅疾之法用药，一剂知，旬余愈。眉批：仍是治肝之法。

《王氏医案续编》

【赏析】

问：本案诊断思路如何理解？

答：寅时阴阳相交而两气相平，而后一阳生渐胜于阴，此时阳气升发，阴气内敛，阳气主之。而后卯时，此时阳气刚升，阴气初敛，忽为惊吓，则初升之阳气为之逆乱，阳气不得正常升发，则主升阳之肝急欲助之，助之不得，肝反为其伤。肝为所伤，疏泄条达失司，则气机紊乱不畅，甚则内郁不发，阳气不散。阳者主动，阳气不发故人不欲站立唯求静养，是故卧于床榻则一切如常，稍稍动移则似阳气将脱。

问：本案治疗用药有何特色？

答：前面的用药思路，如破气行血，和肝补肺，运脾纳肾，清火安神等都没能解决肝郁气滞的问题，肝气不得舒畅，纵使补益再多，其药之效不能输布周身，徒滞留于体内而生浊物，阻遏气机更伤脾胃，是故不先解郁行气，用药自是无效。治当先调达肝之气机，而后事事便宜。

案 6

杨某方做事，不知背后有人潜立，回顾失惊，遂不言不食，不寐不便，别无他苦。孟英按脉沉弦。以石菖蒲、远志、琥珀、胆星、旋覆、贝母、竺黄、杏仁、省头草、羚羊角为剂，化服苏合香丸。二帖大解行而啜粥，夜得寐而能言。复与调气宁神蠲饮药，数日霍然。

《王氏医案续编》

【赏析】

问：本案诊断思路如何理解？

答：做事行立，皆阳气在外而主之，此时惊恐，阳气逆乱，阳气布达升散异常，则必伤肝。肝为所伤，气机疏泄调达失司，阳气不行，肝魂不动，则精神活动亦不能得到启发，是故不言不食，不寐不便。一则气不得行，身体机能减退，是不行；二来肝魂不动，精神无动，是不欲。两相兼得，是故唯有此症别无他苦。

问：本案治疗用药有何特色？

答：以苏合香丸治之，以其温开之性，令阳气疏泄布达通畅也。而加石菖蒲、胆星、旋覆花、贝母、竺黄、省头草（佩兰）者，思阳气不舒，肝郁在内，乘犯脾土而生痰浊；用远志、杏仁者，通降气机而通二便；加羚羊角者，恐肝阳内郁，热极生风，是故清热而镇静祛风。

案 7

顾升庵参军之仲郎，久患多疑善恐。不出房者数年矣。食则不肯与人共案，卧则须人防护，寡言善笑。时或遗精，多医广药，略无寸效。孟英切脉甚滑数，脉与证合。与玄参、丹参、竺黄、竹茹、丹皮、黄连、花粉、栀子、海蜇、荸荠为剂，从痰火治，送服当归龙荟丸。四帖即能出署观剧，游净慈而登吴山。参军大喜，以为神治。次年为之配室。

《王氏医案续编》

【赏析】

问：本案诊断思路如何理解？

答：本案久患多疑善恐，不出房者数年矣。食则不肯与人共案，卧则须人防护，寡言善笑，时或遗精。《素问·灵兰秘典论》载曰"肝者将军之官，谋虑出焉；胆者中正之官，决断出焉"，多疑善恐，所谓多疑，谋虑过度尔，肝内火炽；而善恐者，肝为将军之官，其志在怒，不怒则恐，善恐者必是肝怒不得发。究其根本，肝气为外物阻绝，是痰邪困阻令肝气不舒，怒不能发，气郁化火，是火热夹痰也。所以遗精者，肾中火热阴伤，不能藏纳也。肾中火热何来？肝肾同源，肝热扰之。其脉滑数，亦是痰火之象。

问：本案治疗用药有何特色？

答：治法清热豁痰为主。因阴液已伤，更需兼补阴液，而又畏滋腻助长痰湿，且此时阴伤不重，所以滋阴略少，运气除痰化痰更多。

案8

孟英治其令弟季杰之簉室，因夜间未寐，侵晨饮酒解寒，适见人争诤，即觉心跳欲吐，家人疑其醉也。而欲吐不出，气即逆奔如喘，且肢麻手握，语言难出，又疑为急痧而欲刺之。孟英闻而视之，脉象弦骏。曰：夜坐阳升，饮醇则肝阳益浮，见人争诤，是惊则气更上逆，不可刺也。灌以苏合香丸一颗，下咽即瘥。

《王氏医案续编》

【赏析】

问：本案诊断思路如何理解？

答：夜间未寐，本已阳气浮越在外，更兼饮酒，酒乃辛温之物，更助阳气升腾，又是侵晨阳气升发之时，诸多情况兼备，阳气升发布达迅捷也。此时忽为惊吓，气机散乱失常，则气失去在内脏腑的调控，只能在天地阳气升腾、酒辛温发散的作用下越发上冲。上而不下，是故气机上逆欲吐不出；且气急逆奔如喘；是故此时一身阳气外散；而患者饮酒为解寒，是故天地阳气随升而寒重；阳气升散过度失常，则肌表无卫阳以御寒，是而寒邪内犯，直伤体内；内为寒邪侵犯，则气机凝滞，气血津液不能外输濡养周身，是而肢麻手握，语言难出；脉象弦实，是寒邪内郁闭阻气机。

问：本案治疗用药有何特色？

答：寒邪内郁闭阻气机，当以辛温香窜之药驱寒解郁，苏合香丸甚效也。眉批：此当是痰闭气结之故，苏合香丸辛香通气，故愈。若是肝浮气逆，益以香窜之药，安能愈乎？

案9

王月锄令媳，于庙见时忽目偏左视，扬手妄言，诸亲骇然，诘其婢媵，素无此恙，速孟英视之。脉弦滑而微数，苔黄脘闷。盖时虽春暮，天气酷热，兼以劳则火升，夹其素有之痰而使然也。与犀角、羚羊角、栀子、连翘、玄参、丹参、薄荷、花粉，送礞石滚痰丸。三服而痰下神清。改投清养遂愈，次年即诞子。

《王氏医案续编》

【赏析】

问：本案诊断思路如何理解？

答：扬手妄言，必是火热上扰心神，目偏左视，必是风邪内犯，何也？《素问·至真要大论》载："诸风掉眩，皆属于肝。"然风从何起？火热炽盛而生风也。脉弦滑而微数，苔黄脘闷，知火热不盛，但有痰邪阻遏中焦气机。此时春暮，天地四时的阳气升发已毕，将入夏日阳气盛主天地四时之时。《素问·四气调神大论》载："夏三月，此谓蕃秀，天地气交，万物华实，夜卧早起，无厌于日，使志无怒，使华英成秀，使气得泄，若所爱在外，此夏气之应，养长之道也。"此时阳气升发布达以至极，阳中之阳也，所以"使志无怒"者，不宜再令阳气升发也。然其有劳伤，劳则动阳，必伤阴液，劳而为伤，阴液亏损，虚火上犯也。

问：本案治疗用药有何特色？

答：治疗当滋养阴液、清虚火治其本，乃用栀子、玄参、丹参、花粉。然此时已有风动，当镇静息风以求急则治标，故而用犀角、羚羊角。然肝性喜条达而恶抑郁，安能一味镇压，必当疏散以顺其性，故以连翘、薄荷疏肝，镇疏相合，是祛风而不伤肝性也。然其素有痰，痰为湿邪，阻遏气机，更能生郁热，是故当首除之，故用礞石滚痰丸治之。前滋阴虽为之本，然用量必小，免滋阴黏腻为患，是故痰去风消后，需当清养阴液缓缓治之以固本。

案10

杭城温元帅，例于五月十六日出巡遣疫。有魏氏女者，家住横河桥之北，会过其门，将及天晓，适有带发头陀，由门前趋过，瞥见之大为惊骇，注目视之，知为僧也，遂亦释然。而次日即不知饥，眩晕便秘。医谓神虚，投补数帖，反致时欲昏厥。不问何证，概投温补，何其愚耶？更医作中风治，势益甚。旬日后，孟英持其脉弦伏而滑，胸腹无胀闷之苦，旬余不更衣，是惊则气乱，夹痰逆升，正仲圣所谓诸厥应下者，应下其痰与气也。以旋覆、赭石、栀子、黄连、雪羹、楝实、贝母、金箔、竹沥、蔗汁为方，并以铁器烧红淬醋，令吸其气。二剂厥止，旬日而瘥。

《王氏医案续编》

【赏析】

问：本案诊断思路如何理解？

答：五月十六日已是入夏，此时天地间阳气主导，人法于自然，阳气亦是在外占据主导地位。又将及天晓，阴阳之气相对平和，此时忽造惊吓，本是主升的阳气逆乱失常，然天地四时、昼夜之间，于此时皆阳气上升主导，是故人体阳气虽然逆乱失常，脏腑无力主之，然天地阴阳消长亦能助其气上行。此时气机逆乱，虽升而不能降，是故体内气机失常。气不能降则便秘，气不能升，则精血不能上承于目，则眩晕。不知饥者，病在脾也。脉弦伏而滑，必有水湿痰饮壅塞经络，阻遏气机。水湿痰饮在内，脾最畏之，是故不能行运化之力，故而不思饮食不知饥。

问：本案治疗用药有何特色？

答：此前患者求治之时，医谓神虚，投补数帖，反致时欲昏厥。是因为患者的症结在于气机逆乱，虽升而不能降，体内气机失常，此时误诊为神虚而用温补之法，气机失常而用温补，所补益之品只得壅滞其中，更阻气机，气机更难下，只能被困在上。所谓"浊气在上，则生䐜胀"，邪阻清窍，是故反致时欲昏厥。王孟英治以肃降气机，并除却痰湿，故用旋覆花、代赭石、栀子、黄连、川楝子、贝母、竹沥、金箔。以铁器烧红淬醋，令吸其气者，概开宣肺气以复肃降之功。用雪羹、蔗汁者，久病气郁化火伤阴，稍稍养阴也。

案 11

金叶仙大令病，其媳刲股以进，因无效也，悲哀欲绝，遂发热。胡某治以伤寒药，而神迷自汗，惊惕畏冷。改换补药，乃气逆不进水谷矣。孟英视之，七情有伤，痰因火迫，堵塞空灵之所也。与沙参、玄参、丹参、丹皮、茯苓、麦冬、连翘、竹茹、竹叶、莲心、小麦，加以川贝母一两投之，数剂而瘳。

《王氏医案续编》

【赏析】

问：本案诊断思路如何理解？

答：本案悲哀欲绝，导致发热。胡某治以伤寒药，致使患者神迷自汗，惊惕畏冷。后改换补药，导致患者气逆不进水谷。悲哀之情，令气消散内敛，气郁则发热，气郁则津液输布失常，是故有水湿痰饮，又兼气郁之热，则痰热互结。用伤寒之药，解表之药虽能解郁，但伤寒之药更助火势。又以补药，则增滋腻而生痰饮，伤及脾胃，则气机升降失常，气逆不进水谷。

问：本案治疗用药有何特色？

答：孟英治以清热祛痰、理气健脾，以丹参、丹皮、茯苓、竹茹、竹叶、小麦、莲心用之。然体内有热，当灼伤阴液，是故应滋养阴液，乃沙参、玄参、麦冬用之。所以加川贝母者，肺主气，治肺而通调一身气机矣。

案 12

王瘦石禀属阴亏，卒闻惊吓之声，而气逆肢冷，自汗息微，速孟英视之。身面皆青绿之色，脉沉弦而细，乃素伤忧虑，而风阳陡动也。与牡蛎四两，鳖甲二两，蛤壳一两，石英五钱，龙齿、小麦、辰砂、麦冬、茯神、贝母、竹茹为方。一剂知，二剂已，续以滋养而瘳。

《王氏医案续编》

【赏析】

问：本案诊断思路如何理解？

答：素体阴亏则阳偏盛，阳盛则热，热则易生风。卒闻惊吓之声，气机逆乱，则易生风患。所以自汗者，气机逆乱卫不固表；所以气逆肢冷且息微者，阳气内敛不发。而身面青绿之色，青绿色候肝木，此乃是风邪为患。脉沉弦而细，亦然。

问：本案治疗用药有何特色？

答：孟英以牡蛎、石英、龙齿、辰砂等诸药镇肝息风，蛤壳、贝母、竹茹、茯神清热化痰治其标，以鳖甲、麦冬、小麦等滋阴清热以治其本。眉批：凡阴虚之体，血不足以养肝，则肝阳易僭，用大剂镇逆养阴开郁治法，丝丝入扣，宜乎应手辄效也。

案13

费伯元分司，患烦躁不眠，医见其苔白也，投以温药，因而狂妄瘛疭，多方不应。余荐梦英视之，左脉弦细而数，右软滑，乃阴虚之体，心火炽，肝风动，而痰盛于中也。先以犀角、羚羊角、桑叶、菊花息其风，玄参、丹皮、莲心、童溲清其火，竹茹、贝母、雪羹化其痰，两剂而安。随与三甲、二至、磁朱潜其阳，甘麦大枣缓其急，地黄、麦冬养其阴，渐次康复。

《王氏医案续编》

【赏析】

问：本案诊断思路如何理解？

答：舌苔者，胃气之余上蒸所得，是故胃气不热，苔不得白。烦躁不眠，当属阳证，投以温药，助长火势，是故狂妄瘛疭。脉左弦细而数，左候心肝肾，血也，此间血中必有热邪且阴虚有亏已生风患。右软滑，右候肺脾命门，气也，此间气中必有湿浊且气微弱尔。

问：本案治疗用药有何特色？

答：孟英治疗先息风，后清热化痰，最后存养阴液。犀角、羚羊角、桑叶、菊花凉肝息风，玄参、丹皮、莲心、童溲养阴清火，竹茹、贝母、雪羹化其痰。随与三甲、二至、磁朱潜其阳，甘麦大枣缓其急，地黄、麦冬养其阴。遵循急则治标，缓则治本的治疗原则。

案14

李华甫令正患头震，孟英脉之弦滑，乃肝经郁怒火升也。投当归龙荟丸而瘥。然不能惩忿，其病屡发之后，更兼溺秘腹胀，喘汗欲绝，亟邀孟英视之。脉甚弦涩，口苦苔黄，舌色紫黯，汛虽不愆，内有瘀滞也。以雪羹加金铃、旋覆、栀子、滑石、桃仁、茺蔚、车前子、木通，仍吞龙荟丸，外以田螺、大蒜、车前草捣帖脐下。服后果先下黑血，溲即随通，继而更衣，粪色亦黑，遂愈。

《王氏医案续编》

【赏析】

问：本案诊断思路如何理解？

答：头震者，气上冲而不下，故头如震。《素问·刺禁论》曰"肝生于左"，气机之升，在肝也，是故肝阳火炽则气多上冲。其脉弦滑，有痰湿在内，痰湿能阻遏气机，是故肝经之热，概为郁而生热化火矣。后脉甚弦涩，口苦苔黄，舌色紫黯，汛虽不愆，则内有瘀滞也。内有瘀滞，所以前方以龙荟丸，行气化瘀之力弱，是故不能惩忿，其病屡发。溺秘腹胀，喘汗欲绝者，内有瘀滞气机不畅通也。

问：本案治疗用药有何特色？

答：用药以行气除却瘀滞的药物为主，并佐以龙荟丸，用木通、车前子等利尿之药以通达导下。瘀滞除却，气机通畅，百病自消。外以田螺、大蒜、车前草捣帖脐下，更是为逐瘀血等下行。用药不拘泥其效，而用其性，实乃是真正的用药工巧。

案 15

己酉春，胡孟绅山长患疑，坐卧不安，如畏人捕，自知为痰，饵白金丸吐之，汗出头面，神躁妄闻。撩动其猖狂之势。孟英切其脉，弦滑洪数，不为指挠。投石膏、竹茹、枳实、黄连、旋覆、花粉、胆星、石菖蒲，加雪羹、竹沥、童溲，吞礞石滚痰丸。下其痰火，连得大解，夜分较安，唯不能断酒，为加绿豆、银花、枳椇子，吞当归龙荟丸。旬余脉证渐平，神气亦静，尚多疑惧。改授犀角、玄参、丹皮、竹叶、竹茹、贝母、百合、丹参、莲心、猪胆汁炒枣仁、盐水炒黄连，吞枕中丹，以清包络肝胆之有余而调神志。又旬日，各恙皆蠲，即能拈韵，继与十味温胆法善其后。乃弟季权，同时患黑斑苔秽，脉浑气粗面垢，孟英即以凉膈散投之。大解得行，脘亦不闷，斑皆透绽，脉显滑数而洪，遂与大剂凉润清肃之药。直俟其旬日外，大解不泻，药始缓授。复又沉卧不醒，人皆疑之。孟英曰：痰热尚炽也。仍投大剂数帖，果频吐胶痰累日，而眠食渐安。是役也，当两病披猖之际，举家惶惶，他医或以前证为神不守舍，议投温补，后证则以为必败，闻者无不危之，赖季权之夫人，独具卓识，任贤不贰，孟英始无掣肘之虑，而咸得收功也。

《王氏医案续编》

【赏析】

问：本案诊断思路如何理解？

答：《素问·灵兰秘典论》载"肝者，将军之官，谋虑出焉"，患者善疑，思病在肝，且肝内当是火炽。又坐卧不安，如畏人捕，不怒则恐，肝之疏泄必为外物所阻滞，此处痰也。以白金丸豁痰自是有效，然白金丸性升散，易助长火势，所谓"撩动其猖狂之势"。是故孟英切脉，得弦滑洪数，火热炽盛更兼痰邪。

问：本案治疗用药有何特色？

答：清热泻火与豁痰化痰并用。而后夜分较安，唯不能断酒，是肝胆实火仍在，机体自欲借酒之辛散之力疏泄肝胆实火，所谓"火郁发之"也，是故加绿豆、银花、枳椇子，吞当归龙荟丸以除肝胆实火。尚多疑虑，乃是胆中痰火仍存尔，痰火久在，必伤阴液，是故以孔圣枕中丹治之，并以犀角、玄参诸药泻火滋阴。后以十味温胆汤，更是益气养血，化痰宁心以用之，以防复发。其人之病根，总在肝胆痰火尔。

问：如何理解乃弟季权之患？

答：黑斑苔秽，脉浑气粗面垢，必是气机郁结，痰热蒸腾之故。脾为湿热所扰，熏蒸湿浊于上，是故面垢苔秽。黑斑，脉浑气粗，乃气机通行不畅尔。

问：乃弟季权之患治疗用药有何特色？

答：治以气郁生热为主，凉膈散投之，清上泄下，颇具功效。然凉膈散用后，痰火未能尽除，必留后患，所以用大剂凉润清肃之药以求速速清其痰火。后沉卧不醒，是痰阻诸窍，阳气不得升散之故，故仍投大剂数帖而得愈。

案16

朱养心后人名大镛者，新婚后神采目瞪，言语失伦。或疑其体弱神怯，与镇补安神诸药，驯致善饥善怒，骂詈如狂。其族兄已生邀孟英诊之，右脉洪滑。与犀角、石膏、菖蒲、胆星、竹沥、知母，吞礞石滚痰丸而愈。其大父患四肢冷战，常服温补，延久不瘥。孟英切其脉弦而缓，曰：非虚也。与通络方，吞指迷茯苓丸而瘥。

《王氏医案续编》

【赏析】

问：本案诊断有何特色？

答： 患者朱大镛神呆目瞪，言语失伦，用镇补安神药治疗出现善饥善怒，骂詈如狂。孟英认为患者并非体弱神怯，因右脉洪滑为兼痰，乃痰蒙心窍所致。

问：本案治疗用药有何特色？

答： 本案孟英治以豁痰开窍，行气祛湿。用犀角，利痰解邪，止谵狂而退热，菖蒲、胆星主治痰涎壅盛证，竹沥味苦辛平，为痰家之要药也。且配伍石膏知母以治痰热，具有清热泻火、生津润燥的功能，《医宗金鉴》言之："治实热老痰之峻剂，虚寒者不宜用。"黄芩清胸中无形诸热，大黄泻肠胃有质实火，此治痰必须清火也。以礞石之燥悍，此治痰必须除湿也。以沉香之速降，此治痰必须利气也。二黄得礞石，沉香，则能迅扫直攻老痰巢穴，浊腻之垢而不少留，滚痰之所由名也。

问：孟英如何诊断本案患者大父疾病？

答： 该患者常服温补，延久不瘥。孟英切脉，脉乃弦缓，为湿痰凝滞之象。王孟英认为该患者四肢厥冷之症并非阳虚所致。本非虚也，以为进补，反而容易阻遏气血津液的运行，痰湿之邪内生，湿为阴邪，故缠绵难愈。说明孟英诊病尤重辨证，切脉是一大特色。

问：王孟英给出的治则治法是什么？

答： 行气通络。治痰者，以清火为主，实者利之，虚者化之。而患者久病入络，若阳气不盛，痰饮兼作，以指迷茯苓丸合而治之。用半夏燥湿，茯苓渗湿，风硝软坚，枳壳利气。别于二陈之甘缓，远于大黄、礞石之峻悍，殆攻中之平剂也。

案 17

薰莸远出，妇病如狂，似属七情，而亦有不尽然者。有陈氏妇患此月余，巫医屡易，所费既钜，厥疾日增。孟英切其脉弦而数，能食便行，气每上冲，腹时痛胀。询其月事，云：病起汛后，继多白带。孟英曰：病因如是，而昼则明了，夜多妄言，酷似热入血室之候，径从瘀血治可也。予桃仁、红花、犀角、菖蒲、胆星、旋覆、赭石、丹参、琥珀、葱白之剂。两服而瘀血果行，神情爽慧。继去桃仁、红花，加当归、玄参，服数剂而瘳。

《王氏医案续编》

【赏析】

问：本案诊断如何理解？

答：妇病如狂，其脉弦而数，能食便行，气每上冲，腹时痛胀，月事病起汛后，继多白带。王孟英认为乃热入血室所致。热毒内遏，可熬血成瘀；瘀血郁结，也可以蕴热化毒，而瘀血与热毒相互搏结，则为瘀热、瘀毒之证。孟英诊病重视问诊，妇病尤其不忘询其月事，参以切脉，故辨证准确。

问：本案治疗用药有何特色？

答：治以活血化瘀，清热解毒。以桃仁、红花、丹参活血化瘀，其中丹参活血养血兼祛恶血，《证类本草》云其"破宿血，补新生血，主心腹邪气，结气。"桃仁、红花化瘀生新之力亦强。另以犀角、菖蒲、胆星、琥珀、葱白消瘀热，行气通窍镇惊。《本草备要》云："犀角，苦酸咸寒，蓄血谵狂，定惊明目，能入阳明，解一切毒，疗一切血，及惊、狂、斑、痘之证。"两剂服下效如桴鼓，盖如《杂病广要》云："盖瘀败之血，势无复返于经之理，不去则留蓄为患，故不问人之虚实强弱，必去无疑，虚弱者加入补药可也。"大法如此，故瘀去则宜养血善后，恐桃仁红花破血伤血之弊，遂去之，益以当归元参补养气血而功成。

案 18

王瘦石令郎迟生，年未冠而体甚弱，夜梦中忽如魇如惊，肢摇目眩。虽多燃灯烛，总然（一本作"言"）黑暗，醒后纳食如常，月一二发。乃父以为忧而商于孟英。脉之弦细而涩。曰：真阴不足，肝胆火炎所致耳。令服神犀丹一月，病遂不发。继予西洋参、二地、二冬、三甲、黄连、阿胶、甘草、小麦、红枣熬膏服之，竟刈其根。逾年完姻，癸丑已生子矣。

《王氏医案三编》

【赏析】

问：本案诊断有何特色？

答：患者体质虚弱，做噩梦易惊，肢摇目眩，虽燃灯烛，总言黑暗，醒后纳食如常，月一二发。脉弦细而涩。孟英认为真阴不足，肝气郁结，梦惊扰动肝阳发而为病。脉弦细而涩为本案辨证关键。重视脉诊是孟英诊病一大特色。

问：本案治疗用药有何特色？

答：急则治标，标本同治。本案速投神犀丹以开清窍，病遂不发，然治标之计终非固本之意，予以西洋参、二地、二冬、三甲、阿胶，补养气阴兼以滋阴潜阳。以黄连、甘草、小麦、大枣除余热之躁，法仲景《金匮要略》甘麦大枣汤疗脏躁之意，亦补养心脾。本案用黄连甚妙，清心肝余热而安其神，《本草新编》言其"可升可降，阴也，入心与胞络。最泻火，亦能入肝，约同引经之药，俱能入之，而入心，尤专经也，治火眼甚神，能安心，定狂躁"。

案 19

邵氏子于母殡发引之时，忽仆倒不省人事，亟请孟英视之，灌苏合香丸而苏。又屠氏女送父殡至厝所归，即神气瞀乱，如癫如疯。速孟英治之，投以玉枢丹而瘳，此即谓所飞尸之候也。

《王氏医案三编》

【赏析】

问：邵氏子案有何特点？

答：本案忽仆倒不省人事，源其母殡悲极，气机不行。《医宗金鉴》言渴过伤肾，忧思伤心，悲极伤肝，过言伤肺，皆令人经络荣卫气伤。此情志内伤，荣气不行与清窍，升降乖戾，气血阴阳不相顺接，清窍壅塞，神明失运，发为气厥实证而仆倒不醒。

问：本案治疗用药有何特色？

答：治以祛痰开窍，灌苏合香丸而苏。

问：屠氏女案有何特点？

答：本案神气瞀乱，如癫如痫，亦出殡过悲，情志过激，引动肝胆木火，冲心犯脑，神明失其主宰而出现狂证，古之谓飞尸。《圣济总录》曰"飞尸者，其状令人心腹刺痛，气息喘急胀满，上冲心胸是也，此病发无由渐，忽然而至，疾如飞走，故谓之飞尸。"

问：本案治疗用药有何特色？

答：治以解毒，疗疮，利窍。《中国药典》载玉枢丹解诸毒，疗诸疮，利关窍，治百病。《本草纲目》谓居家远出、行兵动众，不可无此，亦名万病解毒丹，其效可见一斑。

案20

洪张伯孝廉令弟苏仲，乡试后自以场作不惬于怀，怏怏数日，渐以发热。医作伏暑治，日形困顿，懒语音低，神情恍惚，稍合眼辄以文有疵累如何中试云云。屡服牛黄、犀角等药，竟无寸效。延孟英视之。时时出汗，不饥溺少，舌绛口干，切脉虚软以数，曰：此心火外浮也。昔贤唯王损庵论之独详。今人罕读其书，每与温暑逆传证混淆施治。夫心，犹镜也，彼热邪内陷，袭入心包，则雾障尘蒙之象也，故可磨之使明，是为实证。今心阳过扰，火动神浮，乃铜质将熔之候也。法宜坚之使凝，是为虚证，良由阴分素亏，心营易耗，功名念切，虑落孙山，病属内伤，似乎外感，大忌发表，更禁寒凉，又非东垣补中益气之例，无怪医者为之技穷也，而有药治病，无药移情。余有一言，可广其意：文之不自惬于怀者，安知不中试官之意乎？且祸盈福谦，《易》之道也。尝见自命不凡者，偏不易售，而自视欿然之士，恒于意外得之，即此一端，吾可必其中也。病者闻之，极为怡旷，服药后各恙渐安，半月而愈。及榜发，果获售。金云：药即神妙，而慧吐齿牙，竟成吉忏，仁言仁术，医道通仙，可于孟英信之矣。其方则甘草、干地黄、麦冬（一本此下有"红枣"一药）、枸杞、盐水炒黄连、紫石英、龟板、龙齿、珍珠也。迨季冬，两孝廉将北上，其母夫人陡病恍惚，孟英往诊曰：高年素多忧虑，而别离在即，神倦飞扬，纵有仙丹，亦难救药。另邀他医视之，皆云冬温，须过十四日。及旬而没，神气不昏，始信孟英镜质消熔，与尘蒙雾障有殊也。

《王氏医案三编》

【赏析】

问：本案诊断思路如何理解？

答：发热；日形困顿，懒语音低，神情恍惚，稍合眼辄以文有疵累如何中试云云。时时出汗，不饥溺少，舌绛口干，切脉虚软以数。服牛黄、犀角等药以豁痰开窍，治疗效果欠佳，是与温暑逆传证混淆施治。王孟英认为心火外浮，心阳过扰，火动神浮，阴分素亏，心营易耗。功名念切，虑落孙山，病属内伤，似乎外感，大忌发表，更禁寒凉，又非东垣补中益气之例，无怪医者为之技窘也，而有药治病，无药移情。

问：本案治疗用药有何特色？

答：心病移情，同时治以滋阴潜阳，重镇安神。以甘草，地黄，麦冬，枸杞，龟板之类以滋心肾之阴，以盐炒黄连清心肾之浮阳，以石英，龙齿，珍珠之类重镇安魂。服之则愈，是以辨证遣药具不可疏漏。

问：其母亲之患诊断思路如何理解？

答：年老体衰，阳有不藏则外泄不敛，阴阳离别，神气已逝而没，亦顺乎自然之理，非医者能及。犯此病如镜质消熔，恰时冬季，与冬温有别，纵有仙丹，亦难救药。《温病条辨》言"冬温者，冬应寒而反温，阳不潜藏，民病温也"。

案 21

顾媪因比邻失火，几焚其庐，惊吓之余，不能起榻，胁痛偏右，便秘神瞀，身面发黄。医云湿热，治之罔效。乞诊孟英，脉涩而弦，按之甚软。曰：此因惊恐气结不行所致。予沙参、桑叶、栀子、丝瓜络、冬瓜子、苇茎、枇杷叶、旋覆、葱须、竹茹，数剂而瘥。

《王氏医案三编》

【赏析】

问：本案诊断思路如何理解？

答：患者因比邻失火而受惊吓，气结而气血津液不行，肢足不用，神明不荣，故不能起榻，神瞀胁痛；津液不行则便秘；肝气郁而殃及脾胃之运，湿食易积，气郁易生火，故身面发黄；脉涩而弦是为肝气郁结所致。前医云其湿热，以清热利湿退黄之药不愈。湿热乃医者不顾病因而妄加臆测之论。

问：本案治疗用药有何特色？

答：治以补阴抑肝通络。以沙参补气阴；桑叶平抑肝阳，清肝明目升清；栀子、冬瓜仁、苇茎、枇杷叶泻火除烦，效《千金》苇茎汤泻热；以丝瓜络通络兼以活血；旋覆花下气消痰，降气行水；葱须、竹茹甘辛淡寒之品，入心、肺、胃，疏气逆而平呕吐噎膈，清血热而疗吐衄崩中。

案22

顾某陡患昏狂，苔黄便秘，卧则身挺，汗出五心。医云热入膻中，宜透斑疹，治之加剧。孟英诊脉弦缓不鼓，身无大热，小溲清长，的非外感，乃心虚胆怯，疑虑忧愁，情志不怡，郁痰堵窍也。以蠲饮六神汤合雪羹加竹叶、莲子心、竹沥。服两剂狂止，自言腹胀而头偏左痛，仍以前方吞当归龙荟丸，大解始下。改用清火养心、化痰舒郁之法而愈。

《王氏医案三编》

【赏析】

问：本案诊断思路如何理解？

答：患者陡患昏狂，苔黄便秘，卧则身挺，汗出五心，误治后王氏查脉弦缓不鼓，身无大热，小溲清长。前医辨证为热入膻中，治以发表透疹而加剧。因其人汗出五心，加之小便清长，人体津液易损，而投以透疹发表之物，虚热及痰浊之证必然加重，此亦为辨证失当所致。王孟英认为心胆气虚之人，易惊生疑，气郁生痰，痰与气搏，变生诸证。或四肢浮肿，心虚烦闷，触事易惊，或梦不祥，或异象眩惑，遂致心惊胆怯。郁热郁痰殃及肠腑筋膜，故而苔黄便秘，身挺。气结心虚，郁热扰动心阳，心阳离位，故而汗出五心。血汗同源，其脉弦缓而不鼓，其人本虚标实，故而身无大热，小溲清长。

问：本案治疗用药有何特色？

答：治之宜清补并用，然其病急者当先治标，故下蠲饮六神汤。雪羹、竹沥豁痰开窍；以竹叶祛痰，并下心中离位之气；而莲子心可养心清心，服后痰消狂止；肝之郁火投以当归龙荟丸，而目眩便秘头疼皆止。由此标实得清，当以固本为善，故养心舒郁之法收功。

案23

陈氏妇年逾四旬，娩后忽然发狂，时值秋热甚烈，或以为受热，移之清凉之所势不减；或以为瘀，投以通血之药而不效。金、顾二医皆谓虚活，进以大剂温补，则狂莫能制；或云痰也，灌以牛黄丸亦不应。洎孟英视之，切脉弦数，头痛睛红，胸腹皆舒，身不发热，乃阴虚而肝阳陡走也。先灌童溲势即减，剂以三甲、二至、丹参、石英、生地、菊花、牛膝、藕，用金饰同煎，一饮而病若失。愈后询之，果因弄瓦而拂其意耳。

《王氏医案三编》

【赏析】

问：本案诊断思路如何理解？

答：分娩后发狂，观其脉症，脉弦数，头痛睛红，胸腹皆舒，身不发热。当时初秋，疑感夏之余热，投以清凉而不效；又以为瘀血所致，投以活血化瘀之品亦不效；后以为虚，以温补治之，其狂益甚；有辨为痰证者，投以清热涤痰之牛黄丸亦不效。前医辨证或偏于其表，或不顾其本，犯虚虚实实之过者有，不辨寒热者亦有。王孟英认为，患者头痛睛红，胸腹皆舒，身不发热，此为虚证，加之脉弦数，此乃阴虚阳亢也。因阴不敛阳，虚阳外越，阳主动主躁，故表现为狂证。

问：本案治疗用药有何特色？

答：治当滋阴泻火。《本草求真》言童便"降火甚速"，以此来求狂势力减，同时三甲、二至、丹参、石英、牛膝等滋补阴精，《新编本草》言生地"凉头面之火"，菊花清肝明目。与金饰同煎，取金主沉降，可收敛肝阳之亢，故而药到病除。

案24

仁和邵位西枢部令媛字许子双司马为媳者，在都患心悸头晕，渐不起榻，驯致不能出语。旋杭，多医治之，金以为虚，广服补剂，遂减餐少寐，频吐痰涎，畏风怕烦，溲短便闭，汛愆带盛，以为不能过冬至矣。适余游武林，赵君菊斋嘱其邀诊。脉象弦数而滑，面白唇红，目光炯炯而眉蹙，苔黄羞明乳裂，既非瘩证，又非失音，强使出一二字，则艰涩异常，摇手点头，或以笔代口，又无妄见，亦非祟病。余谛审之，谓其必起于惊恐，而痰涎阻于窍隧。病者颔之。以起病时为一大瓶堕地，乍闻其声而一吓也。遂与清心肝胆胃之法，加舒络涤痰开郁之品。服后各恙渐减，眠食渐安。丙辰春，余复视之，仍卧于床，仍不出语。按钮氏《续狐腾》鼠魂一条，与此相似，彼特神其说耳。然余竟不能治之使语，殊深抱愧，录之以质高明。戊午季秋，复游武林往诊，尚如故。闻其仍服补剂，因力劝阻，而赠以清肺通络涤痰之品，制丸瞻化。服至次年春仲，遍身发疹，频吐秽，语能渐出，乃蕴结外解，从此肃清，可期奏绩，初论尚不甚爽。

《归砚录》

【赏析】

问：本案诊断思路如何理解？

答：心悸头晕，不能起榻，言语失聪，多医治之不效，遂至少寐，频吐痰涎，畏风怕烦，溲短便闭，汛愆带盛。前医辨为虚证，投以补剂，不效。以起病时为一大瓶堕地，乍闻其声而一吓也。气机逆乱，恐素有痰湿，痰随气逆，蒙蔽清窍，精气不得上输充脑，清气不升。故其病本实痰蒙蔽，投以补剂定会加重病情。王孟英认为，清阳不升则浊阴不降，而淋闭之患斯成矣，故而语不能出，少寐怕烦，元神失养而心悸。观其脉，弦数而滑，此气郁生火，痰火凝结肝胆胃，故而苔黄乳裂，加之津聚生湿，且溲便短闭，故而带盛羞明。

问：本案治疗用药有何特色？

答：治以涤痰开郁，清胆胃之痰火，故而清阳得升，眠食渐安。然顽痰难消，壅塞息道而语不得出，其在上者，因势利导，以吐法涤除，忌单行补益之剂，次年仲春，复感时毒而发斑，此时药力借春之少阳并发之力涤痰秽外出，病自愈。

案25

秀水严小亭令正，五十八岁。因数年前家有讼事，屡遭惊吓，而起疑病，自欲吞金。虽已衣不敢用纽扣，并时絷手足，即夫媳儿孙，皆屏绝不许入房，云恐自摘他人之衣扣环饰咽下也。仅留一媪，在室内服待，而饮食起居如常人。医皆谓其神虚，率投镇补。今秋患右腿青紫肿痛，牙龈臭腐。季秋延余视之，脉弦滑而数。曰：此病不在心而在胆，故能记忆往事而善谋虑，岂可指为神志不足乎？胆热则善疑，愈补则热愈炽，炽极则传于胃，胃热蕴隆，乃成青腿牙疳也。痼疾已六七年，宜先治其新病。以菖蒲、胆星、石膏、胆草、知母、玄参、银花、栀子、白薇、竹茹、黄连煎调玉枢丹，并令购白马乳饮之。六剂而病减，半月新病愈。仲冬余又游禾，复诊脉较平，而胆亦稍和，盖白马乳善清胆胃之热也。

《归砚录》

【赏析】

问：本案诊断思路如何理解？

答：家有讼事，屡遭惊吓，情志失常而言辞举止异如常人，其脉滑数而弦，今秋右腿亦患青紫肿痛，牙龈腐臭。前医辨为神虚，投以镇补之剂，犯虚虚实实之过而为坏病，胆热移于胃，发为青腿牙疳。王孟英认为，此其逆气不在心而在肝胆二经，气有不清而然。今辨热在胆，故善疑，愈补其气愈不降而加重，肝主升，胆主降，热扰中精之腑则胆气不降反升故也。

问：本案治疗用药有何特色？

答：治当清胆胃之热，降胆胃之气，兼服玉枢丹（紫金锭）以醒神回苏，嘱其饮马乳。《随息居饮食谱》载：马乳"功同牛乳而性凉不腻，补血润燥之外，善清胆、胃之热，疗咽喉口齿诸病，利头目，止消渴，专治青腿牙疳。"故胆胃和则愈。

案 26

朱君庆雨次郎，夙有痫证，因劳伤之后，发冷吐酸，不饥神惫，服药数剂，遂致痫疾日作数次，医者术穷。余脉之，弦细若伏，而肢冷如冰，苔白如砂，涎沫频吐，头疼而晕，重裘不知温。是热深厥深，误投热药，而饮邪内盛，故热邪隐伏不显也。询其小溲果甚赤。以导痰汤去草合雪羹，加黄芩、黄连、栀子、竹茹、木通煎，吞当归龙荟丸，覆杯而愈。

《归砚录》

【赏析】

问：本案诊断思路如何理解？

答：素有痫证，劳复而发冷吐酸，神疲，脉之弦细若伏，而肢冷如冰，苔白如砂，涎沫频吐，头疼而晕，重裘不知温。热深厥深，前医误投热药，而饮邪内盛，故热邪隐伏不显也。辨证失当而导致病情加重。王孟英认为，饮邪积聚于内，阳气不得发越，阳极似阴，故脉伏，唯其小溲证其真热。有所劳倦，神气衰少，加之痰阻气滞，气机失运，阳气不行，脾胃升降失司，故发冷吐酸，痰饮聚于内则气郁不宣，反复无常。

问：本案治疗用药有何特色？

答：此证痰饮郁热胶结而成厥者，治以祛痰清热，投《济生》导痰汤以祛痰，究其饮邪内盛，故去甘草之黏腻，痰去则热易平，故合雪羹以疗热厥。《古方选注》言："雪羹治肝经热厥，少腹攻冲作痛。"另加黄芩泄肝经热，黄连、栀子、竹茹、木通共奏清热导痰之功，吞服当归龙荟丸即愈。

案 27

湖州赵君敬泉，邀看周君岚仙证，年二十九岁。平昔好义，家遭离乱，犹孳孳为善。唯日不足以致心烦虑乱，若无把握，唯恐颠坠，神不自持，脉来细数，食少事繁，是真阴素亏，心阳过扰也。予一贯煎加牡蛎、龟板、石英，合甘麦大枣、生归身，服之甚安。

《乘桴医影》

【赏析】

问：本案诊断思路如何理解？

答：素来好义，又遭离乱，《灵枢·本神第八》曰："愁忧者，气闭塞而不行"，其人思虑烦乱日久，心气耗伤，神无所附，唯恐颠坠，神不自持，脉来细数。《灵枢》言"恐惧者，神荡惮而不收"，不收则烦恐，善恐乃肾气虚，肾藏志故也。由此，患者系心肾暗耗，神志不藏之证。

问：本案治疗用药有何特色？

答：言善恐者宜补气强志，辛平，甘温，佐以辛香，故效法仲景《金匮要略》甘麦大枣汤，加减以养心安神，补脾益气；补益心阴以敛心阳，合一贯煎滋肝肾兼投牡蛎，石英收涩精气，重镇潜阳。加之食少事繁，血无所生，后天不养先天，真阴不足，阳无所附，故以龟板滋先天之阴；另于方中添生当归身调补阴阳，《本草新编》言："惟其生气而即生血，血得气而自旺；惟其生血而即生气，气得血而更盛也。"

案 28

若菓稚息，途次遇盗受惊，汛行发热，勉强支持，追余知之，即予菖蒲、竹茹、连翘、枳实、白薇、沙苑、黄芩、蒌仁、栀子、芦根，以开郁豁痰，宣气清热。火虽下行，而足温然，舌绛神瞀，谵语撮空，自言魂不在身，脉甚滑数。是痰热胶结，营津受灼，竟不更衣，急需濡导。改用玄参、海蜇、辰冬、菖蒲、蒌仁、鲜斛、鲜生地、竹沥、梨，服六帖，而大便行，热退舌润，神清，渴喜热饮，韧痰频吐，杳不思食，小溲艰涩，且易呕恶，以橘红、半夏、菖蒲、竹茹、白薇、沙苑、枇杷叶而饮食渐进。又逾旬，大解复行，痰嗽，肢汗出，悲伤欲哭，得噫始舒，以一贯煎加菖蒲、旋覆，去归身，服之愈。

《乘桴医影》

【赏析】

问：本案诊断思路如何理解？

答：本案患者遇盗受惊，随即发热，神气欲脱。《灵枢·本神第八》言："心怵惕思虑则伤神，神伤则恐惧自失"，故舌绛神瞀，谵语撮空。肝调畅精气血津液疏布，气行则津行，气结而津聚为痰，加之郁热煎灼，遂成痰瘀。王孟英认为，此为气机逆乱而生痰火，痰火扰神出现神昏谵语等象。

问：本案治疗用药有何特色？

答：此证属本虚标实之证，急则治其标，缓则治其本。王氏以行气豁痰开窍之药以醒神，继则投以育阴理气之药善后。患者本虚，痰热胶着难于剔除，故服药后仍热退舌润，渴喜热饮，痰热聚于中焦而气机升降不利，故欲吐而不思食；况热灼阴液，故不更衣，肝阴不足，故而魂不守舍，治以寒热并调，补阴祛热，故以玄参调寒热为宜；升降合宜，痰火易祛，故以二陈加减合清热祛痰之法治之，痰火得去，阴液益生，故饮食渐进，大解复行；后以一贯煎理气疏肝育阴，菖蒲开气，旋覆花消胸中余痰而瘥。

第四节　脾系病

一、伤食

案1

许某于醉饱后，腹中胀闷，大解不行，自恃强壮，仍饮酒食肉。二日后腹痛，犹疑为寒，又饮火酒，兼吸洋烟，并小溲不通矣。继而大渴引饮，饮而即吐。而起居如常也。四朝走恳孟英诊之。脉促歇止，满舌黄苔，极其秽腻，而体丰肉颤，证颇可危。因婉言告之曰：不过停食耳，且饮山楂神曲汤可也。午后始觉指冷倦怠，尚能坐轿出城，到家气逆，夜分痰升。比晓，胸腹额上俱胀裂而死，盖知下之不及，故不予药也。

《王氏医案续编》

【赏析】

问：本案诊断如何理解？

答：本案患者许某醉酒饱食后，腹中胀满，大便不行，仍饮酒食肉，第二天便见腹痛，又吸咽饮酒，而致小便有通，继则口渴欲饮，饮水则吐，伴见脉促歇止，舌苔满布，色黄而腻等症状。王孟英认为，本案患者因饮食不节，吸食烟酒，而致食积内停，湿热蕴积。食积内停，蕴积化热，故见大便秘结，尿少短赤，口渴引饮；积食停滞中脘，胃失和降，故饮而即吐；舌苔黄腻为湿热蕴结之实证。然王孟英诊其脉，症见脉促歇止，阴脉也。证见阳证、实证，而脉为阴脉，正如《伤寒论》所云"阳病见阴脉者死"，命必危殆。此为"阳去入阴"，病势颇为危急，故称"死"候。王孟英已判断患者乃"死"候，预后不佳。因正气伤残，不任苦寒峻下，故用山楂神曲汤消食导滞，以暂缓之，勉尽人力。果不其然，次日则殁。

案2

钱塘吴君馥斋令正，每食猪肉少许，即腹痛气冲，神瞀如寐，必呕吐而始舒，如是者经年。余亦作为厥阴郁热治，以雪羹吞当归龙荟丸而瘥。

《归砚录》

【赏析】

问：本案诊断如何理解？

答：本案患者每因食猪肉少许，而见腹痛，冲气上冲，神瞀如寐，待呕吐后方舒等症状。王孟英认为，病机为厥阴郁热。肝属木，脾胃属土，厥阴郁热克犯阳明燥土，故每饮食后腹痛气冲，呕吐后而始舒；木郁土壅，必灼胃液，炼液成痰，痰浊上蒙，则神瞀如寐。

问：本案治疗用药有何特色？

答：治以泻热涤痰。本案用药特点为药食并投，因病机为热伏厥阴，故与雪羹汤滋阴生津涤痰，吞服龙荟丸以泻肝胆之郁热。雪羹汤的成分为荸荠、海蜇。王孟英喜用其送服龙荟丸，其作用有三：其一，甘味益脾，又能保护胃气，防龙荟丸苦寒败胃之弊；其次，克火热灼阴，熬液成痰之害；其三，轻淡灵活之品以制龙荟丸之沉降，从而调整气化枢机。

二、呕吐噫呃

案 1

予素患噫气，凡体稍不适，其病即至，既响且多，势不可遏。戊子冬发之最甚，苦不可言。孟英曰：此阳气势微，而浊阴上逆也。先服理中汤一剂，随以旋覆代赭汤投之，遂愈。嗣后，每发如法服之，辄效。后来发亦渐，今已不发矣。予闻孟英常云，此仲圣妙方，药极平淡，奈世人畏不敢用，殊可陋也。眉批：法本喻氏。

《回春录》

【赏析】

问：本案诊断如何理解？

答：噫气，又名嗳气，指的是胃中之浊气上逆，经食道而由口排出的一种病证，是脾胃系疾病之一。《灵枢·口问篇》曰："寒气客于胃，逆从下上散，复出于胃，故谓噫。"指出其病因病机与胃受寒邪，胃失和降有关。胃主降，以通降下行为顺。若遇外邪，饮食不节等因素，可导致胃失和降，胃气上逆而噫气，因此，常常使用降气法治疗。本案患者发病多年，且在每年冬天发病最为严重，因此，王孟英认为其病因病机为阳气势微，而浊阴上逆。阳虚，故在冬季寒冷之时病情加重，阳虚则下焦浊阴上犯，故噫气频作。

问：本案治疗用药有何特色？

答：治疗先以理中汤温中祛寒，补气健脾，再以旋覆代赭汤降逆化痰，益气和胃。旋覆代赭汤治疗呃逆嗳气十分常见，方中旋覆花苦辛而温，降逆止噫为君；代赭石降逆下气，半夏燥湿化痰，降逆和胃共为臣；生姜助半夏降逆止呕，人参、大枣、甘草等益气补中，且可防金石沉重伤胃。患者服药后病情逐渐减轻，故每次发作时，王孟英即要求患者如此服用，病久需守方，后不再发作矣。看似无奇之药，可治久病。本案中，王氏先用理中汤温补中焦实属妙笔，面对患者既响且多的噫气，人们多半会认为是实证，而只有在详询病情后，才能做出阳气势微的判断，可见王氏诊病的细致。王氏认为，其他的医师不肯用这种平淡的药物治疗久病，实属陋习，以为疾病日久不愈，肯定是疑难重病，定要用少见、罕见之药物治疗，这恐怕还是因为对疾病的认识不够深刻，对自己的诊治、判断不够自信吧。

案2

朱某患呕吐，诸药不效，甚至大小便秘，粪从口出，臭不可当，自问不起矣。孟英用旋覆代赭汤加蜣螂虫，服之而愈。上者下之之法，而意甚巧。

《回春录》

【赏析】

问：本案诊断如何理解？

答：患者呕吐，便秘，甚至粪从口出，按照现代医学认知来看，显然是一个典型的肠梗阻的表现，除了呕吐、便秘之外，还应当具备腹胀、腹痛等症，表现为特征性的吐、胀、痛、闭四大症。

问：本案治疗用药有何特色？

答：普通的肠梗阻通常经过暂时禁止饮食、胃肠减压（即将胃内容物通过胃管吸出来）、营养支持、预防感染、维持水电解质平衡等方法处理即可，严重者还需要外科手术治疗。王孟英时代，面对这样的病证，恐怕不只是病患及其家属，部分医者也会觉得难以诊治。王孟英在治疗上予以"病在上者，下取之"的办法，选择了降逆和胃的旋覆代赭汤加一味虫药蜣螂虫来治疗。蜣螂虫为金龟子科昆虫蜣螂虫的干燥全虫，它的俗名很多，有推车虫、屎壳螂、黑牛儿、铁甲将军等。其性味咸寒，入足厥阴肝经、手阳明大肠经、足阳明胃经。有定惊、破瘀、消癥、通便、攻毒、散肿、止血等多种功效，用于临床效果称奇。因此孟英用经方旋覆代赭汤下气降逆化浊，然别出心裁地加用了蜣螂虫一药，借蜣螂虫善食粪便，可治吐粪之症，因此收效甚速。现今也有报道称，部分医家使用蜣螂虫配合现代医学的手段治疗肠梗阻，患者梗阻可较快解除，取得良好的效果。但是在使用中药汤剂治疗这类患者时，应当慎重，避免肠道穿孔、出血等情况的发生。

案3

一老人霍乱后目闭呃忒，医谓脱陷在即，与桂、附回阳之药，业已煎矣。适孟英至，询知溺赤口干，诊得脉形软数，而药香扑鼻，即曰：此药中有肉桂，叟勿服也，服之必死。迫令将药倾泼，而与肃肺清胃之剂，果得渐安。

《回春录》

【赏析】

问：本案诊断和救治有何特色？

答：本案霍乱并非是指因摄入的食物或水受到霍乱弧菌污染而引起的一种急性腹泻性传染病，而是中医学中以起病急骤，猝然发作，上吐下泻，腹痛或不痛等为临床表现的一类疾病。因病变起于顷刻之间，挥霍撩乱，故名霍乱。患者年老在上吐下泻后双目紧闭，呃声频频，前医认为是厥脱之证，急忙予以肉桂、附子等回阳救逆之品煎汤服用。而王氏看过病人后，知其尿色红，口干，脉数且软，故为热证。热证者，再服用辛温大热的附、桂之品，岂不是如火上浇油？情急之下，将药泼掉，改用清肃肺胃之品而安。本案中，王孟英面对奄奄一息、双目紧闭的患者，不妄用回阳救逆之药，而是诊脉问症，断其肺胃有热，真正是做到了临危不乱，力挽狂澜。

案4

陈芰裳之太夫人，陡患呕吐，彻夜不止，次早延孟英诊之。自述因寒而致，孟英知芰裳进场，家无主药之人，若明言属热，必致畏药不服矣。漫应曰：固寒也，而疏方则黄芩、黄连、栀子、楝实，以大苦寒为剂，投之良愈。

《回春录》

【赏析】

问：本案诊断如何理解？

答：呕吐是临床常见症状，也是中医病证的病名。"呕吐虽本于胃，然所因亦多端，故有寒热饮食血气之不同，皆使人呕吐"，呕吐的病因有很多，如：外邪犯胃，饮食不节，情志失调，病后体虚等等。前三种病因可导致胃气壅阻，和降失司，而后一种则是因体虚而无力和降，故气逆于上，呕吐而出。本案老妇认为自己的呕吐是感寒邪所致。王氏认为，老妇人明显是一热性呕吐。陈无择《三因极一病证方论》中指出："病者胃中寒，心下澹澹，四肢厥冷，食即呕吐，名曰寒呕""病者胃中挟热烦燥，聚结涎沫，食入即吐，名曰热呕。"即：一要看胃中感觉是寒或热，二要看呕吐物是清冷还是酸苦，三要看伴随症状是四肢厥冷还是烦躁不安，等等。

问：本案治疗用药有何特色？

答：王孟英固能迅速且准确的判断出患者呕吐的属性，可面对"无主药之人"的一家老小，王氏口头上应允着是寒邪所致，而另一方面悄悄予以黄芩、黄连、栀子、川楝子等大苦大寒之品，就恐患者害怕是苦寒药，拒绝服用，医者的良苦用心可见一斑。同时，也展示了王氏在行医过程中高超的沟通艺术和智慧。

案5

袁某患噫，声闻于邻。俞某与理中汤，暨旋覆代赭汤皆不效。孟英诊之，尺中虚大，乃诘之曰：尔觉气自少腹上冲乎？病者云：诚然。孟英曰：此病在下焦。用胡桃肉、故纸、韭子、菟丝、小茴、鹿角霜、枸杞、当归、茯苓、覆盆、龙齿、牡蛎。服一剂，其冲气即至喉而止，不作声为噫矣。再剂寂然。多服竟愈。

《王氏医案续编》

【赏析】

问：本案诊断如何理解？

答：本案为肾阳虚所致噫气。中医学认为噫气乃胃中之浊气上逆，病位多在脾胃，往往与胃受寒邪，胃失和降有关。在前面的医案中，我们就见识了王孟英使用理中汤，继以旋覆代赭汤治愈了一位噫气多年患者的精彩案例，旋覆代赭汤常常被用于治疗噫气等症。本案患者同样患噫，为何服用旋覆代赭汤无效呢？原来，该患者除了噫气频作之外，还有一个症状被医者忽略了，那就是自觉气自少腹上冲。也许，是该患者治噫心切，或者没有意识到这个少腹上冲之气与噫气有何关联，故未语以医者。然而，王孟英却能从其脉象"尺中虚大"中看出端倪，体现了王氏高超的脉诊水平。尺脉候下焦，尺中虚大责之肾虚，结合后文的用药，本案之噫气当为肾中阳虚，肾阳虚逆所致。

问：本案治疗用药有何特色？

答：方中胡桃肉、故纸、韭子、菟丝、小茴、覆盆、鹿角霜等均为补肾助阳或补肾益阴、固精之品，配以枸杞补益肝肾、当归补血和血、茯苓健脾，以后天滋养先天，且防甘温太过；龙齿、牡蛎镇摄，使其气机下行。全方以温补肾阳为主，辅以健脾、镇摄，取得良效。

问：本案有何启示？

答：临证需重视脉诊，脉症合参。本案中王孟英通过诊其脉尺中虚大，确定病人肾中气虚，动气上膈而引发噫气不除之症，应用补肾纳气之法，最终收到良好效果。另外，噫气不仅和脾胃相关，肾中虚损亦可导致。

案6

陈笠塘年近花甲，于初冬时偶从梯半一跌，遂发寒热，痰多咳逆。沈辛甫作虚痰类中夹风温治，热退便行，而痰逆不休，且兼呃忒，改从清肃镇摄，其呃日甚。因拉孟英商之。诊脉左弦涩不调，右兼软滑，察其呃，时有微甚而有欲呃不爽之象，询其喷嚏，久不作矣。曰：此气郁于肝，欲升而不能升，痰阻于肺，欲降而不能降之证也。补摄之品，咸在禁例，以柴胡、枳壳、石菖蒲、紫苏、薤白、蒌仁、竹茹、橘皮、白前为剂。覆杯而减，再剂而安。

《王氏医案三编》

【赏析】

问：本案诊断如何理解？有何特色？

答：本案为跌扑损伤所致肝郁证。患者跌落后，表现出恶寒发热、咳嗽、咳痰等症状，医者按照虚痰类中夹风温治疗，解决了部分问题，但其人仍咳痰、呃逆不止，再换用镇摄类药，欲降逆止呃，其症却始终无法缓解，病情似乎僵在了这里，于是延请孟英来诊。孟英视后，判断其为肝气郁滞所致，予以疏肝理气、降气化痰之品后，病家病情好转。

本案诊断特色主要有以下三点：一是通常咳嗽、咳痰者，脉滑，而此患者脉诊可见弦涩之象，涩脉的特征是往来艰涩不畅，如轻刀刮竹，显然与滑脉相反。而弦脉主肝，肝主调畅气机，主柔和而恶刚硬，若肝失疏泄，气机郁滞，痰饮内阻，则可见弦脉，故从患者的脉象来看，有可能与肝失疏泄有关；二是对症状的细致观察及问询，患者呃逆的特点是"时有微甚而有欲呃不爽之象"，呃逆是一种气机上逆的表现，呃逆不爽说明其气机在上逆的同时，可能会出现气机受阻的情况，气机失调当然要责之于肝；三是本案开头就写明患者起病有一个跌扑的过程，前医诊治主要围绕患者表现出的症状进行思索，似乎没有将这样一个外伤的起因考虑进来，而王氏在详查病情之后，十分重视这样一个起病因素，他认为正是由于跌扑损伤，所以气机出现了逆乱，气郁滞于肝，升降失常，故出现一系列病证。由此看来，对疾病全方面的而细致的辨识是王孟英诊治疾病时高人一筹的原因。

案7

潘妪久患痛吐，多药莫瘥。孟英视之，脉弦劲而数。曰：口苦而渴乎？大便不畅乎？小溲如沸乎？病者云诚然。第冷气时冲，欲呕不畅，渴喜饮沸，吐沫极酸，总由积寒深重耳。孟英曰：因此谅诸医必用温燥之药矣。须知气冲觉冷者，热极似寒；渴欲饮沸者，饮邪内踞；吐沫作酸者，曲直所化；其病在络，故吐之不易。方以竹茹、旋覆、栀子、川楝、枇杷叶、丝瓜络、木通、生姜衣、海䖳、凫茈、苏叶炒黄连，煎吞当归龙荟丸。一剂知，五剂愈。

《王氏医案三编》

【赏析】

问：本案诊断如何理解？

答：本案为长期腹痛、呕吐的老妇人，症状较多，其中，有老妇人自诉的，也有在王孟英的启发下回答的。老妇人自诉腹痛，吐沫极酸，欲呕不畅，冷气时冲，喜饮沸水，在王氏的启发下回答有口苦而渴，大便不畅，小便热如沸水。另外，脉弦劲而数。倘若我们听到老妇人的自诉，会认为其为寒证，但寒证者为何会小溲如沸？那么，其应该属于热证，可是热证者，又为何会出现冷气时冲，喜饮沸水等症呢？看似乎症状矛盾，王氏认为，当属热证，气冲觉冷者是因热极似寒，即《内经》所云："重阴必阳，重阳必阴"；渴欲饮沸者是因为饮邪内踞，津不上呈，蕴含着"病痰饮者，当以温药和之"之意；吐沫作酸者，曲直所化，木曰曲直，即吐酸是肝火犯胃所致。因此，看似极寒之证，实则是热极似寒。

问：本案治疗用药有何特色？

答：用竹茹清化痰热；栀子清热泻火；楝子清肝胆热；枇杷叶清肺热、止咳；旋覆花降气止呕；丝瓜络通经活络，王氏认为因病在络脉故吐之不易；木通泻火，且兼有通利血脉的作用，与丝瓜络共奏通络之功。生姜衣利水，使邪热从小便而去；海蜇清热化痰，消积通便；凫茈即荸荠，甘微寒，三者均为药食两用之品，体现了王氏诊疗疾病中的食疗思想。王氏所著《温热经纬》有云："肺胃不和，最易致呕，盖胃热移肺，肺不受邪，还归于胃，必用川连以清湿热，苏叶以通肺胃。投之立愈者，以肺胃之气非苏叶不能通也。分数轻者，以轻剂恰治上焦病耳。"故此处以苏叶炒黄连清肺胃湿热，煎吞当归龙荟丸泻肝胆实火。

案8

南浔朱浦香，年五十六岁，忽患呃忒暮热，陈某进滋降药，势益甚。陆定圃嘱余诊，脉甚弦滑且数，胸次痞闷，乃痰阻枢机也。与橘皮、枳实、黄芩、黄连、竹茹、射干、兜铃、紫菀、枇杷叶等药。渠嫌芩、连苦寒，删去不用，加入柴胡四分，服后呃虽减，而肝风动，大汗遍身，指震气促，少腹跃跃而动，亟以蛤壳、旋覆、白前以降之，得畅解数次而愈。

《乘桴医影》

【赏析】

问：本案诊断如何理解？

答：本案呃逆频作，伴傍晚发热，前医认为证属阴虚兼有胃气上逆，故予以滋阴、降逆之品，但效果不佳，病情反而愈发严重。王氏诊其脉十分的弦滑且数，问其症，胸痞闷也，脉症合参，当属痰阻枢机也。痰湿阻于中焦，胃气不能以降为顺，故上逆发呃；痰湿中阻，郁而化热，热处湿中，湿热蕴结，则见低热，午后热甚，痰热内扰，气机不利，可见胸闷。

问：本案治疗用药有何特色？

答：王氏选取橘皮、紫菀、枇杷叶、射干、竹茹等清热祛痰；黄芩、黄连清热燥湿；枳实行气；马兜铃清肺降气、化痰。然而，他医顾虑黄芩、黄连之苦寒，竟然删去不用，更加入柴胡，取其退热之功？显然黄芩、黄连主清中上两焦的湿热，切合病机，而柴胡入肝经，且清热力弱，果然，患者服用后呃逆虽止，但引动了肝风，又出现了指震气促，少腹跃动等症。王孟英没有计较他医的失误，面对患者变化的病情，予以沉降之蛤壳、降气之旋覆、白前等，使其终得治愈。

三、肿胀

案 1

钟耀辉年逾花甲，在都患肿。起自肾囊，气逆便溏，诸治不效，急买车返杭，托所亲谢全堂邀孟英治之。切其脉微而弱，虚象显然。询其溺清且长。曰：都中所服，其五苓、八正耶？抑肾气、五皮也？钟云：诚如君言，遍尝之矣，而病反日剧者何哉？孟英曰：此土虚不制水也。通利无功，滋阴亦谬。法宜补土胜湿。此即张景岳所云理中加茯苓、附子之证也。与大剂参、术，果即向安。越八载，以他疾终。

《回春录》

【赏析】

问：本案诊断如何理解？

答：本案为老年男性身患肿胀。肾囊，乃中医对阴囊的称谓。该患者的肿胀从阴囊部开始，伴有气逆向上，大便溏泄，小便清长，脉象微弱等症状。起病来，患者多方求治，前医考虑其为肿胀之证，故或予温阳化气、利水消肿之五苓散，或予清热利湿通淋的八正散，或以肾气丸补肾助阳，或以五皮饮利水渗湿。上述诸方或以补虚，或以泻实，都可看做是治疗肿胀的常规方、经验方，很多时候的确能起到利水消肿之功效。然该患者服用后，效果不佳，显然是众医者只看到了其水肿的表现，"见水治水"，未深入思考其肿胀发生的病因病机所致。如此才导致患者遍尝这些方药后，病情反而日益加重。王孟英认为是"土虚不制水也"。王氏将其肿胀的原因归结为脾土亏虚。土克水，土虚则水失其所制，泛溢肌表，发为肿胀。脾主运化，脾虚则便溏，脾胃为中焦枢纽，脾虚则转枢不利，可见气机上逆。小便清长，为脾肾阳虚，脉象微弱，亦是虚的表现。可见，王氏是看到了患者肿胀之外的其他症状、体征，最终归纳出该患者致病是以土虚为本。

问：本案治疗用药有何特色？

答：治以补土胜湿。药用人参、白术、干姜、甘草之理中汤加健脾利水之茯苓，温阳之附子等温补中焦，辅以下焦，病即向愈。

案2

男子患喉痹，专科治之甫愈，而通身肿势日甚，医者惊走。孟英诊之曰：病药也。投附子理中汤，数剂而痊。予谓：喉痹治以寒凉，法原不谬，而药过于病，翻成温补之证，是病于药也，非病于病也。尝闻孟英云：病于病而死者十之三，病于药而死者十之七。以予观之，诚非激论也，吁可叹已！

《回春录》

【赏析】

问：本案诊断如何理解？

答：本案为一"过度医疗"案例。患者男性患喉痹，即以咽部红肿疼痛，或咽痒不适，吞咽不利等为主要临床表现的一类疾病，类似于现今的急慢性咽炎，具有咽喉部红肿疼痛等特点。《喉科心法》云："凡红肿无形为痹，有形是蛾。"先请专科医生治疗，不料服药后全身肿胀。医者自知不妙，感到害怕，赶紧逃走了。王孟英诊视病人后，指出前医治法并没有问题，治疗红肿疼痛的喉痹，的确是用寒凉的药物，而他错就错在"药过于病"，将寒凉药物的药量给多了，导致患者目前不热反寒。

问：本案治疗用药有何特色？

答：王孟英选用附子理中汤之类的方药来补虚回阳，温中散寒。附子理中汤由人参、白术、干姜、炙甘草、附子等组成。方中人参为君补脾益气，白术、炙甘草为臣燥湿健脾，干姜为佐散寒温中，再加附子温补肾阳。以方测证，该患者恐怕还有脘腹冷痛，手足厥冷，呕逆泄泻等症。一个喉痹的患者服药后出现上述症状显然是存疑的。王氏指出该患者是"病于药也，非病于病也"。并认为从总体上看，病人"病于病而死者十之三，病于药而死者十之七。"可见病人被误治的比例有多大，另一方面，医者的医术精湛是多么的重要，否则就有可能导致严重的后果，不可不慎也。

案3

壬寅春，邵小墀室患汛愆，释医诊以为妊，广服保胎药，渐至腹胀跗肿，气逆碍卧，饮食不进。入夏延孟英视之，曰：血虚气滞，误补成胀也。先以黄连、厚朴、山楂、鸡内金、橘皮、大腹皮、枳实、茯苓、栀子、楝实、杏仁、紫菀、旋覆等药，先疏其滞以治胀，亦一定之法。少佐参、术服之，气机旋运，胀去食安。渐入滋阴养血之治，数月经行而愈。

《回春录》

【赏析】

问：本案诊断如何理解？

答：汛愆，汛指的是江河定期的涨水，在中医学里常常指的是月汛，即月经。愆，过也。汛愆就是月经愆期，月经过期还没来的意思。本案患者月经过期未至，医生都以为其有孕，故予以保胎药服用。然患者服药后却腹胀、脚肿、气机上逆不得平卧，甚至不能进食，显然药不对证，患者病情日趋严重。王氏看过病人后，提出患者月经愆期、腹胀的病机为血虚气滞。血虚故经血不来，血为气之母，血能养气、载气，《张氏医通·诸血门》云："气不得血，则散而无统。"故血虚之人日久可出现气虚、气滞。

问：本案治疗用药有何特色？

答：治疗上王氏采取了三步走的策略：首先行气，疏其滞以治胀，以橘皮、大腹皮、枳实、厚朴、山楂、鸡内金、楝实、旋覆等药行气、消食除胀；其次补气，予以少量人参、白术等补气之药服之，使得气机旋运，胀去食安；最后渐入滋阴养血之品收工。果然，数月后经行而愈。反观前医所治，虽文中未提及保胎药所用为何，但通常认为是补肾安胎或气血双补之品，该患者虽为血虚气滞，但若以补血为首要措施，则气机不能畅达，反而身肿加重。由此看来，王氏行气、补气、养血的治疗顺序对于治疗血虚气滞之人是有一定实用价值的。在当时的医疗条件下，没有验血、彩超等手段来判断妇女是否妊娠。若其月经未至，无论妊娠与否，给予保胎药是一个相对安全的治疗，然王孟英却能认识到其并非妊娠，而是血虚气滞，并给予相应的药物治疗，尤其是其使用的枳实、大腹皮等药行气力强，对于孕妇而言是相对禁忌之品，可见王氏诊治病患时，对自己认准了的病情，即使存在误治、失治的风险，也敢于坚持自己的判断，其胆识非同一般。

四、痞证

周采山素善饮，久患心下坚硬如柈，纳谷甚少，常时便畅则气机较舒，今忽大泻不饥，汗多形瘦，勘脉微而滑。予人参、白术、化橘红、半夏、薏苡仁、厚朴、竹茹、黄连、桂枝、茯苓十味以补气涤痰，通阳化湿，投匕即效，数服而瘳。即此加减，俾其常服。

《乘桴医影》

【赏析】

问：本案诊断如何理解？

答：本案为气虚、痰湿内阻所致痞证。患者平素喜欢饮酒，常年来，胃脘痞满硬，食量偏小，若能排便顺畅则觉舒服。但今日，患者尽管泄泻大作，却仍不感饥饿，且大汗出，脉微滑，故求助于王氏。王氏指出：素喜饮酒者，必有痰湿内阻，阻于中焦，可致胃脘痞满，坚硬者言其痞满甚，中焦有形无形之邪阻滞，则食欲不振，痰湿阻滞气机，则可见大便不畅，黏滞不爽，故平日里，倘若排便顺畅，则自觉舒服。

问：本案治疗用药有何特色？

答：患者大泻、大汗出，津液耗损严重，津血同源。所谓"有形之血不可速生，无形之气所当急固"，故对于津液大伤之人，可急予补气之法，加强气的固摄作用，减少津液的进一步流失。予四君子汤合黄连温胆汤化裁。方中人参、白术、茯苓等健脾益气，化橘红、半夏化痰祛湿，薏苡仁祛湿兼以健脾，厚朴行气燥湿、除满，竹茹清热化痰，黄连清热祛湿，桂枝固护卫表，减少汗出，通阳化气，增强化湿之力。纵观全方，共奏补气涤痰，通阳化湿之功，故患者投匕即效，数服而瘳。

五、便秘

案1

高氏妇因戒鸦片而服外洋丸药，诸无所苦，惟便秘不通。医治两月，迄不能下，且仍安谷。而面赤龈胀欲挑，每以银针嵌入齿缝，而拔出时银色已如煤黑。孟英诊脉滑数，予犀角、石膏、芒硝、大黄、升麻、蜣螂为剂。和以鲜银花汁一杯。服后夜间登圊三四行，而病去及半，再予清解化毒而瘥。

《王氏医案续编》

【赏析】

问：本案诊断如何理解？

答：本案为女性患便秘之病证，经前医治疗后，仍不能下，伴见面齿、龈肿、脉滑数等症状。王孟英认为"鸦片，性味温涩，而又产于南夷之热地，煎晒以成土，熬煎而为膏。吸其烟时还须火炼，燥热毒烈，不亚于砒；久吸之令人枯槁，岂非燥烈伤阴之明验哉？"因此，结合鸦片性味及吸食后临床症状，王氏认为鸦片致病病机为燥烈伤阴。本案患者因常食鸦片，故成热毒内蕴之体，症见便秘不通，面赤龈胀，脉滑数均为热毒蕴结阳明之象。

问：本案治疗用药有何特色？

答：治以清热解毒，攻下通便。热清毒解，则燥屎不结，便方得通；便通气畅，则热毒予以出路。方中犀角清热解毒，《本经》曰"治百毒"；石膏重清胃热，胃为水谷之海，十二经气血皆禀于胃，胃热清则十二经之火自消；大黄苦寒，泄热通便，荡涤胃肠；芒硝咸寒，泻下除热，软坚润燥；升麻清热解毒，长于清解是阳明热毒，古有升麻代犀角之说，《本草思辨录》释之曰"二物皆中空通气入阳明经，味苦能发，故本经皆主解百毒。然升麻主气，犀角主血。升麻升阳气而解毒，犀角清血热而解毒。"因此，升麻之作用可以概为两点：其一，升麻能清热解毒，升而能散，可宣达郁遏之伏火，有"火郁发之"之意；其二，作为阳明经引经药，行佐使之能，引诸药而入阳明经。蜣螂虫咸、寒，《圣惠方》用以治大肠闭塞，近贤国医大师朱良春亦认为此为治顽固性大便不通之良药。综观本方，可见王孟英用药之精妙。

案2

金愿谷中翰患便秘，广服润剂，粪黑而坚如弹丸，必旬余始一更衣，极其艰涩。孟英诊脉迟软，舌润不渴，小溲甚多，乃久患痹证，坐卧不行，健运迟迟。法宜补气，俾液濡布，所谓中气足，则便溺如常矣，非凉润药所能治也。予大剂人参、白术、橘红、半夏，加旋覆花以旋转中枢，鸡腒胵以宣通大肠之气，鸡不溺而粪易下也。更仿《金匮》谷实之例，佐血余、苁蓉，俾为流通腑气之先导。如法服之，数日即解，且较畅润，至三十剂其病若失。

《王氏医案三编》

【赏析】

问：本案诊断如何理解？

答：本案大便色黑而坚涩，伴见尿多，口不渴，脉尺软，舌润等症状。既往患有痹证，坐卧不行，健运迟迟。起病以来，患者经多方求治，医者根据其便秘症状为坚涩难解，故采用润肠通便法治疗，然而无效。便秘是指由于大肠传导功能失常导致的以大便排出困难、排便时间或排便间隔时期延长为特征的一种大肠病证，是临床常见病、多发病。"六腑为病，以通为用"，通下润肠为治便秘之常法。本案患者既往有痹证史，广服润剂后，仍出现排便艰涩难出之表现，孟英结合脉症，脉迟软为虚象；舌润不渴，尿多，则非肠燥伤津，故诊为中气不足。胃主受纳，脾主运化，中气不足，运化失调，精微不足，中气失于宣达，传导失司，糟粕内停，排便无力，则见大便秘结，小溲颇多。正如《灵枢·口问》所言"中气不足，溲便为之变"。

问：本案治疗用药有何特色？

答：便秘病因病机错综复杂，故临床上需谨察病机，治病必求于本。治以补中益气为主，并注重调节脾胃气机的升降。方中人参、白术健脾益气，橘红、半夏理气化痰止呕；旋覆花降气化痰，鸡腒胵消食导滞，以宣通大肠之气，血余、苁蓉润肠通便，为流通腑气之先导，此四药皆为旋转中枢，促进脾胃气机的升降，正如叶天士所言"脾宜升则健，胃宜降则和"，清阳升而浊阴降，则大便自然通畅。本案体现了王孟英灵活运用"塞因塞用"治疗虚秘的变法。

案3

王子庵令堂，年已古稀，患便秘不舒，时欲努挣，汗出头晕。医谓其肝气素滞，辄与麻仁丸等药，其势孔亟。伊婿陈载陶屈孟英诊焉。脉虚弦而弱，是虚风秘结。予人参、苁蓉、当归、柏子仁、冬虫夏草、白芍、枸杞、楝实、胡桃仁数帖而瘥。次年秋患脘痞疼胀，医者率进温补香燥之药，驯致形消舌绛，气结津枯，始延孟英视之，不及救矣。

《王氏医案三编》

【赏析】

问：本案诊断如何理解？

答：本案为老年患有便秘患者，排便困难难解，时欲努挣，伴见汗出，头晕，脉虚弦而弱等症状。前医诊为肝气素滞，肠液津亏所致，故予麻仁丸润肠通便，效果欠佳。王孟英认为，本案患者年岁已高，属于老年性便秘。老年人因脏腑功能衰退的生理特点，气血亏损，易于导致大肠传导不利，津液不足，而出现排便困难。结合患者脉症，脉虚而弱，为虚象；脉弦，为肝脉。然脾胃运化与肝之疏泄密切相关。如《血证论》言"木之性主于疏泄，食气入胃，全赖肝木之气之疏泄也，而水谷乃化"；反之，"中气为气机升降之中轴"，脾胃运化失司，也会影响肝气疏泄。中气不足，腑气不通，肝气不舒，可见时欲努挣，汗出头晕；中气不足，推动无力，故排便困难；运化失职，气血生化无源，血虚枯燥，故大便秘结。故病机为中气不足，气血生化无源，血虚生风。

问：本案治疗用药有何特色？

答：治以补益中焦，养血润燥，兼以疏肝理气。方中人参、冬虫夏草健脾益气；肉苁蓉与当归、柏子仁相配，养血润燥，且辛甘息风，或咸苦入阴，王孟英常用于治疗血燥生风；胡桃仁质腻润滑，滑肠通便；白芍、枸杞、楝实柔肝养阴，疏肝理气，肝气畅，气机枢转，脾运正常，则生化气血津液，布散于肠腑，大便自然通畅。诸药合用，标本兼顾，则药后病愈。

六、泄泻

案1

姚树庭以古稀之年而患久泻，群医杂治不效，金以为不起矣。延至季秋，邀孟英决行期之早晚，非敢望愈也。孟英曰：弦象独见于右关，按之极弱，乃土虚木贼也，调治得法，犹可引年，何以遽尔束手乎？乃出从前诸方阅之，皆主温补升阳。曰：理原不背，义则未尽耳。如干姜、附子、肉蔻、补骨脂之类，气热味辣，虽能温脏，反助肝阳，肝愈强，则脾愈受戕。且辛走气，而性能通泄，与脱者收之之义大相刺谬。而鹿茸、升麻可治气陷之泻，而非斡旋枢机之品。至熟地味厚滋阴，更非土受木克、脾失健行之所宜。纵加砂仁酒炒，终不能革其腻滑之性，方方用之，无怪乎愈服愈泻，徒藉景岳"穷必及肾"为口实也。眉批：语语精义，由此类推，可以知用药之权衡矣。与异功散加山药、扁豆、莲子、乌梅、木瓜、芍药、蒺藜、石脂、余粮。扶脾抑肝，加以收摄下焦，须看其与病证针锋相对处。服之果效。恪守百日，竟得康强。越三载，以他疾终。

《回春录》

【赏析】

问：本案久泻的诊断思路如何理解？

答：久泻常见证型为脾虚、脾肾两虚，治以温补脾肾等法常能取得良效。本案为年老久泻患者，前医多以温补升阳之品治疗，却毫无寸效，患者病情反而日趋严重，众医束手，延请孟英来断其所剩时日。孟英却凭借脉诊中"弦象独见于右关，按之极弱"的脉象特点，认为其已显土虚木贼之病机。

问：本案治疗用药有何特色？

答：王氏认为前医温补脾肾的治疗方向正确，但所用药物气热味辣，虽然能温脏，但与此同时，也助肝愈强而使得脾愈弱，本意是补脾，实则使得脾愈虚，泄泻愈发严重，治当以扶土抑木为大法。方用异功散加补脾、收摄之药。异功散乃补气的四君子汤加上一味陈皮组成，补气的同时加以行气，为益气补中，理气健脾之名方，山药、扁豆、莲子健脾，乌梅、木瓜、芍药、刺蒺以柔驯肝气，酸收止泻。《本草汇言》载："刺蒺宣通快便，能达能消，行肝脾气滞。"赤石脂、禹余粮均为矿物类中药，酸涩微温，为摄肠止泻常用之品，全方共奏扶脾抑肝，收摄下焦之功。

本案中王孟英对前医治疗用药的点评，乃本案精华之所在。泄泻之病证，病势向下、向外，治疗应以收敛为主，而方中如干姜、附子、肉蔻、补骨脂之类，味辛，发散，性能通泄，与脱者收之之义相悖。升麻升阳举陷，可以治疗气机下陷所致的泄泻，而非斡旋枢机之品。熟地味厚滋阴，即使加入砂仁酒炒，也不能减其腻滑之性，因此，愈服愈泻。

问：本案有何启示？

答：对于病患的诊治，尽管对病情判断的大方向没错，但是在用药上未能多加权衡的话，同样会差之毫厘，谬以千里。古人云：用药如用兵，诚然。

案2

一人患晨泄有年，累治不效，而春间尤甚。孟英按其脉曰：汝虽苦泻，而泻后腹中反觉舒畅乎？曰：诚然。苟不泄泻，又胀闷减食矣。而服四神、附子、桂之药，其泻必加，此曷故也？曰：此非温升补涩之证，乃肝强脾弱，木土相凌。处一方令其常服，数帖即安，后竟无此恙矣。方用白术、苡仁、黄连、楝实、桂枝、茯苓、木瓜、芍药、蒺藜、橘皮而已。眉批：扶脾抑肝，制方灵动。

《回春录》

【赏析】

问：王氏治疗脾虚泄泻有何特点？

答：本案中，前医拘泥于晨泻为命火不足之虚寒证，殊不知还有肝强脾弱者，虽苦泻而泻后反舒。王氏在治疗脾虚泄泻时，非常注意对肝的调控，认为肝强脾弱，木土相凌，在治疗上应予以扶脾抑肝之法。

问：土虚木贼之泻的特点？

答：本案中的患者常年晨起泄泻。春气通于肝，在春天，肝气旺盛而升发，肝愈旺则所乘之脾土愈虚，故患者的泄泻在春季加重。肝强脾弱，泻后患者气机调畅，故反而自觉舒畅。

问：前医和王氏分别是如何用药的？

答：前医所使用的四神、肉桂、附子等药，乃温升补涩之剂，不仅无益，反煽动肝阳，助其疏泄，形成脾气虚弱，饮邪内聚，肝盛生风之病理。因此，在处方上王氏以健脾理气之白术、苡仁、茯苓加上酸涩收敛之木瓜、芍药柔肝，方药较为平和，嘱咐患者可长期服用，遂使患者数年的泄泻得以治愈。王孟英临证以调肝、轻药愈重病著称，通过本案可窥见一斑。

案3

广孔愚司马，久患溏泄，而舌黑气短，自春徂冬，治而不效。孟英视之，曰：劳心太过，阳烁其阴，人见其溏泄，辄与温中，不知肺受火刑，气失清肃，而短促于上，则水源不生，自然溺少便泻矣。投以肃肺清心、凉肝滋肾之法，果得渐瘳。

《回春录》

【赏析】

问：暴泄和久泻如何鉴别？

答：泄泻分根据其表现的不同，可分为暴泻和久泻，暴泻指腹泻量大，腹泻持续，常是饮食不节等引起；而久泻是指大便稀薄，长时间出现，多见于脾胃虚弱之人。

问：本案诊断如何理解？

答：本案患者泄泻日久，一年四季无缓解之时，医者以温补脾胃来治，却没有好转。那么，该患者还有什么其他的症状可以给医者以提示呢？舌黑气短，黑色入肾，气短可为肺气虚，亦可为肾不纳气所致，王氏从这两点入手，考虑患者可能还存在肺、肾两脏的问题。至于"劳心太过"病因的提出，在本案中未见详述，可能是王氏对患者整体病证观察后得出的结论。《内经》中曾提出"思虑伤脾""思则气结"，思虑过度容易损伤脾脏。叶天士在《临证指南医案》中也有"操持思虑，心营受病……劳心营液既耗，气分之热自灼，手足心热，咽干烦渴，多是精液之损"的观点，认为劳心会损其阴，阴虚则阳亢，虚火上炎，损伤津液。由此观之，本案所载之病证实乃阴虚泄泻。

问：阴虚者，常见大便干结，为何会出现泄泻的症状呢？

答：究其机理，因肾开窍于二阴，主司二便，肾阴为一身阴液的根本，无阴则阳无以化，肾阴不足，肾精亏虚，上不能滋补脾胃，使脾失运化，下不能封藏固摄，而致大便滑泄，阴愈伤则泄愈加，互为因果，缠绵难愈。故王氏投以肃肺清心、凉肝滋肾之法而愈。

案4

杨氏妇，孀居，患泻，久治不瘥。孟英曰：风木行胃也。彼不之信，另招张某，大进温补，乃致腹胀不食，夜热不眠，吐酸经秘，头疼如劈。复迓孟英视之。先投苦泄佐辛通以治其药，嗣以酸苦息风安胃，匝月乃瘳。续与调补，汛至而康。

《王氏医案续编》

【赏析】

问： 本案诊断如何理解？

答： 在王氏关于泄泻的医案里，我们发现，那个时代的医者对泄泻病证的辨治似乎有一种习惯性思维，即认为泄泻属脾胃虚弱，脾虚则泻，故常常予以温补中焦之品治疗，温补治泻俨然成为了一种约定俗成的习俗。本案所载亦是如此。对于这位久泻的女患者，医者大进温补，导致胃为温热所伤，出现胀满、不眠、经秘等证。王氏认为，患者孀居，素多抑郁，初则肝气横逆，久则诸气皆逆。若误用温热，则扰动肝阳，致胃受肝乘。

问： 本案治疗用药有何特色？

答： 先投苦泄佐辛通，以治药害，再以酸苦息风安胃，调补多日，疾病向愈。王氏跳出止泻必用温补的怪圈，仔细辨察，详审病机，故往往能达他人所不及。

案5

方氏女，久患泄泻脘痛，间兼齿痛，汛事不调，极其畏热，治不能愈。上年初夏，所亲崔映溪为延孟英诊之。体丰脉不甚显，而隐隐然弦且滑焉。曰：此肝强痰盛耳。然病根深锢，不可再行妄补。渠母曰：溏泄十余年，本元虚极，广服培补，尚无寸效，再攻其病，岂不可虞？孟英曰：非然也。今之医者，每以漫无着落之虚字，括尽天下一切之病，动手辄补，举国如狂，目击心伤，可胜浩叹！且所谓虚者，不外乎阴与阳也。今肌肉不瘦，冬不知寒，是阴虚乎？抑阳虚乎？

只因久泻，遂不察其脉症，而佥疑为虚寒之病矣。须知痰之为病，最顽且幻，益以风阳，性尤善变，治必先去其病，而后补其虚不为晚也。眉批：凡病皆宜如此，不独痰饮为然。否则，养痈为患，不但徒费参药耳。母不之信，遍访医疗，千方一律，无非补药。至今秋颈下起一痰核，黄某敷之始平。更以大剂温补，连投百日，忽吐泻胶痰斗余而亡。予按：此痰饮滋蔓，木土相仇，久则我不敌彼，而溃败决裂，设早从孟英之言，断不遽死于今日也。

《王氏医案续编》

【赏析】

问：本案诊断如何理解？

答：患者溏泄十余年，无论是医者还是患者都认为其本元虚极，故长期服用各种培补之药，然其病情却始终不见好转。王孟英认为，患者虽久患泄泻，但还兼见脘痛，牙齿痛，月经不调，极其畏热，形体偏胖，脉弦滑，此非虚证，乃肝强痰盛。病根深锢，不可再行妄补。

问：王氏是如何评价当时习用温补的社会风气的？

答：面对习用温补的社会风气，王孟英愤慨万分："今之医者，每以漫无着落之虚字，括尽天下一切之病，动手辄补，举国如狂。"反观今日，以一"虚"字概括疾病的医生亦不在少数，尤其是对年高者，不察舌按脉，辨别阴阳，每以"肾虚"搪塞，实在是可胜浩叹！

问：本案治疗用药有何特色？

答：王孟英认为，"怪病多由痰作祟"，痰之为病，最顽且幻，再加上风阳内扰，风性善变，治疗必先祛痰平肝祛风，而后补其虚。无奈患者的母亲仍旧认为此为虚证，不可攻之，依旧累进温补之品，终致其女"忽吐泻胶痰斗余而亡"。邪去正自安，邪之不去，以为是补，实则是养痈为患啊！

案6

康康侯司马之夫人，泄泻频年，纳食少，稍投燥烈，咽喉即疼。治经多手，不能获效。孟英诊曰：脾虚饮滞，肝盛风生之候也。用人参、白术、橘红、半夏、桂枝、茯苓、川楝子、白芍、木瓜、蒺藜。健脾涤饮平肝，丝丝入扣。投之渐愈。今冬又患眩晕头汗，面热肢冷，心头似绞，呻吟欲绝。孟英以石英、苁蓉、牡蛎、绿萼梅、茯苓、蒺藜、楝实、白芍、旋覆为方，仍是柔肝涤饮之法。竟剂即康。

《王氏医案续编》

【赏析】

问：本案诊断如何理解？

答：患者"泄泻频年，纳食少"，初步考虑有脾虚饮滞的情况存在，而"稍投燥烈，咽喉即疼"何解？王氏认为脾土虚，木土相凌，土虚木贼，肝郁则生火，不能用辛温燥烈之品，辛能通泄，温助肝阳，因此服用这类药物后不仅泄泻仍作，而且还可导致咽喉疼痛，谆谆告诫，不可不认真领会。

问：王氏治疗泄泻有何特点？

答：在王孟英关于泄泻的医案中，我们发现王氏十分重视脾虚、肝郁这两个因素，尤其是对一些久治不愈的泄泻患者，不仅从脾土亏虚的角度看其泄泻的特征，还从脾土与肝木之间的五行关系来理顺治疗用药的选择。医者习惯使用的辛温之品，王氏常常弃而不用，而是选用人参、白术、茯苓等甘温性平之药健脾，橘红、半夏、桂枝温痰化饮，川楝子、白芍、木瓜、蒺藜等酸入肝，酸收止泻。其中，川楝子是一味肝郁要药，其味苦寒，具有清肝火的功用，在王氏治疗肝郁泄泻的患者中，多次使用。本案中健脾、涤饮、平肝合用的用药特点体现了王孟英对脾虚肝郁泄泻的精准把握，丝丝入扣，故能投之渐愈。

案7

叶杏江仲郎，患发热泄泻。肺移热于大肠。医治十七日不效，骨瘦如柴，音嘶气逆。所亲许芷卿荐孟英诊之。脉数大渴，汗多苔黄。以竹叶石膏汤加减，十余剂渐以向愈。大解反坚燥，继与滋养而康。

《王氏医案续编》

【赏析】

问：竹叶石膏汤的方药组成及所致病证是什么？

答：竹叶石膏汤方出自《伤寒论》："伤寒解后，虚羸少气，气逆欲吐，竹叶石膏汤主之。"竹叶石膏汤为清补之名方，方中竹叶、石膏清热，人参、甘草益气生津，麦冬、粳米滋养胃阴，半夏降逆止呕，并行人参、麦冬之滞而调和胃气。其治疗的是伤寒热病解之后，大热虽去，但津气两伤，余热未尽之证。

问：本案诊断如何理解？

答：本案患者发热、泄泻，为肺热移于大肠，发热则脉数、苔黄；津液损伤则口渴；不能滋养形骸则可见身体瘦弱；气不足者不能固摄；因此汗出、泄泻。余热内扰，胃失和降则气逆。

案8

陈某偶患溏泄，所亲鲍继仲云：余往岁患泻，治不中肯，延逾半载，几为所困。今秋患此，服孟英方，数剂霍然，故服药不可不慎也，盍延孟英治之。陈因中表二人皆知医，招而视之，以为省便，辄投以温补健脾之药，数日后泻果减。热得补而不行，而发热昏痉，咽喉黑腐。其居停瞿颖山，疑病变太速，嘱其请援于孟英。孟英诊曰：迟矣！病起泄泻，何必为寒，正是伏邪自寻出路，而温补以固留之，自然内陷厥阴，不可救药。果即殒焉。继有高小垞孝廉令弟雨生，因食蟹患泻。黄某用大剂温补药，泻果止，而颈筋酸痛，舌绛呕渴，口气甚臭。孟英持脉沉数，曰：食蟹而后泻，会逢其适耳。脉症如斯，理应清润。奈病人自畏凉药，复质于吴某，亦主温补。服及旬日，昏痉舌黑而毙！

《王氏医案续编》

【赏析】

问：泄泻病证中，为何脾虚、寒湿多见？

答：清代以前，泄泻辨证主要是寒湿、脾虚两类。一方面，脾虚能生湿，脾为中州之官，主运化，脾虚不能运化，则水谷精微不能上输于肺，升举之阳气下陷，湿遂生，变注并出走于大肠之道；另一方面，湿邪致脾虚，湿邪或由口而入，或因内伤湿冷而起，最易侵犯中州，湿邪为阴邪，易挟寒邪为患，致中焦脾胃运化功能呆滞，水谷精微不能吸收，而成脾胃虚弱之证。

问：病起泄泻，一定都是寒邪作祟吗？

答：王孟英在论治泄泻时，也经常使用健脾胜湿法治疗，但是，他对当时滥用温燥健脾的医风和医学观点深恶痛绝。他认为病起泄泻，不一定都是寒邪作祟。正如本篇所示的两位患者，依照王孟英的诊断，其一为伏邪自寻出路，所伏之邪欲从大便而走，医者却以温补健脾之药留之，就好比闭门留寇，病情自然是急转直下。只是王氏对于如何判断出患者为伏邪所伤并未详述,我们通过患者服药后泄泻虽减,但"发热昏痉,咽喉黑腐"的症状来看,考虑此伏邪的性质可为湿热之邪。湿邪在内,因此服用健脾利湿之品使得湿去泻止,而热邪却在温热药的推波助澜下演变为了温毒之邪,并最终导致患者的殒没。其二是一名食用螃蟹后泄泻的患者,同样的,医者虑蟹之寒凉,予以温补药。服后出现了"舌绛呕渴,口气甚臭"等热证的表现,仍拒绝王孟英清润的建议,继服温补之品而亡。可见温补治泻的观念不仅在医者间根深蒂固,在患者心中也是深信不疑啊。

案9

沈妪素患肝气,初冬便泻,医药勿瘳。所亲吴馥斋迓孟英诊之。脉至弦硬,舌赤无津,杳不知饥,胁腹时胀,乃风阳内炽,津液耗伤,杳燥忌投,法宜濡润,否将阴涸,毋畏甘凉。予甘草、地黄、麦冬、阿胶、枸杞、薏苡、楝实、葳蕤、乌梅为剂,牡蛎一斤,甘澜水煮浓汤煎药,和入蔗浆服之。数日而瘳,已能安谷。忽然舌不能伸,心摇语謇,不眠头晕,面赤火升。仍速请孟英视之。脉硬虽和,极其弦细,是阴液未复,木火失涵。以前方去薏苡、楝实、乌梅,加人参、龙眼肉,少佐黄连授之而愈。

《王氏医案三编》

【赏析】

问:本案治疗有何特色?

答:老妇既往就有肝气不舒的症状,日久风阳内炽并致津液耗伤,因此,养阴润燥,平肝潜阳方为正治。叶天士在《临证指南医案》中提出久患泄泻,"阳明胃土已虚,厥阴肝风振动",故以甘养胃,以酸制肝。

问:本案用药有何特色?

答:本案所示方中以地黄、麦冬、葳蕤养阴生津,阿胶、枸杞滋阴、薏苡仁健脾利湿,楝实、乌梅涩肠止泻,牡蛎平肝,方中特意要求使用甘澜水煮浓汤煎药,水性本咸而重,甘澜水即把水放在盆内,用瓢将水扬起来、倒下去,如此多次,扬之至千万遍,使其轻而柔,故能益脾胃而不助肾气。蔗浆即甘蔗汁,为甘凉之品。纵观全方,以养阴为主,尤其是胃阴与肝阴,故患者服后数日而瘳。后虽出现舌不能伸，心摇语謇，不眠头晕，面赤火升等症，仍是阴液未能立即恢复，肝木失其濡润，故去掉利湿之薏苡仁，酸收之乌梅等，加人参、龙眼肉补气养血，使阴液生化有源，少佐黄连清热泻火，且可防人参温补太过，患者服后诸症随之而愈。

案 10

家慈年七十四岁，陡患泄泻，腹微痛，身发热，神思不清，自汗呕恶，不进饮食，亟延医视。云虑其脱，拟进参药。迨孟英来诊，曰：暑脉微弱，不可谓之虚也，且兼数象，参不可投。高年固属阴亏，然去其所本无，即所以全其所本有也。爰定黄芩、黄连、滑石、石斛、竹茹、黄柏、竹叶、银花、橘皮、枇杷叶之方，冬瓜汤煎药，一剂而热退神清，二剂霍然矣。

《王氏医案三编》

【赏析】

问：脉微弱都是虚证吗？

答：脉微弱，按常理，当为虚证。然发生在暑季，易耗气伤津，又兼泄泻之疾，更易发生脱液之候。因此，虚弱之脉在暑热之季不可全谓之为虚也。老年患者，突然出现泄泻，腹微痛，身发热，脉微弱，孟英指出暑脉之微弱，不可就认为就是虚证。

问：本案治疗用药有何特色？

答：老年患者虽常见阴虚，但兼见数脉。王氏据脉症，选黄芩、黄连、黄柏清热。用渗利而不伤阴之滑石以去湿，辅以石斛、竹茹、银花，清热养阴解毒。枇杷叶苦平而降，《随息居饮食谱》载枇杷叶："禀激浊扬清之性，静而能宣，凡风温、湿温、暑邪在肺者，皆可籍以保柔金而肃治节。"特别是以"甘平清热，养胃生津，涤秽除烦"之冬瓜煮水煎药，可防三黄之化燥伤津。凡此，不可以其平淡而忽之，这也体现了王孟英"轻药愈重病"之特色。本案也提示我们，脉象主病应因人、因地、因时制宜，方可准确无误。

案 11

施瀛洲体丰色白，夏月在绍患泻，医进参、术、桂、附、熟地、四神之类，略无寸效。季冬来杭就诊于孟英。其脉微弱，左手及右尺沉取有弦数之象，眩晕形消，舌色深紫，无苔不渴，纳食腹胀，溲少而赤，泻必肠鸣。中气固虚，理应投补，但不可佐滋腻以滞中枢，而助其溜下之势；又不宜杂燥热以煽风阳，而壮其食气之火。予人参、黄芪、白术、薏苡、升麻、柴胡、茯苓、泽泻、香连为剂，吞通关丸，乃宣清升降补运兼施之法也。服之良效，浃旬舌淡溲行，胀消晕止，唯大便未实耳。去茯苓、泽泻、升麻、柴胡、香连、通关丸，加菟丝、木瓜、橘皮、黄柏、石脂、白芍善后而瘳。

《王氏医案三编》

【赏析】

问：本案中，泄泻患者为何不能使用滋腻、温补之品？

答：施案患者泄泻，医者以温补中下两焦之品治疗，略无寸效。王氏诊查患者后认为，患者中气虚，脾虚生湿，用温补之法是没有错的。但是若加以熟地等滋腻药物，则可致脾胃气机郁滞，出现腹胀等症。若又夹杂燥热之品如肉桂、附子等则可煽风阳，使得脾土被肝木所乘，壮火食气也，出现脉微弱，沉取弦数，眩晕，泻必肠鸣等。

问：本案治疗用药有何特色？

答：王氏以四君子汤加黄芪补气健脾，以薏苡仁、泽泻健脾祛湿，升麻、柴胡宣发向上、升提气机，木香、黄连为剂清热化湿，行气止痛，再加以由黄柏、知母、肉桂组成，具有滋肾通关之功的通关丸治热在下焦，小便不通，口不渴等症。全方以宣清升降补运兼施为法，取得良效。对于前医误治的泄泻病症，病因病机复杂，为世人所称的疑难杂症。通常为复合病因，因此在治法上也可采取大方复治之法，集众法于一方，看似治法凌乱，然而对于危疾之证，却往往能收到桴鼓之效。

案 12

鸳湖吴君小渔令宠，数年前因娩后啖生菜而患便泻，久治不愈。仲秋余视之，脉弦数，曰：此非菜之罪也，乃土受木乘，而频年温补，益广病机，头痛带多，脘疼食少，吐酸痰嗽，五热不眠，无非八脉无权，风阳偏盛。授宣养清潜之法而愈。

《归砚录》

【赏析】

问：本案诊断如何理解？

答：人们患病后常常会极力追溯患病以前的各种"异常"状况，正如本案中的这位女患者，数年前因为分娩后食用生菜出现了泄泻，便一直认为是生菜导致了她疾病的发生。诸医以温补治泻，久治不愈，估计也是将责任推脱到患者不该进食此菜上。然而，王氏在诊察病情后，明确指出：此非菜之罪也，而是脾土亏虚，肝木乘之所致。患者分娩后，元气受损，若纳食减少，则易出现脾虚，脾虚生湿。而健脾渗湿乃是正治，但若常年使用温补之品，且温补的同时夹杂燥热以煽风阳，则可致风阳偏胜，不仅泄泻不止，还可出现肝风内动，风阳偏亢的表现，如头痛、吐酸痰嗽、五热不眠等。

问：本案治疗用药有何特色？

答：选宣养清潜之法。宣者宣发向上，宣展气机也，如升麻、柴胡之类，使向下之气机逆转；养者养阴也，麦冬、石斛之属，治燥阳过盛；清者清热也，尤其是指清利湿热之谓，如黄连、黄芩等；潜者潜肝阳、平肝之品，如牡蛎、龙骨、白芍。此法在王氏治疗土虚木乘之腹泻上经常被用到，体现了王氏治泻的用药特点。

七、痢　疾

案 1

朱某患痢于越，表散荡涤滋腻等药，备尝之矣。势濒于危，始返杭乞孟英诊之。神气昏沉，耳聋脘闷，口干身热，环脐硬痛异常，昼夜下五色者数十行，小溲涩痛，四肢抽搐，时时晕厥。曰：此暑湿之邪，失于清解，表散、荡涤，正气伤残，而邪乃传入厥阴，再以滋腻之品补而锢之，遂成牢不可拔之势，正虚邪实，危险极矣。与白头翁汤加楝实、苁蓉、黄芩、黄连、栀子、白芍、银花、石斛、桑叶、橘叶、羚羊角、牡蛎、海蜇、鳖甲、鸡内金等药，大剂频灌，一帖而抽厥减半，四帖而抽厥始息。旬日后便色始正，溲渐清长，粥食渐进。半月后脐间之硬，始得尽消。改用养阴，调理逾月而康。

《回春录》

【赏析】

问：本案诊断如何理解？

答：痢疾是以大便次数增多，腹痛，里急后重，痢下赤白黏冻等为主症的肠道传染病，夏秋之季常见。《难经》称之为"大瘕泄"。本病的病因通常认为是以"湿热为本"，病机主要为邪蕴肠腑，气血壅滞，传导失司。治疗上以张仲景在《伤寒杂病论》中所载的白头翁汤为后世沿用至今。另外，对于痢疾的治疗，金元四大家之刘河间曾提出"调气则后重自除，行血则便脓自愈"，因此，后世医家在治疗痢疾的时候，时常会使用调气和血之品。本案朱某患痢疾后，服用了诸如表散、滋腻等药，病情反而濒于危险境地。王氏认为，此乃患者感受暑湿之邪后，失于清解、表散、荡涤，而邪传厥阴，医者再以滋腻之品补而锢之，因此，导致正虚邪实，已出现四肢抽搐，时时晕厥等症，危险至极。

问：本案治疗用药有何特色？

答：王氏以白头翁汤为主方，加用黄芩、黄连、栀子、金银花、桑叶清热解毒、楝实、橘叶行气，肉苁蓉益精血，芍药调营和血行气，石斛养阴生津，羚羊角、牡蛎平肝息风止抽，海蜇清热化痰，鳖甲滋阴潜阳，鸡内金消食等。全方以清热解毒，调气和血为主，辅以养阴，平肝之法。王孟英嘱患者服用该方以大剂频灌之法，患者服用半月后，二便才趋正常，粥食渐进，可见本病之凶险。

案2

朱念民患泄泻，自谓春寒偶薄而饮烧酒，次日转为滞下，左腹起一痞块，痢时绞痛异常。孟英曰：阴虚木燥，侮胃为泄，误饮火酒，怒木愈张，非寒也。亟屏辛温之物，用白头翁汤加芩、楝、栀、连、海蜇、银花、草决明、枳椇子、绿豆皮。十余剂而愈。

《王氏医案续编》

【赏析】

问：本案泄泻病因是什么？

答：此案中患者泄泻乃是由于素体阴虚，又饮烧酒，肝失所养，木郁克土所致。左脉必浮弦数重按有力。

问：本案治疗用药有何特色？

答：以苦寒泻热治标，以咸寒育阴治本。白头翁入肝经，为治厥阴热利之主药，秦皮亦入肝，清热凉肝，为治厥阴热利之辅药，两药相伍，起到协同作用。再以黄芩、黄连、栀子等苦寒之药清热燥湿，楝实、草决明清肝热，枳椇子、绿豆皮清热利尿解酒毒，海蜇咸平，可善阴生津。

案3

汪左泉病滞下，昼夜数十行。而即日须补岁考遗才，浼孟英商速愈之策。切脉弦滑，苔黄满布。曰：易事耳。重用黄芩、黄连，佐以山楂、厚朴，送服青麟丸四钱，投匕而瘥。略无他恙。

《王氏医案续编》

【赏析】

问：王孟英如何"速愈"痢疾的？

答：唐代《千金要方·脾脏下》中称痢疾为"滞下"。本案患者所患即是此病。一昼夜大便数十次，对其日常生活造成了严重的影响，尤其是当其遇到重大事件之时。虽说病来如山倒，病去如抽丝，但作为患者，通常都希望疾病能"速愈"，故求之于王孟英。孟英察其苔黄，脉弦滑，即称此为"易事耳"，一方面缓解了患者焦虑的情绪，另一方面，也体现了王氏在医术上的高度自信。王氏根据其舌脉，认为当属湿热所致，故重用黄芩、黄连清热燥湿，山楂化痰，厚朴行气，并送服清热利湿之青麟丸，患者服后取效甚捷，果真是易事耳。

问：本案治疗用药有何特色？

答：汤剂与丸剂同用，以增强疗效。王氏在治疗痰热之证时，常喜用当归龙荟丸吞服，治疗厥证常用苏合香丸，牛黄至宝丹及紫雪散等开窍药。对于老痰、顽痰，往往又嘱患者吞服礞石滚痰丸。丸药通常由数十种中药制成，如本案中的青麟丸即由大黄、黄柏、黄芩、猪苓、赤苓、泽泻、木通、车前子、粉草薢、生侧柏、玄参、广皮、薄荷、制香附等十余种中药组成，组方大，且制法繁复，若"现食现做"，只恐耗时过久，延误病情。因此，对于一些危急重症的治疗，常常选用先期制好的丸药，这在中医急症的治疗中意义重大，值得现今的中医急诊工作者思考。

案 4

王苇塘患滞下，医投枳实、厚朴、槟榔、山楂之药。数服后，肢冷自汗，杳不进谷，脘闷腹痛，小溲牵疼，举家惶惶。孟英视脉细涩，舌绛无津，是高年阴亏，伏暑伤液。况平昔茹素，胃汁不充，加以燥烈之药，津何以堪？因与沙参、银花、苁蓉、白芍、石斛、木瓜、甘草、楝实、扁豆花、鲜稻头。滋阴养液，兼调肝气。数剂痛闷渐去，汗止肢温。乃加生地、阿胶、麦冬、柿饼、蒲桃干等以滋之。居然而痢止餐加，唯舌色至匝月始津润复常，阴液之难充也如此。

《王氏医案续编》

【赏析】

问： 王孟英为何重视养阴保精思想？

答： 养阴保津是王孟英学术思想中的一个重要方面。王氏认为奇难大症，沉疴痼疾，郁热日久，下利泄泻，外感邪恋，情志郁结皆可耗伤阴津。高年阴亏，伏暑伤液，阴虚体质者久病更耗阴津，真阴不足以涵养肝木，若更以燥烈之药治之，则阴伤更甚。

问： 本案治疗用药有何特色？

答： 本案选用养阴法治疗痢疾是一大特色。痢疾患者服用枳实、厚朴、槟榔、山楂等温燥药之后，脉细涩，舌绛无津，王氏急予滋阴养液，兼调肝气之品使其病症稍减。王氏看似没有针对痢疾进行治疗，而是以生地、麦冬、阿胶等养阴，仅以柿饼、蒲桃干等食疗之品涩肠止泻，却使得患者痢疾停止，进食增加，可见治病求本的重要性。另外，尽管患者痢疾停止，诸症改善，但舌上津液的恢复却需要更长的一段时间，足以证明恢复阴津之难，并进一步验证了养阴保精之意义重大。

案 5

沈缓斋令堂，患滞下色白。医与温运，病势日剧，腹胀昏瞀，汤饮不下，孟英诊为伏暑。用黄芩、黄连、滑石、厚朴等药。沈疑高年，且素患脘痛，岂可辄用苦寒。孟英再四剖陈，始服半剂，病果大减，不数帖即愈。按此等证甚多，奈执迷不悟者，虽剀切言之，不能解其惑，亦可哀也已。

《王氏医案续编》

【赏析】

问：本案诊断思路如何理解？

答：沈某患下痢，且白多赤少，医者认为其属寒湿客肠，气血凝滞，传导失司，故按寒湿痢治疗，选用温中燥湿之品。然而，患者病势反而日趋严重，出现了腹胀、头昏、不能进食等症。孟英诊后，却认为沈某所患为伏暑。伏暑作为伏气温病之一，病名最早载于《证治准绳》，定义为"暑邪久伏而发者，名曰伏暑"，是指发于秋冬而临床具有暑湿见证的一种急性热病。其发病初期类似感冒，继而形似疟疾，惟寒热多不规则，以后则但热不寒，入夜尤甚，天明得汗稍减而胸腹灼热不除，大便多溏而不爽。伏暑中的大便不爽需与痢疾鉴别，两者病变部位虽都在肠胃，症状都有大便次数增多。但痢疾大便次数虽多但量少，腹痛伴里急后重感明显，而溏便则是大便溏薄，粪便清稀，或如水，腹痛少有里急后重感。王氏在本案中对患者症状表述所言不详，但结合其对患者病情的诊断，当出现上述症状不疑。

问：本案治疗用药有何特色？

答：王氏选用黄芩、黄连清热燥湿，滑石清热利尿，厚朴行气消胀等，尽管患者因年高，惧用苦寒之品，但在王氏耐心的劝导下，始服半剂，病情就大为缓解，继续服用，不数帖即痊愈。

案 6

叶昼三侄女适朱氏，上年四月分娩。七月患赤痢，其家谓产后之病，不敢服药。延至今春，肌消膝软，见食欲呕。昼三迓孟英诊之，左细软，右滑数，伏暑为病，幸未误药。与沙参、陈仓米、当归、白芍、续断、木瓜、扁豆、黄连、石斛、石莲、荷蒂、枇杷叶、橘皮为方，送驻车丸而愈。

《王氏医案续编》

【赏析】

问：本案诊断思路如何理解？

答：朱某产后三月患赤痢，因其尚在哺乳期，不敢随意用药。拖延半年之后，患者已是肌肉渐消，腰膝酸软，看见食物即呕吐不止，如此下去，恐命不保矣，故请孟英来诊。孟英察其脉，左细软，右滑数。细软者，阴伤也，滑数乃湿热在内。

问：王氏治疗用药有何特色？

答：此案以清伏热、生津液为法，配伍当归以助血行，木瓜理气，枇杷叶下气。清润中注意伍以理气、行血之味，反映出医家对运化枢机的重视，治疗注重疏瀹气机。王氏《温热经纬》："气贵流通，而邪气挠之，则周行窒滞，失其清虚灵动之机，反觉实矣。惟剂以轻清，则正气宣布，邪气潜消，而窒滞者自通。"陆士谔亦赞曰："孟英之学，得力于枢机气化，故其为方，于升降出入，手眼颇有独到。"

处方多用轻清灵动之品，清补之时注重配伍理气、行血、宣肺、通腑之品。如枇杷叶、杏仁、旋覆花、薤白、瓜蒌、厚朴、苁蓉、菖蒲、桔梗等均为常用之药。取其条达气机升降之用，使补而不滞，滋而不腻，祛邪而不碍气机。张柳吟曾言："运枢机，通经络，为孟英用药秘诀，无论用补用清，皆不离此意。"

问：本案有何启示？

答：大凡温病病变中见大便秽臭，解而不爽，肛门灼热，泻出如火，不管其性状或微溏，或稀薄，或纯黄水，即是邪热下泄之象，不可妄投补涩。盖阳明以下行为顺，邪既犯之，虽不可孟浪攻泻，断不宜截其出路。

案7

项君香圃患赤痢濒危，其（一本作"所"）亲庄嵋仙少府，拉余往视。脉细不饥，口干舌绛，形消色瘁，不寐溺无。禾中医者以其素耽曲蘖，辄进苦燥渗利之药，而不闻景岳云：酒之为害，阴虚者饮之，则伤阴也。况病因暑热，不夹湿邪，温燥过投，阴液有立涸之虞。余将旋里，为定西洋参、生地、甘草、银花、石斛、麦冬、生白芍、扁豆花、枳椇子、藕汁一方，冬瓜汤煎，令其恣服。次年春，余往禾，候庄芝阶先生之疾，有一人来拜谢，面如重枣，素昧平生，甚讶之。嵋仙曰：即香圃也。面色素赤，上年因病危而色脱，故先生不识耳！承惠之方，服十余帖而愈，今又善饮如昔矣。

《归砚录》

【赏析】

问：本案诊断思路如何理解？

答：本案项某患下痢赤多白少，甚或以血为主，病情濒危。由于其向来喜欢饮酒（曲蘖，即酒曲的意思），医者认为此乃湿热在内，熏灼肠道，气血壅滞所致，故予以苦燥渗利之药。然而，酒虽为辛热之品，易于酿生湿热为患，但由于患者本人素体阴虚，常年饮酒后则阴伤更甚。因此，苦燥之药进一步加重了其阴虚的病情，"阴液有立涸之虞"。

问：本案治疗用药有何特色？

答：王氏急予西洋参、生地、石斛、麦冬养阴生津，生白芍、甘草酸甘化阴，银花、扁豆花清暑热，枳椇子解酒毒，藕汁滋阴润燥，并以冬瓜汤煎，取冬瓜清热利尿之功，嘱患者恣意服用。

第五节　肝系病

一、黄疸

案1

张某患发热，医知其非寒邪也，用清解药数帖，腿痛异常，身面渐黄。孟英诊之，脉滑实，腹胀口干。与茵陈大黄汤。两剂便行，而各恙霍然。

《王氏医案续编》

【赏析】

问：本案诊断如何理解？

答：本案患者因外感治不得法而患黄疸病。该患者症见身面渐黄，腿痛异常，腹胀口干，脉滑实等症状。患者起病即见发热，前医知其非寒邪，考虑温邪所致，予以清解药而效果欠佳。王孟英认为，此黄疸是外感表邪，用清解药后表热已解，然里热炽盛，蕴蒸上下所致。病邪由卫入气，热邪上蒸则见身面渐黄；胃主周身之机关，胃热下注则腿痛异常；热盛灼津，津不上承则口干；胃热下迫大肠，肠热腑实则腹胀，脉滑实。

问：本案治疗用药有何特色？

答：王孟英认为黄疸而见腑实证者，病虽在肝，治当在胃。治以通腑清肝，以茵陈大黄汤通腑泄热，其中茵陈蒿汤清热祛湿退黄，大承气汤荡涤腑实，借阳明为通路，以助清泄肝胆湿热。便行，湿热去则诸恙霍然。方中茵陈苦泄下降，善能清热利湿；滑石清热祛湿，栀子清热降火，通利三焦，两者相合助茵陈引湿热从小便而去；大黄泄热通便，荡涤肠胃，导湿热从大便而下；前药多俱寒凉之性，配以辛温之厚朴、枳实行气散结，消痞除满，并助大黄推荡积滞以加速热结之排泄；甘草甘温，调和诸药，缓和药性。

案2

翁嘉顺之妇弟吴某，劳伤之后，发热身黄，自以为脱力也。孟英诊察软数，是湿温重证，故初起即黄，亟与清解。大便渐溏，小溲甚赤，湿热已得下行，其热即减。因家住茅家埠，吝惜舆金，遽尔辍药。七八日后复热，谵语昏聋，抽痉遗溺，再恳孟英视之，湿热之邪扰营矣。投玄参、犀角、菖蒲、连翘、竹茹、竹叶、银花、石膏，泄卫清营之法，佐牛黄丸、紫雪丹而瘳。臀皮已塌，亟令帖羊皮金，不致成疮而愈。

《王氏医案续编》

【赏析】

问：本案诊断如何理解？

答：本案患者因劳伤过后，脾胃虚弱，中运失常，湿热内蕴而患黄疸病。该患者症见发热身黄，谵语昏聋，抽痉遗溺，臀皮塌陷，小溲甚赤等症状。起病来，该患者初起即见身黄，王孟英诊为湿温重证，予以清解之法后，出现大便渐溏，小溲甚赤等湿热下行之象，热势渐减。后因患者个人原因停药，导致湿热未能尽去，蕴久成毒，熏蒸全身上下，扰及营分，心神不安而见复热，谵语昏聋；热盛有动风之虞而见抽搐遗溺。因"热得湿而愈炽，湿得热而愈横""湿热相合，其病重而速"。湿热病邪缠绵难愈，初起虽与清解之法，湿热渐去，然难以尽除，后又因患者延误病机，导致湿热蕴积成毒，病情加重。王孟英认为，此黄疸属于湿温重证，因湿热未能尽去，而蕴结成毒，熏蒸上下，扰及营分，渐有扰神动风之象。

问：本案治疗用药有何特色？

答：当继进清泄之法，治以泄卫清营，开窍息风法。方中玄参清营泄热，犀角清热解毒凉血；菖蒲祛湿开窍，连翘、竹茹、竹叶、银花轻清之品，清热解毒，使邪热透转气分而解。石膏清泄气分邪热。佐牛黄丸、紫雪丹清热解毒，开窍息风。

案3

陈福陡患身面如金，便血吐血，求孟英视之。身热苔垢，而肢冷手紫，脉至如丝。曰：此急黄证而兼血溢于上下，即所谓瓜瓤瘟也，药不及救。越日果亡。黄某，敦爱局病医也。年逾六旬，忽患背疽，闻服参、茸等药七日而亡。夫背疽之败，何至如是之速？必是暑热为患，而误从温托耳。杨素园大令批《仁术志》云：朱砂不宜入煎剂，当生研少许调服。愚谓朱砂但忌火炼，不忌汤煎，且整块而煎，仅取其气，较研服其质者尤无弊也。余碉花《印雪轩随笔》云：邢幕郑春潭患秋感发狂，谵语喃喃，若与人争辩，谓有二鬼向其索命，乃索笔作遗嘱，处分身后事，如是者数昼夜。山右武君视之曰：非鬼也，病由邪热未清，遽服补剂耳。如法治之，浃旬而起。设非武君不又为谈因果者添一公案哉。子芍之证，亦犹是耳。

《王氏医案三编》

【赏析】

问：本案诊断如何理解？

答：本案乃三例合述之案，俱为热邪所致，病因虽同，治法不同，预后有异。首例症见身黄如金，便血吐血，身热苔垢，肢冷手紫，脉至如丝等症状。次例症见背疽，七日而亡。三例症见发狂，谵语喃喃，梦有二鬼向其索命等症状。首例急黄因湿热夹时邪疫毒所致，湿热疫毒熏蒸上下则身热，身黄如金。热毒灼络，迫血妄行则吐血便血。热深厥亦深，热毒深伏，阴阳气不得顺接，阳气不得外达则肢冷手紫，脉至如丝。此疫毒所致，本有致病迅速的特点，且有出血，气随血脱，病情危急，是以药不及救。次例背疽因暑热蕴蒸所致，"夏暑径犯阳明"，致病也速，热势壮盛，忌辛温之品。患者误认为背疽乃寒毒所致，以温托之法妄图托毒外出，实则温补助热竭阴，终致热极阴竭而亡。三例属热邪未清，遽服补剂，助热扰神所致。患者秋感热邪，邪热深入营分，营气通于心，扰及心神则见发狂，谵语喃喃。心藏神，心神不定则与人争辩，即谓有二鬼向其索命。医者据证知其实为热邪未清，内热扰神所致，据法治之而愈。疫毒邪热致病迅疾，案中后两例患者均认为因虚所致，予以温托，热为阳邪，"热邪致病最速"，疫毒致病迅速，两者相加，病情危重。"温为热之渐"，助热伤阴，补药大多辛温之品，是以温补多助热，热邪用温补，譬如火上浇油，尤应忌之。

问：本案治疗用药有何特色？

答：案中未及言明治法，但言明病机，均是热邪所致，当以清解为法。

二、中风

案1

丁酉中秋夜，牙行张鉴録，年逾花甲，卒仆于地，急延孟英脉之，弦滑而大，曰：痰、气、食相并而逆于上也。先以乌梅擦开牙关，横一竹箸于口，灌以淡盐姜汤。随入鹅翎探之，吐出痰食，太息一声而苏。次与调气和中而愈。后数年以他疾终。此案虽无奇，而辨证之明，不可不录。

《回春録》

【赏析】

问：本案诊断如何理解？

答：本案为年逾花甲老者，因中秋饮食失节，痰、食、气相并而患中风。"年四十而阴气自半，起居衰矣"，本案患者年老体弱，气血亏虚，气虚运化不足，痰浊内生；正值中秋，饮食失节，食阻气逆，痰、食、气相并而逆于上，蒙蔽清窍而见卒仆于地，脉弦滑而大等症状。

问：本案治疗用药有何特色？

答：治以涌吐痰食，调气和中。王孟英先以味酸之乌梅肉擦开牙关，以开其闭，因酸先入筋，牙关酸软即开。为防其口开再闭，故横一竹箸于口，以便灌药，考虑周详。"暴病无虚，脉弦滑为痰食，脉大为气虚。淡盐淡字注意，盐多则沉降不行。"盐虽能涌吐，王孟英注意其咸寒沉降之性，以淡盐姜汤灌药，再以鹅翎探之，刺激咽喉，帮助涌吐。痰食祛，气随之而出则顺，而见太息一声而苏。治病重在调摄。患者虽已苏醒，然脾胃尚虚，气机有待调理，故次与调气和中而愈。

案2

一祝叟年近古稀，己亥春赴席，忽仆地痰涌，肢强眼斜，舌謇不语。外科王瑞芝荐孟英视之。投六君子加蝎梢、羚羊角、胆星、石菖蒲、竹沥、姜汁而瘳。扶脾抑肝祛痰，面面圆到。

《回春録》

【赏析】

问：本案诊断如何理解？

答：本案年近古稀的老者，气血亏虚，赴宴过食肥甘醇酒，损伤脾胃，脾失健运，聚湿生痰，痰郁化热，引动肝风，夹痰上扰，蒙蔽清窍而见忽仆地痰涌，肢强眼斜，舌謇不语等。

问：本案治疗用药有何特色？

答：王孟英据症，确定病位主要在肝脾两脏，且属肝旺脾虚，夹有痰火。治以扶脾抑肝祛痰法，方中六君子汤益气健脾，燥湿化痰；蝎梢味辛，性平，息风镇痉；羚羊角味咸，性寒，平肝息风。胆星味苦，微辛，性凉，清火化痰，息风定痉；石菖蒲味辛，苦，性微温，化痰开窍；竹沥味苦，性寒，清热滑痰利窍；化痰寒温并用，因"病痰饮者，非温不化"，此案中属痰火互结，过温易助热，过寒则痰不化。姜汁调和脾胃，脾运则痰消。

案3

秋初家慈猝仆于地，急延孟英诊之。脉浮弦以滑，用羚羊角、胆星、牡蛎、石菖蒲、丹参、茯苓、钩藤、桑叶、贝母、橘红、蒺藜等，以顺气蠲痰、息风降火而瘥。癸卯春前数日，忽作欠伸而厥，孟英切脉微弱而弦。曰：病虽与前相似，而证则异矣。以高丽参、白术、何首乌、山茱萸、枸杞、桑椹、石斛、牛膝、蒺藜、橘红、牡蛎等，镇补摄纳以瘥。予谓：此等证，安危在呼吸之间，观前后卒仆数案，可见其辨证之神，虽古人不多让，况世俗之所谓医乎？家慈两次类中，予皆远出，微孟英吾将焉活？感铭五内，聊识数言，唯愿读是书者，体其济世之心，临证得能如是，将胥天下之沉疴而尽起矣。

《回春录》

【赏析】

问：本案诊断如何理解？

答：本案女性患者前后两次中风，病虽同而证实异。首先秋初患者燥热伤肝，肝经风热，灼津为痰，痰热互结，上蒙清窍而见猝仆于地，脉浮弦滑等症状。接着患者因气血不足，脑脉失养而见欠伸而厥，脉微弱而弦等症状。

问：本案治疗用药有何特色？

答：王孟英根据实际情况，先予以顺气蠲痰，息风降火之法，方中羚羊角清泄肝热，息风止痉；钩藤清热平肝，息风止痉，两药相合，凉肝息风。桑叶辛凉疏泄，清热平肝息风，以加强凉肝息风之效。胆星清火化痰，息风定痉；贝母清火化痰；牡蛎滋阴潜阳；石菖蒲化痰开窍；丹参活血祛瘀；茯苓、橘红健脾化痰；蒺藜平肝祛风。第二次以摄纳镇补为主，采用益气养血，滋肾摄纳之法，方中高丽参、白术健脾益气生血；何首乌、山茱萸、枸杞、桑椹滋肾以摄纳，石斛专滋肺胃之气液，气液充旺，肾水自生；牛膝引火归元；蒺藜平肝祛风；橘红健脾化痰；牡蛎滋阴潜阳。

案 4

郑芷塘令岳母，年逾花甲。仲春患右手足不遂，舌蹇不语，面赤便秘。医与疏风不效，第四日延诊于孟英。右洪滑，左弦数，为阳明腑实之候。疏石菖蒲、胆星、知母、花粉、枳实、蒌仁、秦艽、旋覆、麻仁、竹沥为方。或虑便泻欲脱，置不敢用。而不知古人中藏宜下之"藏"字，乃腑字之讹。柯氏云：读书无眼，病人无命，此之谓也。延至二旬，病势危急。芷塘浣童秋门复垦孟英视之。苔裂舌绛，米饮不沾，腹胀息粗，阴津欲竭，非急下不可也。即以前方加大黄四钱绞汁服。急下存阴合法。连下黑矢五次，舌蹇顿减，渐啜稀糜，乃去大黄，加西洋参、生地、麦冬、丹皮、薄荷。滋阴生津尤合法。服五剂，复更衣，语言乃清，专用甘凉充津涤热，又旬日舌色始淡，纳谷如常。改以滋阴，渐收全绩，逾三载闻以他疾终。

《王氏医案续编》

【赏析】

问：本案诊断如何理解？

答：本案年逾花甲妇人，仲春因阳热之气引发内热，热盛动风而患中风病。患者热盛动风，肠热便秘，阴津欲竭而见右手足不遂，舌謇不语，面赤便秘，腹胀息粗，苔裂舌绛，米饮不沾，右洪滑等症状。起病来经多方求治，前医考虑外感所致，予以疏风之法不效。后成阳明腑实之证，又予以通腑泄热，清热化痰之法。患者初起症状因热盛动风所致，本应予以清热息风之法，他医误以疏风之法，导致病邪进一步深入，形成阳明腑实，痰热动风之候。延请王孟英治疗，予以通腑泄热，清热化痰之法，然患者家属恐便泻欲脱，置不敢用，导致腑实更甚，劫伤阴津，终致热结阴伤证。

问：本案治疗用药有何特色？

答：治以急下存阴。以前方加大黄通腑泄热，急下存阴。黑屎连下，热随便下，诸症减轻。经治疗热减症轻之后，去大黄，防通下泄热之后损伤正气。热虽泄，考虑气随津脱，津伤未复，予以西洋参、生地、麦冬、丹皮、薄荷，益气滋阴生津。后又专用甘凉充津涤热之品，扫除余热。热退之后，专以滋阴之品，补充阴液。

案5

赵秋舲进士，去秋患左半不遂。伊弟笛楼，暨高弟许芷卿茂才，主清热蠲痰治之，未能遽效，邀孟英诊之。脉甚迟缓，苔极黄腻，便秘多言。令于药中和入竹沥一碗，且以龙荟、滚痰二丸相间而投。用药固甚合法，何于脉之迟缓处未见照顾。二丸各用斤许，证始向愈。如此而止，殊少善后之法。今春出房，眠食已复，而素嗜厚味，不戒肥甘。孟夏其病陡发，孟英诊之，脉形滑驶如蛇，断其不起，秋初果殁。

《王氏医案续编》

【赏析】

问：本案诊断如何理解？

答：本案中风病患者经多方治疗，证虽愈而少善后，又饮食不节，终致不治而死。因痰热内蕴，肠燥便秘，热扰心神而见半身不遂，苔黄腻，便秘多言等症状。前医先予以清热蠲痰之法，虽法对其证，然效力不及，痰热未能分离，所以未能遽效。证情向愈之后，尚要根据病情，予以调摄。患者愈后胃气不足，本应清淡饮食，然不戒肥甘，终致痰浊内阻，脾胃之气衰竭而殁。

问：本案治疗用药有何特色？

答：治以清热豁痰，通腑泄热。予竹沥一碗清热化痰，龙荟、滚痰通腑泄热，豁痰开窍药甚合法。然脉见迟缓，其证邪实外尚有正气不足之象，治疗时应顾护正气，不可一味祛邪。

案6

赖炳也令堂，年近古稀，患左半不遂，医与再造丸暨补剂，服二旬病如故。

孟英按脉弦缓而滑，颧赤苔黄，音微舌蹇，便涩无痰。曰：此痰中也，伏而未化。与犀角、羚羊、竹茹、贝母、菖蒲、半夏、花粉、知母、白薇、豆卷、桑枝、丝瓜络等药。服三剂而苔化，音渐清朗。六七剂腿知痛，痰渐吐，便亦通。既而腿痛难忍，其热如烙，孟英令涂葱蜜以吸其热，痛果渐止。半月后，眠食渐安。二旬外，手能握，月余可扶腋以行矣。

《王氏医案续编》

【赏析】

问：本案诊断如何理解？

答：本案年近古稀因阴虚内热，顽痰深伏而见半身不遂，腿痛，颧赤便涩，音微舌蹇，苔黄，脉弦缓而滑等症状。前医见患者左半不遂，误以为风痰阻络所致，予以再造丸治疗，病情如故。患者半身不遂本为阴虚动风，顽痰深伏所致，前医不明其理，予以祛风化痰，活血通络之法，顽痰内伏，未能外出，正虚未能抗邪，是以病情如故。

问：本案治疗用药有何特色？

答：治以清热滋阴，豁痰开窍。方中以犀角清热解毒，凉血定惊；羚羊角平肝息风，散血解毒；两药合用，凉肝息风。竹茹、半夏、菖蒲、贝母寒温并用，豁痰开窍；津亏，肠失濡润则便涩，以花粉、知母清热生津，肠润便通；白薇性寒，味苦咸，清解虚热；豆卷清热透邪；桑枝、丝瓜络祛风通络活血。药合病机，苔化，音渐清朗，腿有知觉，痰渐吐，便亦通，诸症渐除。药后腿有感知而疼痛难忍，其热如烙，此属里热灼络所致，孟英令涂葱蜜以吸其热，而痛渐止。

案 7

徐梦香年近六旬，患手颤不能握管，孟英以通补息风药，吞指迷茯苓丸而安。仲秋类中，遗溺痰升，昏瞀妄言，汗多面赤，急延孟英视之。脉浮弦洪滑，盖吸受热邪，而连日适服参汤也。与羚羊角、石菖蒲、连翘、栀子、桑叶、菊花、川楝子、石斛、知母、花粉、竹沥、银花、青蒿、白薇等药。一剂知，二剂神清，乃去羚羊角、菖蒲，加竹茹、贝母、滑石投之。下利赤白如脓垢者数日，始知饥纳谷，渐以调理而愈。匝月即能作画，季秋仍幕游江右。

《王氏医案续编》

【赏析】

问：本案诊断如何理解？

答：本案患者前后两次类中，首次因肝肾不足，痰湿阻络而出现手颤不能握管等症状；仲秋再次类中，因热邪侵袭，里热内盛，灼津为痰，痰热上扰清窍则见昏瞀妄言，汗多面赤，遗尿痰升，脉浮弦洪滑等症状。

问：本案治疗用药有何特色？

答：首次予以燥湿和中，化痰通络之法；再次予以清热化痰，息风止痉之法，用羚羊角平肝息风，银花、连翘、栀子清热解毒；桑叶、菊花疏散风热，平抑肝阳；石菖蒲化痰开窍，化湿行气；川楝子疏肝泄热，石斛滋养阴津，补益脾胃；知母、花粉清热滋阴；竹沥清热化痰；青蒿、白薇清解虚热。药后神清窍开，祛羚羊角、菖蒲开窍之品，防寒凉太过；加竹茹、贝母、滑石清热化痰。痰热随利下而去，故脾胃之气复而见知饥纳谷。邪去而正气有待来复，渐以调理而愈。

案8

温敬斋令正，九月间忽然四肢麻木，头晕汗淋，寻不能言，目垂遗溺，浑身肤冷，急请孟英视之。脉微弱如无，乃虚风内动，阳浮欲脱也。先令煮水以待药，与东洋参、黄芪、龙骨、牡蛎、桂枝、甘草、茯苓、木瓜、附子九味煎数沸，随陆续灌之。未终剂，人渐苏，盖恐稍缓则药不能追也。

《王氏医案三编》

【赏析】

问：本案诊断如何理解？

答：本案患者因虚风内动，阳浮欲脱而见四肢麻木，头晕汗淋，寻不能言，目垂遗溺，浑身肤冷，脉微弱如无等症状。

问：本案治疗用药有何特色？

答：王孟英据证予以回阳救急，顾护阳气之法，并以重镇之品镇潜息风。方中附子辛热，回阳救逆，补火助阳；东洋参尤为奇妙，具有"通十二经脉"之效，气血随之流行全身；黄芪、甘草、茯苓健脾益气；桂枝调和营卫，温通经脉；龙骨、牡蛎虽为重镇之品，具有收敛之性，然"敛正气而不敛邪气"，镇潜息风；木瓜舒筋活络。本案药物煎服有特色：煎药随病情缓急灵活变通。病急者为挽救患者于危殆之时，可先煮水以待药，随陆续灌之，时时顾护正气。附子有毒，当久煎，病急时不我待，是以药陆续放而煎数沸。

案9

辛亥春，许辛泉患类中，诸医佥从虚治。孟英诊脉沉滑而数，且体厚苔黄，亟宜化痰清热。疏方毕，人皆不以为然。唯其子秋芦极佩服云：五年前家父患恐惧多疑，曾屈诊视，方案犹存。若合符节，只因家父性喜温补，前之病根不拔，酿成今日之疴，先生卓见不可及也。奈病者依然不语，不刈根株，延至壬子夏复中而殒，年未五旬也。并识之以为不究病情，好服温补者鉴。

《王氏医案三编》

【赏析】

问：本案诊断如何理解？

答：本案壮年好服温补者，因肝肾不足，痰热内蕴患类中，而见体厚苔黄，脉沉滑而数等症状。

问：本案治疗用药有何特色？

答：王孟英以证为据，予以清热化痰之法。

问：本案意义何在？

答：误案以示警。本案患者虽不治而亡，然其过程有借鉴之意，以警示患者及医者。恐惧伤肾，肾阴不足，胆气不固则多疑，患者性喜温补，伤阴壅气，气滞蕴热生痰，痰热阻窍则类中，患者不遵医嘱，继进温补蕴热之品，终致不治而亡。

三、眩晕

案1

一老广文，俸满来省验看。患眩晕，医谓上虚，进以人参、黄芪等药，因而不食不便，烦躁气逆。孟英诊曰：下虚之证，误补其上，气分实而不降，先当治药，然后疗病。与栀子、豆豉、黄芩、桔梗、枳实、橘皮、紫菀、贝母。一剂粥进便行，嗣用滋阴息风法而愈。

《王氏医案续编》

【赏析】

问：本案诊断如何理解？

答：本案眩晕患者，因邪气实于上而正气虚于下，症见眩晕，不食不便，烦躁气逆等症状。前医考虑其为上虚眩晕，故补其上，导致气实不降，上壅更甚，气不下行，胃气不降，腑气不通，邪无出路，内蕴生痰。

问：本案治疗用药有何特色？

答：因药误治，当先治药，而后疗病。治当先去上壅，清热燥湿，行气化痰。方中栀子清热降火，通利三焦，豆豉下气调中，两者相合可吐之而畅气机。黄芩清热燥湿；桔梗宣肺祛痰；枳实、橘皮、贝母行气宽中化痰；紫菀下气消痰。气行痰消，胃气得降，肠气得通则便行。兼证得解而下虚之眩晕仍在，是以当继进滋阴息风之品。

案2

比丘尼心能，体厚蹒跚，偶患眩悸。医以为虚，久服温补，渐至发肿不饥。仲夏延孟英视之。脉甚弦滑，舌色光绛，主清痰热，尽撤补药。彼不之信，仍服八味等方，至季夏再屈孟英诊之。脉数七至，眠食尽废，不可救药矣。果及秋而茶毗。

《王氏医案续编》

【赏析】

问：本案诊断如何理解？

答：本案女性出家人，因痰热内蕴，肝风暗动而见眩悸，体厚蹒跚，发肿不饥，舌色光绛，脉甚弦滑等症状。前医考虑其眩悸为虚损所致，故予以温补。眩悸虽多因虚而致，但实证亦不少。本案除眩悸外，脉滑实，毫无虚象，实是痰热内阻，气血运行不畅，心脑失养则眩悸并见，经筋不得濡润则体厚蹒跚。治当清热化痰，行气活血，然前医予以温补，温助热，补壅气，导致内热更甚，气机不畅，肝风暗动。

问：本案治疗用药有何特色？

答：王孟英脉症结合，断其为实证，当去补药，再以清热化痰，息风止痉之品，病情当缓。然患者不信，仍进八味丸等温补，壅滞气机，助热竭阴而见脉数七至，神机俱废则眠食尽废，终不治而亡。

案3

胡秋谷令爱，年甫笄，往岁患眩晕。孟英切其脉滑，作痰治，服一二剂未愈。更医谓虚，进以补药颇效，渠信为实然。今冬复病，径服补药，半月后，眠食皆废，闻声惊惕，寒战自汗，肢冷如冰，以为久虚欲脱，乞援于孟英。脉极细数，阴已伤矣。目赤便秘，胸下痞塞如桦，力辨其非虚证。盖痰饮为患，乍补每若相安，具只眼者，始不为病所欺也。投以旋覆花、代赭石、竹茹、贝母、蛤壳、花粉、桑叶、栀子、瓜蒌、薤白、黄连、枳实等药，数服即安，而晕不能止，乃去赭、薤白、瓜蒌、枳实，加玄参、菊花、二至、三甲之类。服匝月始能起榻。眉批：痰火为患，十人常居八九，而医书所载皆治寒痰之法，十投而十不效。今得孟英大阐治热痰之法，真可谓独标精义矣。

《王氏医案续编》

【赏析】

问：本案诊断如何理解？

答：本案刚及笄的少女，因痰火作祟而见眩晕，眠食皆废，闻声惊惕，寒战自汗，肢冷如冰，目赤便秘，胸下痞塞如桦，脉极细数等症状。起病来，患者经过多次治疗。王孟英认为初起为痰作祟，当以祛痰剂。眩晕多为痰饮所致，且为热痰。百病皆由痰作祟，多为虚实夹杂之证。患者初起眩晕确为痰作祟，一二剂未愈，因虚实夹杂所致，当须继进化痰加补虚之品。换医后，医者以为纯虚所致，予以补药，正虚复而效。患者冬复病，本为痰热内阻所致，治当清热化痰，患者未加辨证径服补药，使邪热深伏不解，不能外达，热深厥亦深。

问：本案治疗用药有何特色？

答：治当从急，从实治，予以清热化痰之品，后投以补虚之药。王孟英结合脉症，脉极细数，热邪伤阴所致。热蒸于上则目赤，痰热内阻，胃气不降，肠气不通则便秘；胃气虚弱，痰浊内阻，气逆不降则胸下痞塞如桦。此案虚实夹杂，以实为主，而非纯虚证。方中旋覆花苦辛性温，降逆下气化痰；代赭石甘寒质重，降逆下气，助旋覆花降逆化痰；竹茹、贝母清热化痰；蛤壳清降痰热，利气机。栀子、黄连清泄气分邪热，清心降火；花粉清热滋阴；桑叶清热泻火；瓜蒌、薤白、枳实宽胸利气化痰。数服即安，而晕不能止，属下虚所致，去药性偏重之品，予以填补下虚之药；乃去代赭石、薤白、瓜蒌、枳实，加玄参、菊花、二至、三甲之类，补益肝肾，滋阴生津。

案4

仁和胡次瑶孝廉，北上未归，其令正于仲夏陡患肢麻昏晕，速余往视。面微红，音低神惫，睛微赤，舌苔微黄，足微冷，身微汗，胸微闷，脉微弦。乃本元素薄，谋虑萦思，心火上炎，内风随以上僭也。不可误以为痧闭，而妄投香燥辛散之品。以人参、龙骨、牡蛎、菖蒲、黄连、石英、麦冬、小麦、竹叶、莲子心为方，两服而愈。寻与平补以善其后。

《归砚录》

【赏析】

问：本案诊断如何理解？

答：本案素体本虚之人，因儿北上未归，思虑担忧过度，暗耗心神，心阴不足，阴虚及阳，虚火上炎而见面微红，音低神惫，睛微赤，足微冷，身微汗，胸微闷，肢麻昏晕，舌苔微黄，脉微弦等症状。痧闭亦见胸闷、肢冷之症，但脉多沉弦而滞，甚则沉伏，为寒闭于外所致，可以辛香温燥之品开寒闭。但是此案属虚风内动，阴损及阳所致，忌辛温，以防助热伤阴，风动阴竭。

问：本案治疗用药有何特色？

答：证属虚实夹杂，治当清补兼施。本案患者素禀不足，心火上炎，阴损及阳，治以清心泻火，益阴和阳，重镇安神。方中人参益气扶正，龙骨、牡蛎性寒质重，重镇安神；菖蒲化痰开窍，黄连清热解毒，竹叶、莲子心清心泻火，紫石英镇心安神，降逆气。麦冬清热滋阴，小麦养心安神。药以寒凉清热生津为主，热去则当以平补以善其后。

四、黄疸

案1

张某患发热，医知其非寒邪也，用清解药数帖，腿痛异常，身面渐黄。孟英诊之，脉滑实，腹胀口干。与茵陈大黄汤。两剂便行，而各恙霍然。

《王氏医案续编》

【赏析】

问：本案诊断如何理解？

答：本案张某因发热服清解药后出现腿痛和身目发黄的症状。患者脉象滑实，为内有痰湿；腹胀口干，为邪热阻滞；身目发黄，为痰湿蕴热，蒸郁胆汁，泛于肌表；出现腿痛，为湿邪驱下，阻滞局部，气血不通，不通则通。

问：本案治疗用药有何特色？

答：以茵陈大黄汤治之，以茵陈、大黄、枳实、山栀、厚朴、滑石、甘草，分消湿热。茵陈清热利湿退黄，滑石、山栀助茵陈利湿泄热，大黄、枳实、厚朴、甘草仿小承气及调胃承气汤攻下腑实；茵陈大黄汤利湿退黄，攻下便结。王孟英依据舌脉及主要症状辨证施治，用药精当，服用两剂患者大便即行，湿热实邪随大小便而出，故身黄腿痛、腹胀口干等症状顿除。

案2

翁嘉顺之妇弟吴某，劳伤之后，发热身黄，自以为脱力也。孟英察脉软数，是湿温重证，故初起即黄，亟与清解。大便渐溏，小溲甚赤，湿热已得下行，其热即减。因家住茅家埠，吝惜舆金，遽尔辍药。七八日后复热，谵语昏聋，抽痉遗溺，再恳孟英视之，湿热之邪扰营矣。投玄参、犀角、菖蒲、连翘、竹茹、竹叶、银花、石膏，泄卫清营之法，佐牛黄丸、紫雪丹而瘳。臀皮已塌，亟令帖羊皮金，不致成疮而愈。

《王氏医案续编》

【赏析】

问：本案诊断如何理解？

答：本案吴某因过劳伤正，出现发热、身黄等症状。孟英重视脉诊，脉软数，且起病即出现身体发黄，认为属湿温重证。《内经》就已提出"脉舍神"的观点，正气的强弱、邪气的盛衰都可通过脉象反映，温病进程中脉象变化多端，湿温初期可见软数脉，提示湿热并重。

问：本案治疗用药有何特色？

169

答：孟英认为患者属湿温重证，治疗宜清热利湿退黄，热初入营，治以清营泄热，透热转气。以犀角清热解毒，玄参滋阴清热，菖蒲配竹茹豁痰开窍，竹叶、银花透热转气，石膏泄卫热，佐以牛黄丸、紫雪丹，切中病机，患者服药后快速好转。患者服药后湿热下行，渐从大小便而去，但由于患者吝惜钱财，病邪未尽除即停药。七八日后再次发热，出现谵语昏聋，抽痉遗溺等湿热扰营的症状。针对患者病情的突然变化，王孟英配合外治。患者臀皮已塌，极易成疮，孟英嘱外敷羊皮金，疮未发而愈。详细诊查病患，发现将发之疮，灵活配合外治法，促进疾病痊愈。

案3

陈福，陡患身面如金，便血吐血，求孟英视之。身热苔垢，而肢冷手紫，脉至如丝。曰：此急黄证而兼血溢于上下，即所谓瓜瓤瘟也，药不及救。越日果亡。

《王氏医案续编》

【赏析】

问：本案诊断如何理解？

答：本案陈某突然身目发黄，便血吐血，诊为瓜瓤瘟。《杂病源流犀烛·瘟疫源流》载"瓜瓤瘟，胸高胁起，呕血如汁是也"。证情多属危重，治宜生犀散、加味凉膈散等。王孟英为何判断患者药不及救？因患者身热苔垢，为热毒浊邪内蕴；肢冷手紫，为阳气欲竭；脉至如丝，为阴血急亏；此为急黄证兼出血便血，正气将竭，"有形之血不易速生"，气随血脱，兼热毒充斥体内，故孟英认为药不及救，说明瓜瓤瘟预后凶险。

案4

黄某，敦爱局疡医也。年逾六旬，忽患背疽，闻服人参、鹿茸等药七日而亡。夫背疽之败，何至如是之速？必是暑热为患，而误从温托耳。杨素园大令批《仁术志》云：朱砂不宜入煎剂，当生研少许调服。愚谓朱砂但忌火炼，不忌汤煎，且整块而煎，仅取其气，较研服其质者尤无弊也。余㻶花《印雪杆随笔》云：刑幕郑春潭患秋感发狂，谵语喃喃，若与人争辩，谓有二鬼向其索命，乃索笔作遗嘱，处分身后事，如是者数昼夜。山右武君视之曰：非鬼也，病由邪热未清，遽服补剂耳。如法治之，浃旬而起。设非武君不又为谈因果者添一公案哉。子芍之证，亦犹是耳。

《王氏医案三编》

【赏析】

问：本案诊断如何理解？

答：本案疡医黄某突然身患背疽，误服人参、鹿茸等药七日而亡。王孟英认为该患是因暑热内积，而发背疽，却误用温补托疮药治疗，暑热得温药而愈炽，阴液煎绝，病情加速恶化，最终导致病人死亡。

问：本案治疗用药有何特色？

答：治疗背疮，辨病需与辨证相结合，审明病因，辨证施治本患尚有一线生机，不辨寒热，妄用温补，则性命徒陨。对于朱砂的煎服法，王孟英认为不应拘泥杨素园所言，朱砂不宜入煎剂，当生研少许调服。王氏认为朱砂只忌火炼，不忌汤煎，且整块而煎，仅取其气，较研服其质者尤无弊也。朱砂是《神农本草经》上品药开篇第一味药，朱砂之所以为上品之首，是由于古代认为其功效特殊，"丹砂，味甘，微寒，主身体五脏百病，养精神，安魂魄，益气明目，杀精魅邪恶鬼，久服通神明，不老。能化为汞。生山谷。"清代著名医家徐灵胎言："凡上品之药，皆得天地五行之精气以成其质。人身不外阴阳五行，采其精气以补真元，则神灵通而形质固矣。但物性皆偏，太过不及，反足为害，苟非通造化之微者，未有试而不毙者也。"王孟英凭借多年用药经验，总结出朱砂的煎服法，认为整块而煎，仅取其气，效果益佳，可谓深谙医理。

问：王孟英对于鬼神之说有何见解？

答：孟英认为医者不因迷信鬼神之说，宜从实际出发，客观辨证。刑幕郑春潭患秋感发狂，妄见妄闻，自以为将死而见鬼神，山右武君认为实由邪热未清，因证施治，驱邪扶正，治之浃旬，病患大有好转。

五、癥瘕积聚

案1

王士乾室，素多郁怒，气聚于腹，上攻脘痛，旋发旋安。花甲外病益甚，医治益剧。李西园荐孟英视之。曰：此非人间之药所能疗矣。辞不与方。其夫、子及婿环乞手援。孟英曰：既尔，吾当尽力以冀延可也。然腹中聚气为瘕，攻痛呕吐，原属于肝。第病已三十载，从前服药，谅不外乎温补一途。如近服逍遥散最劫肝阴，理中汤极伤胃液，用古方不可不知此意。名虽疗疾，实则助桀。人但知呕吐为寒，而未识风阳内煽，水自沸腾。专于炉内添薪，津液渐形涸竭。奈医者犹云水已不吐，病似渐轻，是不察其水已吐尽，仅能哕逆空呕，所以不能纳谷。便秘不行，脉弦无胃，舌萎难伸，蕴隆虫虫，何所措手！可谓女人亦有孤阳之病矣。勉以西洋参、肉苁蓉、麦冬、葳蕤、生白芍、石斛、竹茹、柏子霜、紫石英为方，猪肉煮汤煎药，和入青蔗浆、人乳。服后呕哕皆止，人以为转机。孟英曰：譬草木干枯已久，骤加灌溉，枝叶似转青葱，奈根荄槁矣，生气不存，亦何益耶！继而，糜粥渐进，颇思肉味，其家更喜以为有望。孟英曰：且看解后何如？越数日，大便颇畅，殊若相安，亟迓复诊。孟英曰：枉费苦心矣。脉不柔和，舌不润泽，审病者宜识此二语。虽谷进便行，而生津化液之源已绝，药石焉能于无中生有哉！夏至后果殒。

《王氏医案续编》

【赏析】

问：本案诊断如何理解？

答：本案王士乾之妻，平素多郁怒，气聚于腹，上攻脘痛，时常发作后可自行缓解，年过六十之后更加严重，经医生治疗之后更加剧烈。孟英认为，此患者几乎已不可救药，但患者家属万分希望孟英遣方救治。患者常年郁怒，腹中聚气为瘕，故攻痛呕吐，此病原属于肝。而且患者此病已三十多年，从前所服多为温补之药，近期所服逍遥散劫肝阴，理中汤伤胃液，更加重了病情。前医见患者呕吐便判断为寒证，而未分析病机的本质，如风阳内煽，水亦沸腾，也会出现呕吐的症状，而专用逍遥散、理中汤等剂无异于炉内添薪，最终导致患者津液渐形涸竭。奈何医者认为患者用药后不吐是病情减轻，实不知患者水已吐尽，津液大伤，只能哕逆空呕，不能饮食，便秘，脉弦无胃，舌委难伸，病势危急，实乃女子之孤阳之病。

问：本案治疗用药有何特色？

答：孟英给予气阴双补之西洋参；温补肾阳之肉苁蓉；滋阴润肺之麦冬；润

肺滋阴，养胃生津之葳蕤；养血敛阴之生白芍；益胃生津，滋阴清热之石斛；清化热痰之竹茹；养心润肠通便之柏子霜；暖宫温肺镇心之紫石英为方，补肾滋阴润燥之猪肉煮汤煎药，加入清热润燥，止渴生津之青蔗浆；补益五脏之人乳。患者服后呕哕皆止，人以为有转机。孟英却以为，患者病情深重，如同草木的根已枯败，如今骤加灌溉，枝叶似转青葱，其实并无生气。随后，患者可以渐渐进食糜粥，也想吃肉，其家人以为患者转危为安，孟英认为需进一步观察，几天之后，患者大便通畅，诸症转安，邀请孟英复诊。孟英切诊，发现患者脉不柔和，望诊发现患者舌不润泽，实乃胃气已绝，虽然患者暂时饮食正常，大便通畅，但生津化液之源已绝，药物不可救治，夏至之后患者果然不治而亡。孟英重视诊脉、察舌，由此判断胃气存亡，以预测病人预后。

案2

胡季权令正，许子双之女弟也。初于乙巳患乳房结核，外科杂投温补，此乳岩之渐也，岂有用补之理？核渐增而疼胀日甚，驯致形消汛愆，夜热减餐，骨瘦于床。孟英诊曰：郁损情怀，徒补奚益？岂唯无益，愈增其病矣。初以蠲痰开郁之剂，吞当归龙荟丸。因误补之后，故用此丸，否则可以不必。痛胀递减，热退能餐，月事乃行，改投虎潜加减法，服半年余而起。凡前后计用川贝母七八斤，他药称是。今春因哭母悲哀，陡然发厥，与甘麦大枣，加龙骨、牡蛎、龟板、鳖甲、磁、朱、金箔、龙眼而安。

《王氏医案续编》

【赏析】

问：本案诊断如何理解？

答：本案胡季权之妻，数年前患乳房结核，外科医家杂投温补之药，渐成乳岩之势。孟英认为，万不可单纯投以补药，乳核逐渐增大而疼胀日甚，最后导致患者形体消瘦，月经愆期，夜热，纳差，瘫痪于床。孟英诊查之后，认为患者乃情志抑郁所致乳房疾病，单纯使用补益药物非但无益于病情，反而会加重疾病。

问：本案治疗用药有何特色？

答：孟英遣方用药谨审病机，患者最初由于情志抑郁而致乳房疾患，实乃气滞痰郁，孟英给予蠲痰开郁之剂，又考虑到患者误服温补之药，便嘱服泻火通便之当归龙荟丸，后诸症缓解，缓则治其本，患者卧床不起，实乃阴虚火旺、筋骨萎软，故投以滋阴降火，强壮筋骨之虎潜丸，效果显著。患者服药后乳房胀痛日益减轻，热退能食，月经已行，故改投滋阴降火，强壮筋骨之虎潜丸加减治疗。患者服药半年余之后效果显著，可以起床。前后一共用了清热化痰散结之川贝母七八斤。后患者因悲伤过度突然发厥，孟英以和中缓急、滋阴潜阳之药救治，顿起沉疴，辨证之透彻，用药之精当，由此可见一斑。今年春季因其母去世，过分悲哀，突然发厥，给予患者养心安神，和中缓急之甘麦大枣汤，加平肝潜阳之龙骨、牡蛎；滋阴潜阳之龟板、鳖甲；平肝潜阳、安神镇惊之磁石；清心镇惊，安神解毒之朱砂、金箔；益心脾，补气血之龙眼。诸药和用，共奏和中缓急、滋阴潜阳之功，患者服药而愈。

第六节　肾系病

一、淋证

案1

陈芰裳患淋久不愈，延至溽暑，邀孟英诊之。曰：易事耳。与补中益气汤而愈。

《回春录》

【赏析】

问：本案诊断如何理解？

答：本案为淋证，症见小便淋漓不尽，日久不愈，一直延至暑湿之令，其他脉症记述不详。淋证是指以小便淋沥不尽，尿频、尿痛，或同时有小腹拘急、溲有砂石为典型表现的病证。多为湿热下注、肾虚等引起的膀胱气化功能障碍、水道通调功能失职所致。根据临床表现可以分为冷、热、气、劳、膏、砂等不同。本病初始病机为膀胱湿热，肾虚为本。随着疾病的发展，湿、热可以相互转化，其与中气的盛衰密切相关，即如薛生白所云"中气实则病在阳明，中气虚则病在太阴"。故老年患者体质多虚，或患病日久、反复发作者，或过用苦寒清利之剂者，均易伤脾胃之阳，脾阳虚衰，无以运化，水湿内阻，湿阻气滞，气机不畅，日久可致中气下陷，从而导致水道通调功能障碍，加之肾的蒸腾气化失职，膀胱气化功能障碍，而致淋病发生。本案即为气虚淋证。其症状多以尿频、尿急为突出表现，并伴有倦怠乏力，纳呆腹胀，腰酸腰痛，夜尿增多，尿有余沥，舌淡苔白，脉沉细无力等表现。

问：本案治疗用药有何特色？

答：气虚为本证关键，故治宜补而升之，以补中益气汤为主，益气升阳，恢复膀胱的气化功能。方中黄芪益气补中，升阳固脱；白术、人参健脾益气，并增强黄芪补中之力，中气充足，气机通畅则水道利，否则，如《灵枢》所言"中气不足，溲便为之变"；当归养血和营；陈皮理气宽中，配以升麻、柴胡升阳举陷，使清阳得升，浊阴得降，膀胱气化功能恢复，则小便如常。

案2

周菊生令正，患少腹酸坠，小溲频数而疼，医投通利不效，继以升提温补，诸法备试，至于不食不寐，大解不行，口渴不敢饮水，闻声即生惊悸。孟英脉之曰：厥阴为病也，不可徒治其太阳。先与咸苦以泄其热，续用甘润以滋其阴，毫不犯通渗之药而愈。

《回春录》

【赏析】

问：本案诊断如何理解？

答：本案为淋证，症见小便频数，排尿不畅，并伴有疼痛，少腹酸坠，不欲饮食，不寐，大便难解，口渴而不欲饮水，闻水声则生惊悸等症状。患者经多方诊治，医者或考虑其症状为小便不畅且痛，予以利尿通利之品；或考虑其症见小便频数，而予以升提温阳之物，均不效。王孟英认为，淋证以湿热贯穿病程始终，根据体质、用药等因素，围绕着湿热的相互转化。本案患者症见少腹酸坠，酸为热邪灼液而致；小溲频数而疼，为热实兼夹阴虚；大便不解，此为肺胃生化之源已伤；闻声即生惊悸，说明心肝之阴大耗。故孟英曰"厥阴为病也"。为热重于湿兼阴液大伤，虚实夹杂证。

问：本案治疗用药有何特色？

答：治以清热养阴，祛邪扶正并举。通渗是为治实证所用，前医误用通渗之法，只重其实而未见其虚，则犯虚虚之戒。本案虚实夹杂，故治宜咸苦泄热以治其实，继用甘润滋阴以治其虚，本案仅言治法，未明其方，此为憾也。

案3

朱湘槎令媳，患小溲涩痛，医与渗利，反发热头疼，不饥口渴，夜不成眠。孟英诊之，脉细数，乃阴虚肝郁，化热生风，津液已烁，岂容再利？与白薇、栀子、金铃、知母、花粉、紫菀、麦冬、石斛、菊花，服之即愈。愈后仍当以滋阴善后。

《王氏医案续编》

【赏析】

问： 本案诊断如何理解？

答： 本案女性患淋证，症见小便涩痛，经治疗后，反见发热、头痛、不饥、口渴、不寐、脉细数等症状。前医根据小便涩痛，排出不畅之症状，予以通渗利尿之品治疗。利尿通渗药是治疗淋证之常用方法，很多时候的确能起到利尿通利之功效。然患者服用后，效果不佳，导致病情反而日益加重。

淋证，医家多从膀胱、三焦和肾立论，因水液代谢与诸脏密切相关，然与肝亦相关。人体的水液代谢，虽赖肺的宣发、脾的运输、肾的蒸腾气化，但与肝的疏泄条达密不可分。肝者，将军之官，体阴而用阳，主疏泄，能协调脏腑气机，调理三焦水道，内寄相火，其性最急。清·傅青主所言"夫肝之性最急，宜顺而不宜逆"，若肝阴不足，不能条达，气机不畅，气郁化火，郁火内炽，则膀胱受扰，可见淋证。正如赵羽皇有云"盖肝性急善怒，其气上行则顺，下行则郁，郁则火动而诸病生矣……发于下，则小腹痛疝而或溲溺不利"。尤其女子，以肝为先天，以血为本，易于肝气郁滞，或精血不足，肝失所养。本案女性患者，症见小溲涩痛，为热炽阴伤所致，忌用通利；通利而更伤阴，则见发热、口渴、脉细；肝阴虚气滞，气郁化火，火热上炎，经气不利，则见头疼、不寐。

问： 本案治疗用药有何特色？

答： 治以养阴清热，疏肝理气。方中栀子、菊花清泻肝热；知母、花粉清热养阴、止渴；白薇清热凉血、利尿通淋；川楝子苦寒降泄，清肝火、泄郁热、行气止痛；紫菀降气通利；麦冬、石斛养阴生津。

案 4

吕慎庵云：余于去冬行路过劳，两足剧痛，调治至今年春杪，似觉小效，而阴头觉冷，因食牛骨髓以冀收功，遂患便浊，茎中梗涩，时欲小溲，腰脊板痛，俯不能仰，清心益肾之品，备尝无效。秋初拖舟直诣潜斋请诊。孟英先生曰：胆经郁火未清，所服牛髓壅气助火，是犹适燕而南其指矣。爰定：沙参四钱，直生地六钱，淡当归一钱，女贞三钱，旱莲三钱，盐川柏一钱，酒龙胆八分，生薏仁四钱，川楝肉钱半，丝瓜络钱半，生甘草梢六分，砂仁八分研冲。一方服十剂，溺涩已减，腰足犹疼，请改方。先生以沙参四钱，生地六钱，淡归身钱半，络石四钱，柏子霜三钱，淡肉苁蓉一钱，酒川柏一钱，川楝肉钱半，鲜竹茹三钱，藕汁一杯和服，为剂。亦服十数帖，症去八九，而小溲犹浑有秽气。先生令以虎潜九料熬成膏，藕粉和杵为丸，服至三料，小溲清畅，粗健如常。是证也历半载有余，屡访前辈证治，未有毅然直指病源如先生者。获痊后铭感无既，隔垣之视，允宜垂世，敢赘数言，以备采辑。

《王氏医案三编》

【赏析】

问：本案诊断如何理解？

答：本案患者病情较为复杂，初期因过劳而致两足剧痛，经调治后至春，而觉阴头发冷，便浊，阴茎梗涩，时欲小便，腰脊疼痛，不能仰卧等症状。孟英谨察病机，治分弟次。根据茎中梗涩，时欲小溲，准确把握病机，为胆经郁火未清，正如叶天士所云"淋属肝胆"。案中虽未言，但脉症中必兼有实热之象。

问：本案治疗用药有何特色？

答：治以清热养阴散郁。方中沙参、生地养阴清热；女贞子、旱莲草养肝肾之阴，清虚热；黄柏清下焦湿热；龙胆草清肝胆实火；当归、丝瓜络养血活血通络，血行以利水；薏仁健脾利水；川楝子行气、泄热；生甘草清热和中，调和诸药。一诊服药后溺涩已减，而腰足犹疼，故治以养阴通络，利关节为主。方中沙参养阴生津；生地、当归滋阴养血活血；络石活络，利关节；柏子霜养心安神；肉苁蓉滋肾，补精血，强筋骨；黄柏清利湿热；川楝子行气、泄热、止痛；竹茹清热化痰；藕汁养阴和血。药后，证去八九，故以丸药固之，服用虎潜丸，滋阴降火，强壮筋骨。

二、癃闭

案1

运粮千总马香谷，患溺秘欲死。所亲赵春山司马，延孟英视之。脉坚体厚，口渴苔黄。投知、柏、栀、楝、犀、菀、蒌、茹之药，送当归龙荟丸而瘥，竟不复发。

《王氏医案续编》

【赏析】

问：本案诊断如何理解？

答：癃闭，是以小便量少、排尿困难，甚则小便闭塞不通为主症的一种病证。其中，小便不利，绢滴而出，尿量短少，病势缓者称为"癃"；小便闭塞，点滴皆无，病势较急者称为"闭"，二者称为癃闭。本案患者小便闭塞不通，病症较重，但结合舌脉，脉坚体厚，口渴苔黄一派火热实证。实热内蕴，气化受碍，而致癃闭。并常伴有大便秘结，腑气不通，膀胱气化失常，加重小便不利。

问：本案治疗用药有何特色？

答：明·张景岳认为"大小便俱不通者，必选通其大便，则小便自通矣"，即开后窍以启前窍，此为经验之谈。本案王孟英采用此法，结合病机，治宜清泻三焦实热，通腑攻下，疏肝理气。运用汤丸并用的服药之法。当归龙荟丸清肝胆实火、导滞攻下之力较专，加用汤药，以助其清泻下焦实热、理气通便之功。方中知母、黄柏以助丸药清泄下焦实热；栀子入三焦经，以清三焦之火，并通利小便。明·李中梓有云"或有气滞，不能通调水道，下输膀胱者，顺气为急"，故加楝实疏肝行气，以助丸中橘红、苏叶、紫菀、旋覆花行气下气；犀角清热解毒，并入血分，防止火热太过而伤血分；竹茹清热化痰；瓜蒌清热止渴，理气通便。汤丸并举，相辅相承，因势利导。清热攻下，疏肝理气，通畅下焦脏腑气机，大便顺畅，从而开后窍以启前窍，则小便自下。

案 2

钱希敏室坐草二日，即未分娩，忽患小便不通，势甚亟，乃速孟英视之。脉至滑数，睛赤口干，以为热结膀胱，气不化达。予车前子、滑石、血余、瓜蒌、知母、栀子、牛膝、紫菀、紫草为大剂投之，是通溺催生互用之法。服后溲仍不行，径产一男，既而胞下，溺满其中，始知儿出胞后，频饮汤水，尽贮其中也。孟英曰：此证古所未闻，余虽初不料其如此，然非开泄导下，则儿不即娩，吉凶未可知矣！而《折肱漫录》云：孕妇将产，如患小便不通，乃脾气虚弱，不能胜胞，故胞下坠，压塞膀胱使然，宜重剂白术大健其脾，则胞举而小便自通者，正与此证虚实相对，想其脉必有虚微之象也。

《王氏医案三编》

【赏析】

问：本案诊断如何理解？

答："癃闭"证名首见于《内经》，《素问·宣明五气篇》提出"膀胱不利为癃，不约为遗溺"，指出病位在膀胱。历代医家多以膀胱湿热治之。症除小便减少或闭塞外，多伴见口干、舌红苔腻、脉滑数等症，为湿热蕴结所，膀胱气化不达所致，正如清·吴谦所言"膀胱热结，轻者为癃，重者为闭"。本案患者为待产孕妇而骤见小便不通，伴见脉滑数、睛赤口干等热象，孟英认为是热结膀胱，气不化达所致。

问：本案治疗用药有何特色？

答：治以清热、通利、滑窍之品，即孟英所谓"通溺催生互用之法"。一诊服用方药后，产下一子，然小便仍不通。孟英豁然顿悟，究其原由，如《折肱漫录》中所云"乃脾气虚弱，不能胜胞，故胞下坠，压塞膀胱使然"。明·张景岳亦用所论，认为对于小便不通的妊娠妇女，乃"胎气下陷，尿孔被压"而成，病机为"气虚不能举胎"，故常用补中益气汤调养。本案之妙在于重用一味白术，功专力雄，补气健脾，以振脾阳，助脾运而小便自通。临床应用时，当注意两点：其一、白术当为生白术。因为炒白术功在补气健脾止泻，而生白术才具补脾气、振脾阳之功，若用炒白术则疗效大减。正如《本草正义》所云"能振动脾阳，而又最富脂膏，本能滋津液，尤无伤阴之虑"。生白术补益脾肺之气，使气行则水行，阳气升则水下行。其二，剂量一定要大。重用即为取其补气升阳力雄之功，否则补气之力不足，徒有补气之名，而无升阳之实，不仅水液不行，反而壅塞不通。

案3

管君芝山，拉余治其表嫂吴媪，年五十五岁。上年仲夏患癃二十余日，愈后小溲迄未通畅，已成痼疾。今秋分后，溺秘不行，医疗旬余，温如姜、桂、乌药，凉如栀、芩、黄柏，利如木通、滑石，皆不效，甚有用益智等以涩之者。渐至腰腹皆胀而拒按，胸高腿肿，不饥不食，大便不通，小便略滴几点，热痛异常，舌绛无津，渴喜沸饮，而不敢多啜，以增胀满，呻吟待毙。脉软而微，乃阴虚气化无权也。以沙参、熟地、连、蒌、芩、泽、麦冬、紫菀、牛膝、车前，加附子一钱，桂心五分，煎成冷服。一周时溺出桶许，而大便随行，进粥得眠，口苦而喜凉饮。即去附子、桂、连、萎、菀、膝，加知、柏、芍药、砂仁，数帖而起。缘境窘不复调理，痼疾闻犹存也。

《归砚录》

【赏析】

问：本案诊断如何理解？

答：本案为中老年女性患有癃闭之病证，症见小便不通，经前医诊治后，腰腹肿胀拒按，胸、腿俱肿，不饥不食，小便淋漓且有灼痛，大便不通，口渴喜沸饮，但不敢多饮，舌绛无津，脉软而微等症状。起病来经多方诊治，前医或予温阳行水之生姜、桂枝、乌药之品，或予利水通淋之木通、滑石等物，或予清热利湿之山栀、黄芩、黄柏之类，患者服用后效果不佳。王孟英认为，本案患者为中老年女性，《内经》有云"年四十而阴气自半也"，且"女子属阴，以肝为先天，以血为主"，即言妇女四十，其阴自半，其七七肾气渐衰，肝肾同源，精血互生，故宜见肝肾阴亏之象。肾阴亏虚，以致阳气不化，所谓"无阴则阳不化也"，故易致膀胱气化不利，则小便不通，腰腹肿胀；胃阴不足，则不思饮食。阴液亏虚，无水舟停，则大便不通；肾精不足，浮阳上越，则尿绢滴不出而灼痛。

问：本案治疗用药有何特色？

答：治以滋养阴液，引火归原。方中熟地味甘微温，大益精血，而其峻补真阴之中，又能兼助肾气，如张景岳所言"阴虚而神散者，非熟地之守，不足以聚之"；沙参、麦冬滋补阴液，又助肺金之气，清肃下行，以生肾水；黄连、黄芩以清浮热；瓜蒌理气通便；泽泻、车前子利水泻热；牛膝引浮越之火下行，并能滋补肝肾，活血化瘀；紫菀降气通利；少佐附子、桂心，从阴引阳，扶阳以生阴，使火归于根。药后，小便自利，大便得通，症见口苦而喜凉饮，阴虚火热之象已显，故继服原方，去温热、下引之品，加入知母、黄柏降火滋阴；芍药滋阴，养血活血；砂仁理气行滞。

三、肿胀

案1

钟耀辉年逾花甲，在都患肿。起自肾囊，气逆便溏，诸治不效。急买车返杭，托所亲谢金堂邀孟英治之。切其脉微而弱，虚象显然。询其溺清且长，曰：都中所服，其五苓、八正耶？抑肾气、五皮也？钟云：诚如君言，遍尝之矣，而病反日剧者何哉？孟英曰：此土虚不制水也。通利无功，滋阴亦谬。法宜补土胜湿。此即张景岳所云理中加茯苓、附子之证也。与大剂参、术，果即向安。越八载，以他疾终。

《回春录》

【赏析】

问：本案诊断如何理解？

答：本案为老年男性患者身患肿胀之病症。肾囊，乃中医对阴囊的称谓。该患者的肿胀从阴囊部开始，伴有气逆向上，大便溏泄，小便清长，脉象微弱等症状。起病来，患者多方求治，前医考虑其为肿胀之证，故或予温阳化气，利水消肿之五苓散，或予清热利湿通淋之八正散，或以肾气丸补肾助阳，或以五皮饮利水渗湿。上述诸方或以补虚，或以泻实，都可看做是治疗肿胀的常规方、经验方，然该患者服用后，效果不佳。王孟英认为，该患者为"土虚不制水也"。王氏将其肿胀的原因归结为脾土亏虚。土克水，土虚则水失其所制，泛溢肌表，发为肿胀。脾主运化，脾虚则便溏，脾胃为中焦枢纽，脾虚则转枢不利，可见气机上逆。小便清长，为脾肾阳虚，脉象微弱，亦是虚的表现。病机以土虚为本。

问：本案治疗用药有何特色？

答：治以补土胜湿。以人参、白术、姜、甘草之理中汤加健脾利水之茯苓，温阳之附子等温补中焦，辅以下焦，病即向愈。

案2

一男患喉痹，专科治之甫愈，而通身肿势日甚，医者惊走。孟英诊之曰：病药也。投附子理中汤，数剂而痊。予谓：喉痹治以寒凉，法原不谬。而药过于病，翻成温补之证，是病于药也，非病于病也。尝闻孟英尝云：死于病者十之三，死于药者十之七。以予观之，诚非激论也，吁可叹已！

《回春录》

【赏析】

问：本案诊断如何理解？

答：本案为男性喉痹患者，经治疗通身肿胀日益加重。喉痹是以咽部红肿疼痛、异物感或咽痒不适等为主要临床表现的咽部疾病。喉痹一名最早见于《五十二病方》，历代文献对其论述颇多，治疗多以疏风清热，泻火解毒，化瘀消肿为主。故前医予以寒凉药清热解毒，泻火消瘀。既往治疗后，为何效果欠佳，反而肿胀日甚？正如《医学心悟》所言："喉间肿痛，名曰喉痹，古人同用甘桔汤主之。然有虚火、实火之分，紧喉、慢喉之别，不可不审。虚火者色淡，微肿，溺清，便利，脉虚细，饮食减少。此因神思过度，脾气不能中护，虚火易至上炎，乃内伤之火"，即言喉痹之病理以火热为主线，当有虚、实之分。本案前医未辨虚实，过用寒凉清热而致通身肿胀。乃寒凉药过用则伤阳而碍脾运。脾阳败，则肿日甚。如张介宾所言"药以治病，因毒为能，所谓毒者，以气味之偏也"。

问：本案治疗用药有何特色？

答：治以温补脾阳。方用附子理中汤。方中附子补火助阳；干姜温胃散寒；党参补气益脾；白术健脾燥湿；炙草和中补土。本案提示我们，在发生用药过量时要及时运用反治法来以逆纠偏，即王孟英所言"而药过于病，翻成温补之证，是病于药也，非病于病也"。

案 3

壬寅春，邵小墀室患汛愆，释医诊以为妊，广服保胎药，渐至腹胀跗肿，气逆碍卧，饮食不进。入夏延孟英视之，曰：血虚气滞，误补成胀也。先以黄连、厚朴、山楂、鸡内金、橘皮、大腹皮、枳实、茯苓、栀子、楝实、杏仁、紫菀、旋覆等药，先疏其滞以治胀，亦一定之法。少佐参、术服之，气机旋运，胀去食安。渐入滋阴养血之治，数月经行而愈。

《回春录》

【赏析】

问：本案诊断如何理解？

答：本案为女性患者因月经愆期，前医误诊为妊娠，予以治疗后，而致腹胀脚肿，气逆上冲，不利卧，不欲饮食等症。前医诊断未明，而误用补药，反而愆滞气机，气机不通，则致腹胀跗肿。王孟英医案中多有误用温补而致病者，其比喻之曰"人如欹器，虚则欹，中则正，满则覆。世之过服补剂，致招盈满之灾者比比焉，可不鉴哉！"即言药贵对证，滥用补药反而会致病生。

问：本案治疗用药有何特色？

答：本案为过用补药而致气机壅滞，故宜行气消食导滞，以助脾运。方中厚朴、大腹皮行气宽中，下气除满；山楂、鸡内金消食健脾，行气导滞；橘皮、枳实破气消积，化痰散痞；茯苓健脾利水；杏仁、紫菀宣肺降气；楝实舒肝行气；旋覆花降气行水；黄连、栀子清热燥湿，通利小便。全方随证立法，以消壅补，脾胃健运，气血得生，并少佐人参、白术服之，以助中枢气机旋运，则胀去食安。本案以消滞运脾为先。气机得畅，药食得运，此为先机，继则滋阴养血以治本，故数月经行而病愈。

案4

高若舟偶患腹胀，医投温运，渐至有形如痞，时欲冲逆吐酸，益信为虚寒之疾。温补之药备尝，饮食日减，其痞日增，肌肉渐消，卧榻半载。甲辰春，迓孟英诊。脉沉弦而软滑，大解不畅，小溲浑短，苔色黄腻。乃肝郁气结，郁则生热，补则凝痰。予栀、楝、萸、连、元胡、乌药、旋、枳、鸡金、鳖甲、茹、橘、苓、夏等药。服之证虽递减，时发寒热，四肢酸痛，或疑为疟。此少阳之气，郁而欲伸之象。孟英曰：此气机宣达，郁热外泄，病之出路，岂可截乎？参以秦艽、柴胡、豆卷、羚羊、蚕砂、桑枝之类，迎而导之。清热涤饮，条达肝气，允属合法。人皆疑久病元虚，药过凉散，而若舟坚售不疑，孟英识定不惑。寒热渐息，攻冲亦止。按其腹尚坚硬，时以龙荟滚痰丸缓导之。峻药缓投法。饮食递加，渐次向愈。若舟善作为隶，因集诗品书一联，以赠孟英云：古镜照神，是有真宰；明漪绝底，如见道心。盖颂其隔垣之视也。

《王氏医案续编》

【赏析】

问：本案诊断如何理解？

答：本案患者因腹胀，经前医治疗后，胀肿益甚，渐至有形如痞，时欲冲逆吐酸，伴见饮食不佳，肌肉日消，脉沉弦而软滑，大解不畅，小溲浑短，苔色黄腻等症。本案患者初诊时，因腹胀，前医误用温补，妄用温补则气机怒滞，气冲上逆，故见有形如痞，时欲冲逆吐酸之症。王孟英将其肿胀的原因归结为前医妄用温补之品，而致气机愆滞。且王氏察其脉为沉弦而软滑，脉弦滑为肝热夹痰，脉沉软为肝郁气结；舌苔黄腻，即为里热痰浊之象。故诊为肝郁气结之证，郁则生热，补则痰凝。

问：本案治疗用药有何特色？

答：治以疏肝理气，兼以化痰清热。方中川楝苦寒，善入肝经，疏肝气，泻肝火；黑栀皮、川连清热燥湿，川连可用姜炒，既制约其苦寒之性，又能增止呕之功；吴茱萸燥湿解郁，降逆止呕，《本草纲目》亦谓之"其性虽热，而能引热下行"；玄胡索、乌药辛温，行气止痛；旋覆花、枳实、陈皮理气化痰；半夏燥湿化痰，和胃止呕；茯苓健脾渗湿；鸡内金和胃消积化痰；鳖甲滋阴潜阳，软坚散结；竹茹清热化痰。全方共奏清热化痰理气之功，寓辛开苦降之意。

服用一诊方药后，诸症虽递减，然病发寒热，四肢酸痛，家人或他医恐其病势家重，疑为疟疾。王氏果断辨识病之转机，此为气机宣达，郁热外泄之佳兆，非病之转重。正如按语所言"此少阳之气，郁而欲伸之象"。因病症表现，为气机宣达之象，故顺应病势，舒展少阳之气。予前方参以柴胡舒肝解郁；秦艽、大豆黄卷清热利湿；羚羊角清肝息风；晚蚕砂燥湿导浊；桑枝祛风湿，利关节。诸药合用，迎而导之，条达肝气，寒热渐息，攻冲亦止。

患者服用二诊方药后，诸症缓解，唯按诊时腹部坚硬，且一诊有大便难解之症。三诊时，王孟英结合症状，及患者病机为肝郁火热，内有痰浊，故用龙荟丸合滚痰丸泻火、逐痰、通便，巩固疗效，以图缓治，即按语所谓峻药缓投法，服后向愈。

本案疾病在恢复过程中，由于实邪出表，或阴气来复、正邪交争等原因，有时会出现变证迭起，貌似病情转重之表现，实则可能为疾病转机之佳兆。充分体现了王孟英临证中善察转机、辨证精准，对于疾病的发展具有较强的洞察力和预见性。

案 5

沈东屏年逾八秩，患腹胀便秘。孟英诊曰：耄年脉实，天畀独厚，证属阳结，法宜清火。与西洋参、石膏、白芍、知母、花粉、桑皮、橘皮、枳壳、甘草，送更衣丸四剂而愈。设投别药，势必迁延而败。人亦谓天年之得尽，断不料其药治之误也。后四年始殁。夏间，汪湘筠明府，因食肉病胀，医谓老年气弱火衰，辄投温补，直至腹如抱瓮，始延孟英视之，弥留已极，不可救药矣！

《王氏医案续编》

【赏析】

问：本案诊断如何理解？

答：本案为年逾七十的老年患者，身患腹胀之病症。并伴有便秘，脉实等症状。王孟英认为，患者虽年岁已高，患腹胀便秘，然脉沉实，故诊为阳结实证。

问：本案治疗用药有何特色？

答：治以泻火通便。方中石膏辛甘大寒，功善清热，透热出表；知母苦寒质润，一助石膏清肺胃热，一滋阴润燥；西洋参补气养阴，清热生津；白芍柔肝敛阴，与甘草相配，酸甘化阴；花粉清热生津；桑皮清泻肺热；橘皮、枳壳理气除满；甘草清热生津，调和诸药。送服更衣丸以助清热泻火通便。更衣丸为成药，方中芦荟苦寒，泻下通便，兼清肝火；朱砂甘寒生津，宁心安神。因古人入厕必更衣，故而得名。

问：本案有何启示？

答：本案提示我们临证时，药贵对证，非见年逾七十，则投以补药，否则药不对证，即成杀人利器，如王氏所言"投之得当，硝黄即是补药，投而不当，参、术皆为毒药……补偏救弊，随时而中，病无定情，药无定性，顾可舍病而徒以药之纯驳为良毒哉？"尤其是老年人虽多体虚，然亦有先天禀赋较强、阳气充盛者，故临床须加辨察。如本案所载，他医因拘于年老阳虚体弱滥用温热，非为补药，反而成毒，是病于药也，终不可救药也。

案6

顾石甫宰娄县患恙，医治日剧，解任归，求诊于孟英。脉见左寸如钩。曰：病不能夏矣！许子双适至，闻而疑之，谓此证气逆血溢，腹胀囊肿，宛似上年康康侯之疾，若以外象视之，似较轻焉，胡彼可愈，而此勿治耶？孟英曰：彼为邪气之壅塞，脉虽怪而搏指不挠，证实脉亦实也；此为真气之散漫，脉来瞥瞥如羹上肥，而左寸如钩，是心之真藏见矣，壅塞可以疏通，散漫不能收拾，客邪草木能攻，神病刀圭莫济，证虽相似，病判天渊，纵有神丹，终无裨也。季春果殁。

《王氏医案续编》

【赏析】

问：本案诊断如何理解？有何特色？

答：本案患者症见腹胀，肾囊肿大等实证，而诊脉却见左寸如钩，非实脉也。王孟英认为，患者症见腹胀囊肿，然脉为左寸如钩，遂预之"病不能夏矣"。并形象生动地将钩脉比喻为"瞥瞥如羹上肥"，说明其脉象特点为散漫无根，左寸则定位为心，怪脉中现真脏之象，故病机为心气散乱不收，为重证也，预后不佳。本案与他医许子双见患者腹胀囊肿之实，诊为气逆血溢之实证，与上年王孟英所治康康侯之病相似。王孟英言之，上年所治患者，虽证相似，但脉搏指有力，则为实证，怪脉中尚有胃气，病机为气血壅滞，通之即可。但本案虽为实证，且病症看似较轻，然而脉却现真脏之象，脉证不符，故病危矣。因此，症状虽相似，但病机不同，则虚实、吉凶、预后亦不同，故临证时，需审察精详，四诊合参。

王孟英临证，于脉学造诣颇深，察脉如神，素以凭脉辨证著称。无论外感内伤，均以察脉审病机、判病位、定虚实，尤其是危急重症，亦以脉象来辨吉凶、决生死。本案即以脉断病、判预后的典型范例。

案7

石子章患腹胀，朱某与大剂温补之药，殊若相安。孟英见而非之。彼云：服之略不助胀，正须多服图痊，君何疑焉？孟英曰：形瘦脉数，舌色干红，此为阴虚热胀，昔年范次侯室暨杨改之如君之恙，皆类此，咸医攻补遍施，病无小效。吾以极苦泄热、微辛通络之法投之，应手而瘳。今子病初起时胀不碍食，证非气分可知，而温补不助胀，遂服之不疑。不知阴愈耗，络愈痹，胀虽不加，而肌愈削，脉愈数，干呛气急，与女子之风消息贲何以异耶？寻果不起。按喻氏始言男子亦有血蛊证，可见男女虽别，而异中有同，同中有异，临证者不可胶柱鼓瑟也。

《王氏医案续编》

【赏析】

问：本案诊断如何理解？

答：本案患者患有腹胀之病症，并伴见形瘦、脉数，舌色干红等症状。腹胀是消化系统疾病常见症状之一，常兼有腹痛、纳差、嗳气等症，多属脾胃病变，历代医家以脾胃虚寒辨治居多。故本案他医以温补之药投之，其效不佳。王孟英不落窠臼，四诊合参，谨察病机。其症见形瘦脉数，舌色干红为阴虚热盛之象，并分析病机为温补之剂劫伤阴液，故阴愈耗；津液耗，则气不行，故络愈痹；气不随津布，则肉枯肌削；阴伤气逆，则干呛气急。

问：本案有何启示？

答：治以极苦泄热、微辛通络。案中病机、治法甚明，但未明言方药，甚为遗憾。本案可贵之处在于王孟英进一步言其医理，拓展其运用，本证与女子之风消息贲相似，均为阴伤所致。《素问·阴阳别论》曰："二阳之病发心脾，有不得隐曲，女子不月，其传为风消，其传为息贲者，死不治。"女子以血为本，阴血同源，津伤血耗，故月事不下，久而传变，其血枯生风，风火消烁肌肉，而脾土败也，土败则肺金无生气，乃成息贲。本案提示，临证时，要灵活变通，举一反三，切不可胶柱鼓瑟。

案8

魏女患脚肿呕吐，寒热便秘，孟英与龙胆泻肝汤而立效。继有孙氏妇患此，亦以是药获痊。眉批：此亦肝经郁热之证，孟英善于调肝，故应手辄效。

《王氏医案续编》

【赏析】

问：本案诊断如何理解？

答：本案为一患有水肿的女性患者。水肿，《内经》称之为"水"，是由于体内水液潴留，泛滥肌肤，引起局部或全身肿胀的疾患。水肿多与脾、肺、肾三脏有关。本案患者以局部脚肿为表现，并伴有寒热、便秘、呕吐之症。王孟英谨察病机，审证求因，结合脉症，不落窠臼，诊为肝经郁热之证。肝经郁热，则见寒热；肝失疏泄，气机不畅，气滞而津液停留，则为水；肝木克土，疏泄失职，胃失和降，则呕；灼热伤津，则大便干结。

问：本案治疗用药有何特色？

答：治以清泻肝经郁热，投以龙胆泻肝汤。方中龙胆草大苦大寒，既能清利肝胆实火；黄芩、栀子苦寒，泻火清热；泽泻、木通、车前子渗湿泄热，导热下行；实火所伤，损伤阴血，当归、生地养血滋阴，邪去而不伤阴血；柴胡舒畅肝经之气，引诸药归肝经；甘草调和诸药。诸药合用，泻中有补，利中有滋，降中寓升，方证相应，而达立竿见影之效。

案9

王小谷体厚善饮，偶患气逆，多医咸后（一本作为"从"）虚治，渐至一身尽肿，酷肖《回春录》所载康副转之证。因恳治于孟英。脉甚细数，舌绛无津，间有谵语。乃真阴欲匮，外候虽较轻于康，然不能收绩矣。再四求疏方，与西洋参、玄参、二地、二冬、知母、花粉、茹、贝、竹沥、葱须等药。三剂而囊肿全消，举家忻幸，孟英以脉象依然，坚辞不肯承手，寻果不起。眉批：脉至细数，则阴竭阳亢，不拘何病，均忌此脉，而虚劳为尤甚。

《王氏医案续编》

【赏析】

问：本案诊断如何理解？

答：本案患者身肥体厚，嗜饮，偶有气逆，经他医以补药治之后，渐至全身肿胀，并伴见呓语，脉甚细数，舌绛无津等症状。起病来，患者多方求治，医者考虑其为形体肥胖，伴见气逆，故从脾虚而治，多用温运之品。王孟英认为，患者体厚，偶有气逆，咸医以脾虚论治，而致全身尽肿。王孟英结合脉症，审察精详，为真阴耗伤之证。补则气滞，郁而生热，煎烁津液，则脉甚细数，舌绛无津。

问：本案治疗用药有何特色？

答：治以滋阴清热。方中西洋参补气养阴，清热生津；玄参、生地、知母清热凉血，滋阴降火；熟地填补真阴；麦冬、天冬养阴生津；花粉清热生津；竹茹、竹沥、川贝清热化痰；葱须走窜通络。《难经》有云："经言人形病脉不病曰生，脉病形不病曰死"。所谓脉病就是指脉象的异常变化；形病，即人病，是人体生病后的症状表现。患者服用一诊方剂后，囊肿全消，然脉无起色，即脉病也，真阴匮竭，因此，王孟英以此脉辨吉凶，预示其预后不佳。

案10

石北涯令正，久患龈痛，渐至身面浮肿，或以为虚，或以为湿，病日以剧，气逆不饥。孟英察脉，左洪数，右弦滑，阴分虽虚，先当清其肺胃之痰热者。投白虎加沙参、花粉、冬瓜皮（一本作"子"）、枇杷叶、栀子、竹茹、芦根。服之肿即消，继佐滋阴，龈痛亦止。

《王氏医案续编》

【赏析】

问：本案诊断如何理解？

答：本案女性患者因牙龈肿痛日久，逐渐发展为头面部肿胀，经他医治疗后，伴见气逆，不知饮食，脉见左洪数、右弦滑等症状。起病来，患者多方求治，医者仅注重其身面浮肿之症，故或以阳虚为治，或以水湿内停为治，反而病益日剧。叶天士有云"齿为肾之余，龈为胃之络"，即言牙齿与胃、肾关系密切。王孟英结合脉证，左洪数、右弦滑，为气分之阳明实热证。郁火无从宣泄，火郁气胀，故身面浮肿。

问：本案治疗用药有何特色？

答：患者为阳明气分热盛证，虽有热灼津液，但治宜泄热保津为先，故以白虎汤加减化裁，清泄肺胃实热。方中石膏辛甘大寒，入肺胃二经，功善清解，透热出表，以除阳明气分之热；知母苦寒质润，一助石膏清肺胃热，一滋阴润燥；粳米、甘草益胃生津；沙参、花粉养阴清热，益胃生津；冬瓜皮清热消肿；枇杷叶清肺和胃，止渴生津；栀子苦寒清热，导热下行；竹茹清热化痰；芦根止渴生津。服用一诊方剂后，身面肿胀已消退，说明实热已退，故继而治疗以滋阴为主。经治疗后，龈痛亦止。

本案体现了王孟英临证治疗的又一特色，即用药次第，有法可循。临床病证中难以面面俱到，综合治疗，须考虑遣方用药的先后次序，抓住主因，一般而言先祛邪后补虚，为王氏用药次第的总法。如本案实热炽盛为主，热灼津液而阴伤，故宜泄热保津，邪热退，则无以灼津，继而滋阴，病得痊愈。

案11

宋氏妇患感，反复已经向痊。忽然腹胀上至心下，气喘便泻溺闭，汤饮不能下咽，自汗不能倚息，家人皇皇，且极贫不能延诊，走乞孟英拟方挽救。因以桂枝（一本作"桑枝"）、石膏、旋、赭、杏、朴、芩、半、黄连、通草为剂，果覆杯而病若失。

《王氏医案续编》

【赏析】

问：本案诊断如何理解？

答：本案女性患者反复感冒，已逐渐向愈，然突见腹胀，沿至心下，气短喘促，大便溏泻，小便不出，汤饮不得下咽，并伴见自汗，不能平卧等症状。王孟英认为，本案患者反复患感稍愈后，突见腹胀、气喘、大便泄泻、小便不利、饮食不纳等表现，病因不详，脉证缺无。但就症状之描述，正如何廉臣《重订广温热论》中所述："其有腹痛痞满，呕吐不纳，舌白或黄，手扪之燥，渴不引饮，大便泄泻，小溲不利，或赤而短，此湿热内结于脾，而成湿热霍乱……舌苔黄滑者，宜辛开清解法，如藿香左金汤、连朴饮之类"。纵观王孟英所用方药，也符合辛开清解之法，因此本案的病机应为中焦脾胃湿热之证。湿阻气机，则腹胀，不欲下咽；湿热困阻中焦，气机升降失常则气逆而喘；湿困脾阳，则大便泄泻；湿阻气滞，则小便不利；湿热蒸腾，则自汗。

问：本案治疗用药有何特色？

答：治以清热化湿，辛开苦降。方中桂枝，一本作为桑枝，结合病证，用桑枝更为适宜，祛风湿、利关节；黄连、黄芩苦寒，清热燥湿；石膏辛寒，清解胃热；杏仁、厚朴宣畅气机，化湿行滞；半夏辛燥，燥湿和胃；旋覆花性温而能下气消痰，降逆止嗳；代赭石质重而沉降，善镇冲逆；通草泻热利湿，导湿热从下便而出。全方辛温、苦温、苦寒并用，辛苦开泄，燥湿化浊，共奏燥湿清热之效，故药后果愈。

案12

一妪患面目肢体浮肿，便溏腹胀，肠鸣时痛，饮食日减。医与理中、肾气多剂，病日剧而束手矣，始丐孟英诊焉。按脉弦细，沉之带数，舌绛口干，肿处赤痛，溺少而热。乃阴虚肝热，郁火无从宣泄而成此病，火愈郁则气愈胀，气愈胀则津愈枯，再服温燥，如火益热矣。授白头翁汤加楝实、银花、玄参、丹皮、绿豆皮、栀子、冬瓜皮数剂。症减知饥，渐佐养血充津之品而愈。前此诸医谓其山居久受湿蒸，且病起梅雨之时，而又便溏脉细，遂不察其兼症而群指为寒湿也。嗣有黄梅溪令堂，患证类此，而燥热之药服之更多，肌削津枯，脉无胃气，邀孟英往勘，不遑救药矣。

《王氏医案三编》

【赏析】

问：本案诊断如何理解？

答：本案老年女性患者颜面部及肢体浮肿，肿处赤痛，且伴有大便溏泻，腹部胀满，肠鸣时痛，小便少而灼热，脉弦细、沉而带数，舌绛口干等症状。起病来，患者多方求治，前医考虑其面目肢体浮肿，且便溏腹胀，多从脾虚、肾虚而治，故或予理中汤温补脾阳，或以肾气丸补肾助阳，患者服用后，效果不佳，反而病日剧。王孟英审察精准，全面参详，细致入微，通过进一步切脉、问诊，从而获取更多症状信息。脉细为阴虚，弦为肝脉，数为热象；热炽伤阴，深入营血；则舌绛口干；热毒炽盛则见红肿热痛；热炽灼津，则尿少而灼热。故病机为热毒炽盛，伤及阴血。因前医所用温燥之品，以热助热，火热炽而蕴毒，火毒壅盛，气滞津枯。

问：本案治疗用药有何特色？

答：本案患者为热毒炽盛，伤及阴血，治分次第，先清热凉血解毒，继以滋阴养血。方中白头翁、黄连、黄柏、秦皮、银花清热解毒；楝实舒肝行气止痛；玄参清热解毒，养阴凉血；丹皮清热凉血，活血化瘀；绿豆皮清热解毒，利水消肿；栀子清热泻火，凉血解毒，导热下行；冬瓜皮利尿消肿。诸药合用，共奏清热凉血，解毒消肿之功效。服后，热清毒解，气机升降恢复，则症减知饥。本案体现王孟英辨证精准，不泥古法，善辨真伪之临证特色。

案13

何氏妇年未四旬，于庚戌冬患腹胀善呕。或云寒凝气滞，宜吸鸦片烟以温运之，及烟癮既成而病如故。或云冷积也，莫妙于蒜罨，往夏遂以蒜杵如泥，遍涂脊骨，名曰水灸。灸后起疱痛溃，骨蒸减餐，其胀反加，经乃渐断。招越医庄某治之，云：劳损也。进以温补，病乃日甚。复邀张凤嗜、包次桥、姚益斋诸人视之，佥云劳损已成，或补阴，或补阳，服至冬令，便泻不饥，骨立形消，卧床不起。今春请神方于各乩坛，皆云不治。其夫因蒲艾田荐于许信臣学使，随任广东。家无主意，束手待毙而已。蒲闻而怜之，为屈孟英一诊，以决危期之迟速，初无求愈之心也。切其脉弦细数，循其尺索刺粗，舌绛无津，饮而不食，两腿肿痛，挛不能伸，痰多善怒，腹胀坚高，上肤黄粗，循之戚戚然，昼夜殿屎，愁容鼍瘁，小溲短涩而如沸，大便日泻十余行，脉色相参，万分棘手，唯目光炯炯，音朗神清，是精气神之本实未拨，病虽造于极中之极，却非虚损之末传也。殆由木土相凌，为呕为胀。洋烟提涩其气，益令疏泄无权；蒜灸劫耗其阴，更使郁攸内烁；进以温补，徒为壮火竖帜而涸其津；溉以滋填，反致运化无权而酿为泻。固之涩之，煞费苦心，余谓赖有此泻，尚堪消受许多补剂，纵临证心粗，不询其泻出之热而且腻，岂有肾虚脾败之泻，可以久不安谷而延之至今乎？夫人气以成形耳，法天行健。本无一息之停，而性主疏泄者肝也，职司敷布者肺也，权衡出纳者胃也，运化精微者脾也，咸以气为用者也。肝气不疏，则郁而为火；肺气不肃，则津结成痰；胃气不通，则废其容纳；脾气不达，则滞其枢机。一气偶怼，即能成病，推诸外感，理亦相同。如酷暑严寒，人所共受，而有病有不病者，不尽关乎老小强弱也。以身中之气有怼有不怼也，怼则邪留着而为病，不怼则气默运而潜消。调其怼而使之不怼，治外感内伤诸病无余蕴矣。今气怼其道，津液不行，血无化源，人日枯瘁，率投补药，更阻气机，是不调其怼而反锢其疾也。疾日锢，腹愈胀，气日怼，血愈枯。或以为干血劳，或以为单腹胀。然汛断于腹胀半年之后，是气怼而致血无以化，非血病而成胀矣。既胀而驯致腿肿筋挛，不可谓之单胀矣。肿处裂有血纹，坚如鳞甲，显为热壅，不属虚寒。借箸而筹，气行则热自泄。首重调怼，展以轻清，忌投刚燥，热泄则液自生；佐以养血，须避滋腻，宜取流通。徐洄溪所谓病去则虚者亦生，病留则实者亦死。勿以药太平淡，而疑其不足以去病也。艾田云：薛一瓢谓人须修到半个神仙身份，才可当得名医二字，聆君妙论，不愧名医。于是以沙参、竹茹、丝瓜络、银花、楝实、枇杷叶、冬瓜皮、黄柏、当归、麦冬、枸杞、白芍出入为方，用水露煮苇茎、藕汤煎药。服四剂，脉柔溲畅，泻减餐加，乃参以西洋参、生地、黄连、花粉、薏苡、栀子之类。又六剂，舌色渐淡，腿肿渐消，服至匝月，忽然周身汗出溱溱，而肿胀皆退，舌亦津润，皮肤渐脱，肌肉渐生，足亦能伸，便溺有节，并不另授峻补，两月后可策杖而行矣。天时渐热，服药已久，以虎潜丸方熬为膏，用藕粉溲捣成丸，因丸剂皆药之渣质，脾运殊艰。孟英凡治阴虚须滋补者，悉熬取其精华而以可为佐使者和之为丸，不但药力较优，亦且饵之易化。如法服至长夏，健步经通，遂以康复。艾田云：此证人不能治，神亦不能治，君竟能肉白骨而生之，不仅半个神仙，殆人而仙者耶，抑仙而降为人者耶？水露以甜水贮甑，蒸取其露，宜临时蒸用，取其有升降之机，而养津液也，一名甑汗水，停久则失性矣。

《王氏医案三编》

【赏析】

问：本案诊断如何理解？

答：本案女性患者何氏病情复杂，病史较长，且多方求医，由发病时腹胀善呕，经治疗后，腹胀加重，遂至两退肿痛，挛不能伸，腹胀坚高，大便日泻十余次，小便短涩而如沸。起病来，患者多方求治，医者考虑其为腹胀之证，且结合时令为冬季，故或予烟片以温运，或予水灸以助阳，或予补阴，或予补阳。上述诸法皆以温补之法为主，都可看做是治疗腹胀之常法、经验法，然该患者服用后，效果不佳。王孟英认为前医所用洋烟、蒜泥、温补固涩之剂，皆致气机壅塞，壮火愈炽，津液枯竭，反而更加难治。病愈久，腹部愈胀，气机愈滞，壮火愈炽，津愈伤，血愈枯，血瘀而气愈滞，如此而成恶性循环，加重病情。王孟英结合脉证，认为本案病机关键为气滞血瘀而成。

问：本案治疗用药有何特色？

答：本案治疗的关键是调畅气机，气行则热自泄。方中楝实疏肝理气，缓急止痛；白芍柔养肝木，健脾止痛；沙参、麦冬滋养肝胃之阴；枸杞滋补肝肾之阴；黄柏清泻下焦之热；当归活血养血；竹茹清热和胃；银花、枇杷叶轻清泄热；冬瓜皮、丝瓜络清热利水，通络止痛；又以水露煮莛茎、藕汤煎药，引水下行，调中和胃，健脾止泻。服药四剂后，脉象柔和，小便通畅，腹泻减轻，饮食有加。故遂以西洋参益气养阴，生地清热滋阴，黄连、栀子苦寒清热，薏苡仁健脾利水消肿，以巩固疗效。服药六剂后，舌色渐淡，腿肿渐消，数月后，可策杖而行。

本案体现的特色：其一，调节枢机，注重气畅。正如他在本案中所言，"百病皆由愆滞"，治疗应"调其愆而使之不愆"。其二，用药轻清灵动，护胃气以存阴，慎用重浊滋腻之品而阻碍气机。其三，王孟英十分注重剂型的调整。如服药已久，则以虎潜丸熬为膏，用藕粉溲捣成丸，对于脾胃虚弱者，便于吸收，方便服用，也符合"丸者缓也，不能速云病，舒缓而治之"的病情需要。

案 14

管君幼斋令正，汛停七月，至仲秋经行不多，腹乃微胀，继则胸闷不饥，身有寒热。吕某以桂枝、黄连等药进，而痞闷转加，二便不行，口糜而渴，得饮即吐，夜不能寐，五内如焚。余诊之，脉弦软而细，面赤足冷，神惫不支。是营阴素亏，气机多郁，郁久生热，辛燥忌投。授沙参、蒌、薤、栀、茹、旋、菀、冬瓜子、枇杷叶，二剂而燥矢行，胸腹舒，知饥，吐止。继以宣养而瘥。其汛停良由血不足，非有血不行而阻也。

《归砚录》

【赏析】

问：本案诊断如何理解？

答：本案女性停经七月，伴有腹微胀，胸闷不饥，身有寒热等症状，经前医治疗后，腹部痞闷加重，二便不畅，口渴，得水则吐，并生口疮，夜不能寐，五心烦热，面红，足部逆冷，神疲乏力，脉弦软而细。起病来，患者曾求吕某医治，医者仅依据停经七月，伴有腹微胀，胸闷不饥等症，未明晰病因，根据常规、经验用药，即投以辛温、苦燥、活血之品，反而加重病情。王孟英强调，女子月事不调多伴随诸症，临证时"勿忘于经期，勿拘于经期"，需审清主症，辨析病机。本案患者虽停经七月，结合脉证，脉细为阴虚，阴虚内热则面赤；素体阴虚，而用温燥之品，以助热，热郁气滞，气行不畅，故痞闷加重，足冷，神疲；气滞津停而成痰饮，故得饮即吐；尿少便秘、夜不能寐、五心烦热均为阴虚内热之象。

问：本案治疗用药有何特色？

答：治以养阴清热化痰。方中沙参养阴清热，润肺化痰，益胃生津；瓜蒌润肺降火，涤痰化结；薤白通阳散结，行气导滞；栀子苦寒清热，导热下行；竹茹清热化痰；旋覆花、紫菀降气消痰；冬瓜子润肺化痰；枇杷叶清肺止渴，和胃降逆。全方体现了王孟英注重清养，调畅气机的用药特色。正如曹炳章所言："裁方用药，无论用补用泻，皆不离运枢机，通经络，能以轻药愈重证，为自古名家所未达者"。

案15

方氏妇劳伤夹感，业已治愈，服补药数剂，渐形浮肿。或谓邪未净而补之早也，用消导、清解法皆不应，且兼咳逆碍眠，便溏溲涩，又谓肾气不纳，改从滋填，其势益增，遂束手矣。浼余视之，脉浮无汗，尺静经行，既非根带之虚，亦岂邪留误补，殆愈后复感风邪，肺气阻痹，水津失布，所谓皮水证也。与香薷、杏仁、紫苏、橘皮、兜铃、射干、紫菀、通草、葱白，天泉水芦火煎服，覆杯而愈。

《归砚录》

【赏析】

问：本案诊断如何理解？

答：本案女性患者因劳伤后复患外感，业已治愈，后服用补药以治劳损，反而浮肿日渐，且伴见咳逆碍眠，大便溏泻，小便不畅等症状。初起因劳伤复患外感而医治，外感已愈，故前医用温补以疗劳损，然浮肿渐起。遂后，医者考虑为外邪未尽，补之过早而留邪，故用消导、清解法以祛邪，然又生他变。症见咳逆，二便失司，故他医从肾虚不能纳气考虑，而用滋补肾精之法。《难经》曰："望而知之谓之神，闻而知之谓之圣，问而知之谓之工，切脉而知之谓之巧。"王孟英临证，四诊合参，尤其注重脉理。本案经多法治疗后，均束手无策。孟英以脉浮无汗，尺静经行，准确辨证，认为是外感风邪表证，肺气阻痹，水津失布，肺合皮毛，溢于皮肤的皮水证。

问：本案治疗用药有何特色？

答：治以解表祛风，宣肺利水。方中香薷、紫苏发汗解表，化湿和中，利水消肿；杏仁、紫菀宣肺降气；马兜铃清肺降气，利水；射干清热解毒降火，温中寓清；通草清热利湿，通利小便；葱白通阳宣散。全方用药平和，药证对应，则覆杯而愈。

案16

贤倡桥朱君兰坡令堂，年已六旬。素患跗肿夏季患疟转痢，痢止而腹之疼胀不休，渐至脘闷面浮，一身俱肿，遍治罔效，卧床百日，后事皆备。闻余游禾，谆乞一诊。左极弦细，右弱如无，舌赤无津，呻吟呕沫，不眠不食，溲短目眵。系肝旺之体，中土受伤，运化无权，气液两竭。如何措手，勉尽人谋。方用参须、石菖蒲、仙夏各一钱，石斛、冬瓜皮、建兰叶各三钱，竹茹一钱五分，姜汁炒川连四分，陈米汤煎服。诘朝兰坡忻忻然有喜色而相告曰：已转机矣。求再诊。余往视，面浮已减。病者鞭然曰：胸腹中舒服多矣，故不呻吟。且进稀粥，按脉略起。遂于原方加冬虫夏草一钱，乌梅肉炭四分，服后连得大解，色酱而夹蠕蠕之虫盈万，腹之疼胀遂蠲，肢肿亦消，舌润进粥。又邀余诊，色脉皆和，喜出望外。初亦不知其虫病也，所用连、梅，不过为泄热生津、柔肝和胃之计，竟能暗合病情，殆兰坡孝心感格，故危险至是，可以一二剂取效。谨志之，以见重证不可轻弃，而余徼幸成功，实深惭恧。将返棹，留与善后，方唯加燕窝根、薏苡、白蒲桃干而已。冬初，余再游禾，询其所亲，云已出房矣。因索原方案归录之。

《归砚录》

【赏析】

问：本案诊断如何理解？

答：本案患者年已六十，平素足跗肿胀，夏季患疟转痢后，痢虽止，但腹胀疼痛不已，逐渐沿至胸脘部闷胀，头面部浮肿，以致全身俱肿。并伴见小便短少，目眵增多，不寐不食，呻吟呕沫，舌赤无津，脉见左极弦细，右弱如无等症状。本案症状、病史复杂，经前医多法治疗后罔效。孟英以脉左极弦细，右弱如无，得以准确判断病机。左弦为肝脉，细为阴虚，肝木克土，中土受伤，气化无权，故见右脉弱如无。肝体阴而用阳，阴虚肝热，则舌赤无津；脾胃不运，则呕吐不食；生化无权，元气亏虚则呻吟；虚热扰心则不寐；津枯液耗则尿少目眵。

问：本案治疗用药有何特色？

答：治以养阴清热，和胃调中。方中参须益气补中，生津；石菖蒲、佩兰叶化湿和胃，芳香醒脾；半夏燥湿化痰，降逆止呕；石斛益胃生津，滋阴清热；冬瓜皮补脾泻火；竹茹清热化痰，除烦止呕；姜炒川连，清热止呕，以制其苦燥；陈米汤和胃建中。一诊方药补而清宣，故服用后气机通畅，脾胃得运，气液得复，则病见转机。因此，二诊固守原方，加冬虫夏草益气养精；乌梅苦泄酸收。服用二诊方药后，便见虫出，浮肿尽消，舌润已复。预后调护，则用食疗，以助药力。本案提示我们，只要辨证精准，虽未察病因，亦能收获良效。

案17

秀水某，春间病几危，余为治愈，既而余避难来申，病者亦于秋间徒沪。将交秋分，复招诊视，尚不能起榻，而胸满腹大，溺清便艰，气塞火升，咽颊作响，食后出语，气即上冲，腿软腰疼，目干少寐，腹中时痛，泄气稍舒，欲噫不宣，苔色满布，此但知其久病元虚，率投守补，窒其升降之机，而不调其情志也。以北沙参、丝瓜络、枇杷叶、蒲公英、留行子、竹茹、蛤粉、菖蒲、萎仁、半夏、苏叶、黄连为剂，服之渐效。

《乘桴医影》

【赏析】

问：本案诊断如何理解？

答：本案患者胸腹胀满，不能起榻，小便清长，大便艰涩，腿软腰疼，伴见咽颊作响；食后出语，气即上冲；目干少寐；腹中时痛，矢气后稍舒，欲噫而不宣，舌苔满布等症状。王孟英认为，本案患者病情复杂，虽有不能起榻、腿软腰疼、小便清长等久病元虚之象，但亦见气滞火郁之实证。气机壅滞，则胸满腹大；腑气闭阻，则大便艰难；气滞火郁，气逆上冲，则咽颊作响，食后出语；郁火上炎，则目干少寐；气机疏泄失常，则欲噫不宣，泄气稍舒。

问：本案治疗用药有何特色？

答：本案患者为气滞火郁之证，故治以调畅气机为先。方中沙参养阴清热，润肺化痰，益胃生津；丝瓜络通经络，解邪热；枇杷叶清肺止咳，和胃降逆；半夏化痰止逆；苏叶行气宽中；竹茹清热化痰，除烦止呕；瓜蒌润肺降火，涤痰化结；蒲公英、黄连清泻郁火；蛤粉清热利湿，化痰软坚；石菖蒲芳香辛散，调畅气机。全方清泄郁热，调畅气机，用药通灵透达。王孟英选方用药，无论用清用补，皆不离"运枢机、调气化、通经络"这个中心而选用轻灵之品，每以轻药愈重病而获奇效。只有气化枢机畅达、经络疏通，脏腑、气血、阴阳的功能活动才能趋于相对平衡，从而恢复"阴平阳秘"的正常状态。诚如秦伯未先生所言："气机畅达，其它方面的障碍均可减轻或消失"。

四、遗精

案1

一少年骤患遗精，数日后形肉大脱。连服滋阴涩精之药，如水投石。孟英予桂枝汤加参、芪、龙、牡，服下即效，匝月而瘳。此阳浮于上，阴孤于下，故非滋阴涩精所能治。仲景桂枝龙骨牡蛎汤，能调和阴阳，收摄精气，又复参芪以建其中，故取效甚速。

《王氏医案三编》

【赏析】

问：本案诊断如何理解？

答：本案少年患有遗精之病症，伴见形肉大脱等症状。起病来，患儿连服滋阴涩精之药，诊治无效。遗精是指在非性活动时精液自行泄出的一种症状，其有生理性和病理生之分。中医所论遗精，多指病理性遗精，多因恋情纵欲，劳心过度，妄想不遂，饮食不节等引起。遗精初起以实证为主，日久精液耗损太过，阴损及阳，阴阳俱损，不能阳固阴守，而致遗泄，故和阴阳止遗泄当为首务。本案患者年少，即见遗精，多为情欲尚生，龙雷之火暗动，正如《金匮翼·梦遗滑精》所载"动于心者，神摇于上，则精遗于下也"。亦如叶天士所言"精之藏制在肾，而精之所主在心"。此乃"阴孤于下，阳浮于上"，心肾不交，精失固摄而致遗精。数日后形肉大脱，非阴亏，乃脾败之象。

问：本案治疗用药有何特色？

答：治以调和阴阳，交通心肾，固精止遗，健脾益气。方用桂枝加龙骨牡蛎汤加味治之而收效。桂枝加龙骨牡蛎汤出自《金匮要略》，用于治疗"男子失精，女子梦交"。方中桂枝汤调和阴阳；龙骨、牡蛎安潜心神，潜镇摄纳，阳能固，阴能守，则精不遗泄；又加人参、黄芪建中补气，以崇后天。全方共奏调和阴阳，交通心肾，固精止遗，健脾益气，镇静安神之功。

案 2

屠某患梦遗，久治不愈，耳出脓水，目泪难开，肩胁胸背酸疼，微有寒热，食减神疲。孟英察脉左弦数，右虚软。以三才封髓加龙、牡、黄芪、桑、丹、栀、菊，旬日而瘳。

《王氏医案三编》

【赏析】

问：本案诊断如何理解？

答：本案患者做梦时遗精，久治不愈，伴耳出脓水，目泪难开，肩胁、胸背酸痛，微有寒热，食欲不佳，神疲乏力，脉左弦数，右虚软等症状。中医认为有梦而遗精者，称为"梦遗"。医者一般思路多考虑为肾虚不固，然本案患者症见耳出脓水，目泪难开之火热上炎之象；脉左弦数为肝阴虚挟热，右虚软则为气分阳虚。病机为肝肾阴虚，相火炽盛，兼脾气虚损，故食减神疲。肾中精血亏虚，龙雷之火不安，扰动精室，使封藏失职，则精液自遗；肝肾同源，肾水既亏，肝失滋荣，肝中所寄雷火，势必随肾中龙火上燔，而成燎原之势，可见微有寒热、目泪难睁等；火炽气滞，则肩胁胸背酸疼。

问：本案治疗用药有何特色？

答：治以泻火坚阴，固精封髓，潜阳摄精。方用三才封髓丹加味，重加清泄肝经之品。三才封髓丹出自《卫生宝鉴》，方由人参、天冬、熟地、黄柏、砂仁、甘草组成，所谓"三才"，《医方集解》云："此手足太阴少阴药也。天冬以补肺生水，人参以补脾益气，熟地以补肾滋阴。以药有天、地、人之名，而补亦在上、中、下之分，使天地位育，参赞居中，故曰三才也。"全方用人参、黄芪健脾益气，合砂仁行滞，甘草甘温，以建中气；熟地滋阴补肾；天冬养阴润肺；龙骨、牡蛎潜阳摄精；黄柏苦寒清热；更加桑叶、丹皮、栀子、菊花以清肝经火热。诸药共用，标本兼顾，故获良效。

案3

欧亭令孙，年十九。患胆怯善惊，精滑不固，鼻赤形瘦，舌绛而干。以玄参、丹参、生地、天冬、竹茹、连、柏、生草、砂仁、莲子心、归身等，数贴而安。

《乘桴医影》

【赏析】

问：本案诊断如何理解？

答：本案患者症见精滑不固，即无梦而遗精，甚至清醒时精液自流者，中医称为"滑精"。并伴见鼻赤，形体消瘦，舌绛而干等症状。王孟英认为，本案患者滑精，伴见鼻赤形瘦，舌绛而干，为火炽阴虚之象；心火炽盛，心神不安，心失所养，则见胆怯善惊。因此，病机为心有妄想，所欲不遂，心神不宁，君火偏亢，肾阴亏虚，相火妄动，扰动精室，封藏失职，精液自遗。正如《傅青主男科·心肾不交》所云"如人惊惕不安，梦遗精泄，皆心肾不交之故"。

问：本案治疗用药有何特色？

答：治以泻火坚阴，固精封髓，养心安神。方用三才封髓丹加减化裁。方中玄参易人参，取其养阴清热之功，偏于清补，更符合本案病机；生地易熟地，增加养阴清热之性，更有凉血止血之功，与丹参、当归相配，养心血而通瘀；黄柏清泄相火，加入黄连，以增清心之力；莲子心养心安神；砂仁理气行滞；甘草调和诸药，并制约黄连、黄柏之苦燥。诸药合用，水火既济，心神得宁，肾精固涩，则遗精自止。

五、阳痿

一少年久患内热，鼻衄龈宣，溺赤便艰，睛红口渴，热象毕露，因阳痿经年，医者但知为阳虚之证，而不知有因热而痿之病，遂进温补，其热愈炽。父母不知，为之毕姻，少年大窘，求治于余。脉滑而数，曰无伤也。与玄参、丹皮、知、柏、蔹、栀、石菖蒲、丝瓜络、沙参、蛤壳、竹茹，服六剂，来报昨夜忽然梦遗。余曰：此郁热泄而阳事通矣。已而果然。

《归砚录》

【赏析】

问：本案诊断如何理解？

答：本案男性少年患有阳痿之病症，伴见鼻衄、龈肿，尿短赤，大便艰涩难解，目赤，口渴，脉滑而数等症。起病来，患者经多方求治，医者根据少年阳痿多年，诊为阳虚之证，而用温补肾阳之品治疗，诊治无效。王孟英辨治阳痿不拘泥于古法，辨证施治。认为本案患者少年，症见鼻衄龈肿，尿赤便难，目赤口渴，均为一派热象，伴见火热伤阴之症。脉滑数，亦为火热炽盛之象，故病机为火热内炽。

问：本案治疗用药有何特色？

答：王孟英治阳痿，每从火热伤阴论治，主以泻火滋水之法，一改以往习用温热药温肾壮阳之惯例。其在《重庆堂随笔》在中认为阴茎乃宗筋所聚，其宗筋之性，"得火灼则挛而缩，得水滋则大而软"。故阳痿之病，非仅为阳虚之证，亦有因热而痿者。本案治以降火滋阴。方中玄参、丹皮清热滋阴，并入血分；知母清热养阴；黄柏、栀子苦寒清热；白薇清热凉血；石菖蒲、丝瓜络辛宣畅气；竹茹、蛤壳清热化痰；沙参养阴止渴。全方共奏清热化痰生津之效。

六、缩阴

吴篆园患发热呕吐，茎缩腹痛，孟英诊脉弦软而数，苔色腻黄。曰：热伏厥阴也，与楝实、通草、栀、莲、茹、斛、丝瓜络。一剂知，数剂愈。

《王氏医案三编》

【赏析】

问：本案诊断如何理解？

答：本案患者男性患有缩阴之病症，症见发热，呕吐，阴茎内缩，腹痛，伴见脉弦软而数，苔黄腻等症。《灵枢·经筋》云："足厥阴之筋……上循阴腹，结于阴器，伤于寒则阴缩入。"故阴缩症的治疗多以虚寒论治。然王孟英不落窠臼，审证求因，结合舌脉，脉弦软而数，苔黄腻，故诊为肝经湿热。湿热阻滞肝经，疏泄不利，气机升降失职，胃不得降，故呕吐；湿热纵筋，又足厥阴之筋下结阴器，则茎缩；湿阻气滞，不通则通，故腹痛。

问：本案治疗用药有何特色？

答：治以清热化湿，疏肝理气。方中楝实疏肝行气止痛；通草、栀子清热利湿，导湿热以下行；竹茹清热止呕；莲子清心醒脾；石斛清热滋阴而不敛湿；丝瓜络通经活络，清轻宣透。诸药合用，相得益彰，故收效敏捷。从本案可知，阴缩一症，不可概以寒证论治，湿热亦可见之，故临证须细察精详，否则误治而终酿坏病。

第七节　其他

一、积热

案1

张养之弱冠失怙后，即遭无妄之疾，缠绵七载，罄其赀财，经百十三医之手，而病莫能愈。因广购岐黄家言，静心参考，居然自疗而瘥，然鼻已坏矣。抱此不白之冤，自惭形秽，乃闭户学书，专工作楷，其志良可悼也。孟英因与之交，见其体怯面青，易招外感，夏月亦著复衣，频吐白沫，询知阳痿多年，常服温辛之药，孟英屡谏之。而己亥九月间，患恶寒头痛，自饵温散不效，逆孟英诊之。脉极沉重，按至骨则弦滑隐然。卧曲房密帐之中，炉火重衾，尚觉不足以御寒，且涎沫仍吐，毫不作渴，胸腹无胀闷之苦，咳嗽无暂辍之时，唯大解坚燥，小溲不多，口气极重耳。乃谓曰：此积热深锢，气机郁而不达，非大苦寒以泻之不可也。养之初犹疑焉，及见方案，辩论滔滔，乃大呼曰：弟之死生，系乎一家之命，唯君怜而救之。孟英慰之曰：我不惑外显之假象，而直断为实热之内蕴者，非揣度之见，而确有脉证可凭，但请放心静养，不必稍存疑畏。及二三帖后，病不略减，诸友戚皆诋药偏于峻，究宜慎重服之。有于某者，扬言于其族党曰：养之之命，必送于孟英之手矣。众楚交咻，举家惶惑，次日另延陈启东暨俞某并诊。孟英闻之，急诣病榻前谓曰：兄非我之知己也，则任兄服谁之药，我不敢与闻也；兄苟裕如也，则任兄广征明哲，我不敢阻挠也。今兄贫士也，与我至交也，拮据资囊，延来妙手，果能洞识病情，投剂必效，则我亦当竭力怂恿也。第恐虽识是病，而用药断不能如我之力专而剂大也。苟未能确识是证，而以无毁无誉之方，应酬塞责，则因循养患，谁任其咎也？或竟不识是病，而开口言虚，动手即补，甘言悦耳，兄必信之，我不能坐观成败，如秦人视越人之肥瘠也。今俞某之方如是，陈医殊可却之，速着人赶去辞绝，留此一款，以作药资，不无小补。况连服苦寒，病无增减，是药已对证，不比平淡之剂，误投数帖，尚不见害也。实由热伏深锢，药未及病。今日再重用硝、黄、犀角，冀顽邪蕴毒，得以通泄下行，则周身之气机，自然流布矣。养之伏枕恭听，大为感悟。如法服之，越二日大便下如胶漆，秽恶之气达于户外，而畏寒即以递减，糜粥日以加增。旬日后粪色始正。百日后康健胜常。嗣后虽严冬亦不甚畏冷，偶有小恙，辄服清润之方，阳道复兴，近添一女。养之尝颂于人口：孟英之手眼，或可得而学也；孟英之心地，不可得而及也。我之病，奇病也，孟英虽具明眼，而无此种热情，势必筑室道旁，乱尝药饵，不能有今日矣。况不但有今日，而十余年深藏久伏之疴，一旦扫除，自觉精神胜昔，可为后日之根基，再生之德，不亦大哉。

《回春录》

【赏析】

问：本案诊断如何理解？

答：本案为积热患者。因情志因素而患无妄之疾，缠绵七年，后自疗而愈。与王孟英相交时，症见面青，体弱，容易外感，夏天亦穿厚衣，频吐白沫，并患阳痿多年，常服温辛之药。时至九月间，忽患恶寒头痛，手足不温，且涎沫仍吐，口不渴，胸腹无胀闷，唯大便坚燥，小溲不多，口气极重伴见脉极沉重，按至骨则弦滑隐然等症状。起病来，患者经多方诊治，因患者表象见一派寒象，故多服用辛温、温散之品。"独处藏奸"出自《景岳全书》"乖处藏奸，此其独也"，意指独异之处，往往是病端之征。王孟英临证常能探求其独异，寻求病之本源，从而能准确辨证。本案孟英不受畏冷之假象所惑，而抓住其独特症状，"唯大解坚燥，小溲不多，口气极重耳"，此乃炽热内蕴之象；以及独特脉象，脉虽极沉重，然"按至骨则弦滑隐然"，即热郁于内而不散。自言"我不惑外显之假象，而直断为实热之内蕴者，非揣度之见，而确有脉证可凭"。因此，王孟英准确诊断为积热深伏于内而厥冷于外，为阳盛格阴所致。

问：本案治疗用药有何特色？

答：本案特色之一：治以反治法，寒因寒用，非大苦大寒以泻之不可。二诊时，虽连服苦寒后，病无增减，旁人疑之，然孟英坚持定见，如案中孟英所言"药已对证，不比平淡之剂，误投数帖，尚不见害也"。因此，固守原方，认为此乃"热伏深锢，药未及病"，故继以重剂大黄、芒硝清热泻下；犀角清热解毒凉血。药后，则通泄下行，腑气得通，热以出路，则气机周转，畏寒自减。本案特色之二：心有定见，守方可效。本案特色之三：王孟英临证仁心可见。初起患者病人与家属不能接受其治法，但孟英循循善诱，进行规劝，最终得到信任，将病治愈。因此，患者感叹曰"孟英之手眼，或可得而学也；孟英之心地，不可得而及也"。

案2

丙辰春初，余游梅泾，曹霭山茂才拉视其令郎之症。云起于往夏疟后，暮热鼻衄，善欠羞明，颏颊时酸，溲浑有脚。先禀素弱，佥虑成劳，频服滋填，毫无寸效，久不起榻。及余诊之，脉软滑而微长，苔淡黄而不渴，仅能仰卧，反侧不能。曰：此非虚劳也，乃热伏阳明，是以机关不利，筋骨不束，而见以上诸证。幸衄血频流，小溲混浊，热气尚有宣泄，而人不甚枯削，以阳明为多气多血之经也。与生槐蕊、知、柏、苓、栀、白薇、花粉、茅根、茹、斛、丝瓜络等药，久服果渐愈。

《归砚录》

【赏析】

问：本案诊断如何理解？

答：本案患者病起于夏季疟疾之后，症见暮热，鼻衄，善欠，怕光，颏颊时酸，小便浑浊，素体虚弱，久不起榻，反侧不能，口不渴，伴见脉软滑而微长，苔淡黄等症状。王孟英认为，本案患者先禀素弱，久不起榻，反侧不能，医家多以此为惑，未诊察精详，考虑片面。孟英结合脉象软滑而微长，以及苔淡黄，此舌脉之异，而准确探析潜伏之病机，"热伏阳明"，气机不畅，则"机关不利，筋骨不束"。衄血，即为阳明热盛外泄之象，因此宣泄，则为幸事。

问：本案治疗用药有何特色？

答：治以清泄阳明，凉血滋阴。方中槐花凉血止血，清肝泻火；知母清热养阴；黄柏、栀子苦寒清热；茯苓健脾利尿；白薇清热凉血，利尿通淋；花粉、茅根、石斛养阴清热；竹茹清热化痰；丝瓜络化痰通络。诸药合用，直捣病机，故服后果愈。

二、虚损

案1

吴馥斋令姊，禀质素弱，幼时凤山诊之，许其不秀。癸巳失其怙恃，情怀悒悒，汛事渐愆，寝食皆废，肌瘦吞酸，势极可畏。孟英以高丽参、盐水炒黄连、甘草、小麦、红枣、百合、茯苓、牡蛎、白芍、旋覆花、新绛等治之，各恙渐已。甘以缓之，苦以降之，酸以敛之，皆古圣之良法也。继参、归、地滋阴，康强竟胜于昔。

《回春录》

【赏析】

问：本案诊断如何理解？

答：本案女性禀质素弱，因父母伤亡，情绪抑郁，而出现月经延期，不欲饮食，不寐，肌体消瘦，吞酸等症状。王孟英认为，本案患者因父母双亡，悲痛不已，为情志病变所致虚劳。情怀悒悒，则心失所养，火为土之母，心火不能生脾土而脾败；脾败则气不生血，故肌瘦；脾土衰虚，不能滋养肝木，土壅木郁，则肝气郁滞，郁而生热，可见吞酸。寝食皆废，为心脾两虚。虚劳，又称虚损，是以脏腑衰退，气血阴阳虚衰，久虚不复成劳为主要病机，以五脏虚证为主要临床表现的多种慢性虚弱症的总称。其病因可由七情损伤所致。七情皆发于心而应于五脏，五脏气血是七情产生的物质基础，七情过度则伤五脏气血，久则气血耗伤，精气不藏，成劳成损。

问：本案治疗用药有何特色？

答：治以补益心脾，舒肝理气，降火潜阳。用药遵《内经》之训，酸收敛以敛阴生津，甘缓急以缓肝和中，苦坚精以降气安神。方中高丽参健脾益气补中；黄连清心火；小麦、甘草、红枣为甘麦大枣汤，养心除烦，和中安神，正如《绛雪园古方选注》所言"小麦，苦谷也。经言心病宜食麦者，以苦补之也。心系急则悲，甘草、大枣甘以缓其急也，缓急则云泻心。然立方之义，苦生甘是生法，而非制法，故仍属补心"；百合养肝宁心；茯苓淡渗脾湿，助高丽参之健运；新绛行经脉而通瘀涩；旋覆花补中下气；牡蛎敛阴潜阳；白芍柔肝敛阴，平抑肝阳。诸药合用，共奏养心安神，降火舒肝，和中缓急之功。药后，情绪得复，心脾得养，继用人参、当归、生地滋阴养血，气血得复，生化有源，则竟强于昔。

案 2

余某年三十余，发热数日。医投凉解之法，遂呕吐自汗，肢冷神疲。亟延孟英诊之。脉微弱。曰：内伤也，岂可视同伏暑，而一概治之，径不详辨其证耶！与黄芪建中去饴，加龙骨、生姜、茯苓、橘皮，投剂即安。续加参、术，逾旬而愈。

《王氏医案续编》

【赏析】

问：本案诊断如何理解？

答：本案患者因发热数日，经前医治疗，反现呕吐、自汗、四肢逆冷、神疲、脉微弱等症状。起病来，患者初起发热数日，医者考虑其为外感温热病，故用凉解法治疗，病情反而日益加重。王孟英认为，本案患者脉微弱，为气虚发热，前医以火热实证治疗，而误用凉解之法，则犯"虚虚实实"之戒，而更戕后天之本，元气更伤，胃气上逆，故症见呕吐自汗，肢冷神疲。《内经》中即有关于虚劳发热的论述"有所劳倦，形气衰少，谷气不盛，上焦不行，下脘不通，胃气热，热气熏胸中，故内热"。李东垣进一步阐述气虚发热的病理过程，为"火与元气不两立，一盛则一负。脾胃气虚，则下流于肾，阴火得以上冲"。

问：本案治疗用药有何特色？

答：本案患者为气虚发热，故遵《素问·至真要大论》中"劳者温之""损者益之""急者缓之"之训，以甘温除大热，补其虚，而热自除。方选用治疗"虚劳里急，诸不足"的黄芪建中汤加减化裁，通过温中平调阴阳，而获良效。方中黄芪甘温补气，化生阴阳气血；芍药敛阴，配以桂枝温阳；炙甘草一味，配芍药则酸甘化阴，缓急止痛，配桂枝则辛甘化阳，温中补虚；生姜走表而助卫阳；大枣入脾而益营阴；去饴糖，防止滋腻，而加茯苓、橘皮健脾、渗湿、理气，使补而不滞；龙骨潜阳收摄以止汗。诸药合用，俾中阳健运，化生气血，灌溉四旁，则虚劳不足诸症可愈。是故求阴阳之和者必于中气，求中气之立者必以建中是也。

案3

陈氏妇，素无病，娩后甚健，乳极多而善饭。六月初形忽遽瘦，犹疑天热使然，渐至减餐。所亲徐丽生嘱延孟英视之。脉细数，舌光绛，曰：急劳也，无以药为。夫乳者，血之所化也，乳之多寡，可征血之盛衰。兹乳溢过中，与草木将枯，精华尽发于外者何异？即令断乳，亦不及矣。其家闻之，尚未深信，即日断乳服药，及秋而逝。

《王氏医案续编》

【赏析】

问： 本案诊断如何理解？

答： 本案为产后女性患者患有虚损之病症。患者分娩后，体质强健，乳水充足，饮食佳，数月后，忽见形体消瘦，食欲大减，脉细数，舌光绛等症状。王孟英认为，本案患者为产后妇女，乳汁极为丰富，食欲颇佳，身体健壮。忽见消瘦，饮食渐减，王孟英诊其脉为细数，舌光绛，此乃肝肾精血亏耗之象，故曰"急劳也"。究其原由，乃乳汁过耗，耗其精血所致，故宜断乳为釜底抽薪之法。《景岳全书》曰："妇人乳汁，乃冲任气血所化，故下则为经，上则为乳。"明·李时珍亦云："乳为阴血所化，生于脾胃，摄于冲任，未受孕则下为月水，既受孕则留而养胎，已产则赤变为白，上为乳汁。"由此可知，乳汁为血之所生，气之所化，而冲任乃气血之海，所以乳汁化生与气血、冲任密切相关。气血来源于中焦脾胃运化的水谷精微，而冲任隶属于肝肾。因此，患妇乳汁短期耗用过盛，势必损伤气血，终至精血枯竭，而成危候，非药石所能补其精血，故及秋果殁。

案4

高石泉仲媳，骨小肉脆，质本素虚，冬间偶涉烦劳，不饥不寐，心无把握，夜汗耳鸣。冯某连进滋阴法，病日甚。孟英察其左寸甚动，两关弦滑，苔色腻黄。乃心肝之火内燔，胃府之气不降，阴亏固其本病，滋填未可为非，然必升降先调，而后补之有益（一本此下有"精要语，业医者宜谨识之句"）。授盐水炒黄连、石菖蒲、玄参、丹参、栀子、石斛、小麦、知母、麦冬、竹叶、莲子心等药，服之即应。续予女贞、旱莲、牡蛎、龟板、地黄，善后而痊。

《王氏医案续编》

【赏析】

问：本案诊断如何理解？

答：本案女性患者禀素虚弱，骨小肉脆，因冬季烦劳过度而致不饥不寐，夜汗，耳鸣，经前医治疗后，病日甚，并伴见脉左寸甚动，两关弦滑，苔色腻黄等症状。起病来，患者因不饥不寐，心无把握，盗汗耳鸣，前医诊为阴虚而用滋阴药，然病益甚。王孟英细察精详，结合舌脉，脉见左寸动，两关弦滑，舌苔腻黄，此为痰热郁闭之象。故言病机为心肝之火内燔，疏泄失常，胃气不降，液郁成痰所致。痰郁气闭，则见不饥不寐，夜汗耳鸣等症，而非一派虚象。

问：本案治疗用药有何特色？

答：此案为虚实夹杂，先治以清热、调气、化痰，气机枢达，则补益有效，否则更加壅塞。方中黄连、栀子清热燥湿；石菖蒲化湿豁痰；玄参、知母清热养阴；丹参清心除烦，活血通络；石斛、麦冬滋阴生津；浮小麦养心除烦，止汗；竹叶、莲子心养心清热。全方轻清灵动，清热化痰而不伤阴，滋阴养心而不壅塞。药后，热清痰消，气机得畅，继而用女贞子、旱莲草、地黄滋补肾阴，牡蛎、龟板滋阴潜阳，固摄肾精，故获良效。

案 5

朱次膺令正，娩后偶有微寒微热，医与解散药一剂，遂神疲自汗，不食不眠，泛泛欲呕，时时欲晕，肢麻且软，气欲上冲，舌赤微苔，溺频脘痛，便溏不畅，目不欲张，心悸懒言，欲噫不达。孟英察其脉，虚弦软数，曰：此阴（一本作“营”）素亏，忧愁劳瘁之余，血从下夺，八脉交虚，正所谓阳维为病苦寒热，阴维为病苦心痛也，岂可以有寒热而即从疟治哉！授以龟板、鹿角霜、当归、枸杞、白薇、紫石英、甘草、大枣、小麦、牡蛎，数剂而安。嗣与熟地、枣仁、当归、杞子、麦冬、楝实、苡仁、黄连，壮水和肝而愈。

《王氏医案三编》

【赏析】

问：本案诊断如何理解？

答：本案患者初期见微寒微热，前医治疗后，反而见神疲乏力、自汗，不食不眠，时时欲呕、欲晕，肢体麻且软，气逆上冲，舌赤苔微，尿频，脘痛，大便溏泻不爽，目不欲睁，心悸懒言，欲噎不舒，脉虚弦软数等症状。本案患者以微寒微热为主诉，前医误以为表证，而误用解散剂，更戕阳气，故神疲自汗，不食不眠，肢软且麻，溺频便溏；气虚上逆，则时时欲晕，气欲上冲，欲噎不达；浮阳上越，则舌赤脉软数。此乃犯虚虚之戒也。王孟英结合脉证，独具慧眼，病机为虚劳所累八脉亏虚也。叶天士在《临证指南医案·调经》中有论"八脉隶乎肝肾，一身纲维。八脉乏束固之司，阴弱内热，阳微外寒矣"。奇经皆属于肝肾，得肝肾之精血灌输，赖脾胃水谷精微涵养。虚劳乃气血阴阳俱损，本案患者愁劳日久，则肝肾气血亏虚，奇经不充，八脉亏虚。又"阳维为病苦寒热，阴维为病苦心痛"，八脉失养，刚维失司，可见微寒微热。

问：本案治疗用药有何特色？

答：治以温养奇督，润脉通络。常用鹿角霜、龟板等血肉有情之品，并配以当归等活血通络，使所生之气血流畅。方中鹿角霜性阳入督脉，温补肾阳；龟板体阴走任脉，滋补肾阴；牡蛎滋阴潜阳，固摄肾精；枸杞滋补肝肾，平补阴阳；当归养血活血；白薇、紫石英补冲脉之气，以镇逆；小麦、甘草、红枣为甘麦大枣汤，养心除烦，和中安神。八脉得养，诸症得减，继以壮水滋阴和肝，则浮阳不越，逆气得平。

案6

许兰屿令正，正月中旬，偶食蒸饼，即觉腹中攻痛而寒热间作，以为疟也，请孟英诊之。脉弦软而微数。曰：此不可以疟论，缘营素亏，往岁愈后少于调补，仍当濡养奇经。盖阳维为病亦能作寒热，而八脉隶于肝肾，温肾凉肝，病即霍然矣。授以苁蓉、枸杞、当归、白薇、青蒿、茯苓、竹茹、鳖甲、楝实、藕，数帖果愈。迨二月中旬，其病复作，举家金以为疟，或云：必前次早补，留邪未去使然。而兰屿远出，家无主议之人。孟英曰：前次愈之太易，我之罪也，不为善后，谁之过欤！如信我言，指日可瘳，第须多服培养之剂，保无后患。于是仍服前药，亦数剂而安。续以集灵膏去牛膝，加羊藿、阿胶、当归、黄柏、菟丝、苁蓉、蒲桃干，熬膏服之，竟不再发。

《王氏医案三编》

【赏析】

问：本案诊断如何理解？

答：本案患者因饮食后，突见腹中攻痛，寒热间作，脉弦软而微数等症状。王孟英认为，本案病机亦为肝肾阴虚，八脉失养，纲维失司，阴阳不能"自相维"，阴阳失和，而见寒热间作。本案与案 5 之别在于肝肾阴亏，水不涵木，肝阳上亢，逆气上冲之象更显，故症见腹中攻痛；脉弦软而微数，虚象无案 5 之甚。

问：本案治疗用药有何特色？

答：治以温肾凉肝，以丽八脉。方中肉苁蓉温补肾阳，以阳中求阴，当归养血活血通络，茯苓健脾淡渗，此三味为从阳维、阴维着手温通营络的常用药；鳖甲滋补肾阴；枸杞滋补肝肾，平肝明目；白薇清虚热；青蒿入肝胆经，清透肝热；竹茹清热通络；楝实平肝行气；藕清热凉血。诸药合用，滋水涵木，标本兼顾。药后，果愈。然月余复发，此为善后不周所致，故以前养服之，并接受教训，续以膏药集灵膏去牛膝，加滋补肝肾、活血通络之品，培固其本，果不复发。

案 7

许子厚令庶母，年未四旬，患晡热发于上焦，心悸头疼，腰酸腿软，饥不欲食，暮则目如盲而无所睹，时或腹胀，自汗带多。孟英脉之弦细而弱，气短不足以息，舌赤无苔。曰：此营血大亏，不可作暑治也，授人参、熟地、枣仁、枸杞、归身、麦冬、乌鲗骨、牡蛎、龟板、蒺藜、芍药、杜仲、羊藿等药数十剂，而康复如常。

《王氏医案三编》

【赏析】

问：本案诊断如何理解？

答：本案中年女性患者患有虚损之病症。患者见晡热发于上焦，心悸，头痛，腰酸，腿软，饥不欲食，日暮则目不视物，时有腹胀，自汗，白带多，气短，脉弦细而弱，舌赤无苔等症状。王孟英认为，本案患者即为肝肾阴虚，营血大亏，火溢于上，则见上焦发热，心悸头痛；阴血亏虚，肝血不充，则暮则如盲；肝阴不足，肝气上逆，则脉弦细而弱；舌赤无苔，亦为营阴亏耗之象。正如其曾祖父王学权所言"劳则火升，血因火溢，是其常也；其气不摄血，阳虚阴必走是其变也，不知其常，焉能知变？"

问：本案治疗用药有何特色？

答：治疗贵乎阴平阳秘，以"甘温补中，扶正祛邪"，其中扶正，即为"存阴者，存正也，存正即是扶阳"。方中人参、枣仁健中益气补虚；熟地滋阴填精；枸杞滋补肝肾，平肝明目；当归养血活血；麦冬养阴生津；乌鲗骨补益精血；牡蛎、龟板滋阴固摄；蒺藜温补肝肾，固精明目；芍药柔肝敛阴；杜仲、淫羊藿温补肾阳，以阳中求阴。诸药合用，亦体现了朱丹溪《脉因证治·虚劳》所云"润养津血，降火散结"的治疗之法。

王孟英治疗虚劳，承其曾祖王学权之学，并在其基础上形成了独具特色的治疗虚劳的理法方药。王学权认为虚劳当分阴、阳两伤，尤其重视阴虚的原因，"阳伤冷劳不概见而易治，阴伤火劳则甚多而难治"，究其原因为"情欲伤阴，遂其情难，而阴液亦难充也"。孟英承其之说，认为人体贵乎阴阳平衡，阴平阳秘，为治疗虚劳之臬圭，故养阴保津法亦为其虚劳治法的特色体现。

案 8

王炳华之媳，屡次堕胎，人渐尪羸，月事乱行，其色甚淡，医谓虚也。大投补剂，其瘦日甚，食少带多，遂加桂、附，五心如烙，面浮咳逆，痰壅碍眠，大渴善嚏，医皆束手，始请孟英脉之。两尺虚软，左寸关弦数，右兼浮滑，乃阴虚火炎也。然下焦之阴虽虚，而痰火实于上焦，古人治内伤，于虚处求实，治外感于实处求虚，乃用药之矩蠖也。爰以沙参、竹茹、冬瓜子、芦笋、枇杷叶、冬虫夏草、石英、紫菀、苁蓉、旋覆为方。两剂即能寐，五六剂嗽止餐加，乃去紫菀、旋覆、沙参，加西洋参、归身、黄柏。服五剂，热减带稀，口和能食，再去芦笋、冬瓜子、枇杷叶，加熟地、枸杞、乌鲗骨服之而愈。叶茂栽年三旬余，寒热时形，身振多汗，医从疟治，数日而危，速孟英视之。脉微欲脱，语难出声，舌光无苔，筋惕肉瞤。亟宜救逆合建中汤灌之，覆杯即愈，续服多剂培补而安。

《王氏医案三编》

【赏析】

问：本案诊断如何理解？

答：本案女性患者因屡次堕胎，消耗气血，人渐虚羸，经期紊乱，色淡，经前医治疗后，消瘦日甚，食少带多，五心烦热，面红，咳逆上气，痰壅碍眠，口渴，善嚏，伴见脉两尺虚软，左寸关弦数，右兼浮滑等症状。起病来，患者经多方求治，医者考虑其气血消耗，形体消瘦，月经色痰，故诊为阳虚之证，均予以补剂治疗，甚后用桂、附等温补肾阳，患者服药后病情反而日益加重。王孟英认为，本案患者因屡次堕胎而致气血亏虚，精血枯竭，进用大量补剂后，导致气机壅滞，阴虚内热，火炽内生，痰火互结，虚实相杂，故症见五心如烙，面浮咳逆，痰壅不眠，大渴善嚏。

问：本案治疗用药有何特色？

答：治以清上焦之痰火，补下焦之阴虚，即孟英所言"治外感于实处求虚"。方中沙参滋养肺阴；竹茹清热化痰；芦笋、冬瓜子清热利尿，导热下行；枇杷叶轻清宣热；旋覆花化痰止逆；冬虫夏草补益精髓；紫石英降逆温宫；紫菀下气化痰；苁蓉补肾益精。药后寐安，嗽止餐加，故原方去化痰降气滋肺之紫菀、旋覆、沙参，而加西洋参养阴益气，当归养血通络，黄柏清下焦热。服后热减带少，故易清热药为滋补肝肾之品，以固疗效。附案中患者症见脉微欲脱，为阳气欲脱象；脾胃在声为歌，语难出声，则脾胃虚败；舌光无苔，亦为胃气衰败之象。故急投救逆汤以固其脱，建中汤培其虚，则覆杯即愈。

案9

仁和彭君芝亭之三令媛，年甫逾笄，自去秋患痰嗽内热，渐至汛衍减食，咽烂音嘶，肌瘦便溏，不眠心悸。丁巳正月下旬，专人迎余往视。左脉细软而数，寸尤甚，右尺洪数，寸关不耐寻按。盖燥邪薄肺，初失肃清，阴分素亏，源流两涸。今胃气已败，万物发蛰之时，如何过去。其二令媛深谙医理，极以为然。适邵位西枢部持蒋大理之函相召，余即解缆。嗣接赵君笛楼信云：彭女果殁于惊蛰前三日，抑何脉之神耶？余曰亦偶然事耳。如前年五月间，偶诊顾听泉明经之脉，即谓家籬伯茂才云：顾君不可以冬，盖死象已见也。后竟殁于立冬之时。今年二月诊庄丈芝阶脉，谓其文孙媚仙少君云：恐难过夏。而立夏前三日竟逝。十月初游武林，访家瘦石兄，切其脉，尺中微露浮弦，即谓其子曰：春令可虞。亦于次年。晾蛰日无疾而终。脉之可凭者如是，而竟有不可凭者，此其所以为微妙之学乎？

《归砚录》

【赏析】

问：本案诊断如何理解？

答：本案患者自去年秋季患痰嗽、发热后，月经延期，饮食量减，咽喉溃烂，声音嘶哑，形体消瘦，大便溏泻，心悸，不寐，伴见左脉细软而数，寸尤甚，右尺洪数，寸关不耐寻按等症状。王孟英认为：女子虚劳多于男子，其原因除了情志因素外，还因经带胎产皆可致劳。他推崇朱丹溪的观点，认为女子带下，亦同男子遗精，故精滑自遗，每成劳损，男女皆有之。当行经之时，或带下过多，或产后调治不当，若失治或误治，病情迁延难愈，精髓渐竭，皆可引发劳病。本案即为痰嗽内热后，消耗精血而致月经不调，患者不以为意，而终至阴血渐竭，而见消瘦、音哑、不寐等症。至王孟英诊治时，因时令之温燥亦耗津伤阴，而至源流枯竭，胃气衰败，预后不佳，故旬日果殁。

问：本案有何启示？

答：本案提示我们，结合妇女"经带胎产"的病理特点，经病、带下病或产后诸症往往易于发展为慢性虚损性病症。因此，在疾病的起始阶段应采取积极治疗和防御措施，不要因为带下病轻而随意，产后尚调而懈怠，应牢记《内经》"渴而穿井，斗而铸锥"之训，防微杜渐，将疾病阻断于萌芽阶段。

案 10

肆安陈半樵，年三十五岁。患身热，便泻，口干，仍强起任事，察其脉虚大而弦，是忧劳过甚，元气大亏之证，幸而能食，亟与参、芪、苓、草、防、芍、木瓜、陈皮、石斛。旬日霍然，即旋里省亲，逾月来申，患暑湿类疟，予清化药四帖而愈。但觉疲惫，仍以参、芪、柏、草等，培其本元。

《乘桴医影》

【赏析】

问：本案诊断如何理解？

答：本案患者见身热，大便溏泻，口干，伴见脉虚大而弦等症状。王孟英认为，虚劳病病机主要为阴阳气血的亏虚，而阴阳之根系在肾脏，气血源于脾胃之水谷精微，肾与脾胃又为先、后天之本，故虚劳病的治疗关键在于脾、肾，尤其是后天之本。仲景论虚劳以"大""虚"两种脉象提出辨证大纲：肾精为损，阳气外浮，故脉浮大无力；饥饿劳役过度，脾气损伤，脉气不充，脉多极虚。本案患者脉见虚大而弦，即为忧劳过度，元气大亏所致。李东垣认为"脾胃虚，元气不足"，可致发热，故见身热、口干。元气亏虚，土壅木郁，故脉弦，便泻。所幸在于患者能食，虚则当补，无论药补食补，全赖脾胃的受纳与运化，药食日进，脾胃充实，血气自生，则回春有望。

问：本案治疗用药有何特色？

答：治以健脾和中。方用四君子汤合痛泻要方加减化裁。方中人参大补元气，健脾养胃；黄芪易白术，增强补益中气之力；茯苓健脾渗湿；甘草益气和中；白芍、木瓜柔肝缓急；陈皮辛苦而温，理气燥湿，醒脾和胃；防风燥湿以助止脾，亦为脾经之引经药；石斛滋补阴液。药后，疾病速愈。后患暑湿类疟，以清暑化湿之品治其外感，因患者脾胃素虚，故觉疲惫，仍以健脾补中之药，以崇中气。

三、厥逆虚脱

案1

甲申夏，予于登厕时，忽然体冷汗出，气怯神疲。孟英视之曰：阳气欲脱也。卒不及得药，适有三年女佩姜一块，约重四五钱，急煎而灌之即安。后用培补药，率以参、芪、术、草为主，盖气分偏虚也。眉批：干姜辛温，故用之以回阳气，若并此不得，则令壮盛人以气呵之，亦可救仓卒之变。

《回春录》

【赏析】

问：本案诊断如何理解？

答：本案患者登厕时，忽见身体发冷，汗出，气怯神疲等症状。王孟英认为，本案时值盛夏，天气炎热，患者登厕时，"忽然体冷汗出，气怯神疲"为阳虚欲脱的表现。暑热酷烈，易耗气伤津，加之患者阳虚之体，汗出如浆，故阳气亦随之大量外泄。本案虽未言其脉，可推之，阳虚已极，无力鼓动脉气，可见脉微软欲绝之象。

问：本案治疗用药有何特色？

答：治以回阳救逆，温补培中。"急则治其标"，故急以女佩姜煎之。《随息居饮食谱》载："初伏日，以生姜穿线，令女子贴身佩之，年久愈佳，治虚阳欲脱之证甚妙，名女佩姜。"三年女佩姜，得人气温养，疗效胜于干姜。干姜辛温，故用之可回阳，若不得女佩姜，则令壮盛人以气呵之，亦可救之。另外，对于此证姜的用量，往往重达四五钱，否则病重药轻，病必难愈。"缓则治其本"，故在救急之后，用人参、黄芪、白术、炙草补益元气，健脾和中，以崇后天之培补。

案2

朱恒山久患胸痞多痰，诸药罔瘳。孟英诊曰：清阳之气不司旋运也。与参、芪、苓、术之剂，豁然顿愈，因极钦服。后数年果以汗脱。闻其垂危之际，口不能言，犹以左手横三指，右手伸一纸（一本作"指"）加于上，作王字状以示家人。有会其意者，急迫孟英至，而他医之中风药早灌入矣，遂以长逝。癸卯冬至前一日，管大中丞亦是气从溺脱，当以参、附挽回者，及孟英至而痰药、疹药、风药，灌之遍矣。脉仅若蛛丝过指，孟英坚不与方，须臾而卒。

《回春录》

【赏析】

问：本案诊断有何特色？

答：本案患者初期因胸痞胀满，多痰为主症。王孟英认为，本案患者为痰饮阻滞，而见胸痞多痰。脾为生痰之源，脾有升清降浊之功，脾虚而阳气不升，故见痰饮停滞不化，即孟英所谓"清阳之气不司旋运也"。故治宜健脾益气，运转枢机。方中人参甘温益气，健脾养胃；黄芪益气升阳；白术健脾燥湿，加强益气助运之力；茯苓健脾渗湿，以助脾运。四药配伍，共奏益气健脾之功。经王孟英治疗后顿愈。数年后，出现汗脱等症状，经他医误治后，遂以长逝。附案中所论为小便失禁，阳气脱虚之证，当以回阳救逆，而他医误治后，孟英诊脉时，脉若蛛丝过指，此为预后不良，故须臾而殁。脉象能反映五脏六腑气血之盛衰，孟英往往依据脉象，尤其是危重病人，凭脉而判定其预后。

案 3

无棣张柳吟封翁，于乙未夏偕令嗣恒斋刺史赴滇南任，道出武林。其家人郑九者，封翁宠人之弟也，途次抱恙。抵杭日招越医陈六顺诊治，服药后汗出昏狂，精流欲脱。封翁大骇，躬诣孟英以希挽救。孟英切其脉，既数且乱，沉取极细。乃语封翁曰：此证颇危，生机仅存一线，亦斯人之阴分素亏，不可竟谓附、桂之罪也。封翁闻言大悦，曰：长者也。不斥前手之非以自伐，不以见证之险而要誉。相见恨晚，遂订忘年之交。彼此尽吐生平，始知封翁最喜谈医，岐黄之言，无所不览，唯不肯为人勘病，亦慎重之意耳。于是孟英以玄参、知、柏、桑枝、龙、牡、生地、白芍、甘草、百合、石斛、栀子、盐水炒淡豆豉为大剂灌之，下咽即安。次日去栀、豉、甘草，加龟板、鳖甲、盐水炒橘红，十余帖而康。

《回春录》

【赏析】

问：本案诊断如何理解？

答：本案患者赶路途中抱恙，经他医诊治后，见汗出，昏狂，精流欲脱，脉数且乱，沉取极细等症状。王孟英认为，患者脉见数且乱，沉取极细。脉细多因阴血亏少，脉道充盈减弱。阴不敛阳，浮阳上越，故脉数见乱；沉取极细，说明阴液亏极，故孟英曰"此证颇危，生机仅存一线"。

问：本案治疗用药有何特色？

答：急以养阴增液固脱之品治之。方中玄参苦咸而凉，滋阴润燥，壮水制火；生地清热养阴，壮水生津；知母生津清热；黄柏、栀子清浮热；百合养心安神；石斛滋阴生津；桑枝养津通络；龙骨、牡蛎潜阳镇惊，收摄止汗；白芍柔肝敛阳；淡豆豉升散调中，与栀子相配，解郁除烦；甘草生津和中，调和诸药。药后，欲脱之象得解，继而去清热解郁之栀子、豆豉、甘草，而加龟板、鳖甲血肉有情之品以增补阴液；橘红理气，补而不滞。

案4

牙行王炳华室，夏患臂痛，孙某曰风也。服参、芪、归、芍数帖，臂稍愈而脘痛，孙曰寒也。加以附、桂，痛不止而渐觉痰多，孙曰肝肾不足也。重用熟地、枸杞，令其多服取效。不料愈服愈剧，渐至昏厥。孙尚以为药力之未到，病体之久虚，前方复为加重，甚而时时发厥，始请孟英诊之。脉沉而有弦滑且数之象，乃谓炳华曰：此由过投温补，引动肝风，煽其津液为痰，痰复乘风而上，此晕厥之由来也。余波则奔流经络，四肢因而抽搐。阳气尽逆于上，宜乎鼻塞面浮；浊气不能下达，是以便滞不饥。炳华曰：神见也。温补药服几三月矣，不知尚可救乎？孟英曰：勿疑吾药，犹有望焉。遂与大剂甘寒息风化饮，佐以凉苦泄热清肝，厥果渐止，各恙递蠲，两月后康复如常。予偶于旧书中检得无名氏钞本一册，所录多岐黄之言。内一条云：附、桂回阳，在一二帖之间，万一误投，害亦立至，功过不掩，其性之毒烈也，概可见矣。奈世人不知药为治病而设，徒以贪生畏死之念，横于胸中，遂不暇顾及体之有病无病，病之在表在里，但闻温补之药，无不欣然乐从者，模棱之辈，趋竞存心，知其死于温补而无怨悔也。乃衣钵相传，不必察其体病脉证之千头万绪，仅以温补之品二十余味，相迭为用，即成一媚世之方。且托足《金匮》之门，摹拟肾气之变，盖知熟地之阴柔，可缚附、桂之刚猛，误投不至即败，偶中又可邀功，包藏祸心，文奸饰诈，何异新莽比周公，子云学孔圣哉？人以其貌古人而口圣贤也，多深信而不疑。迨积薪既厚，突火顿燃，虽来烂额焦头之客，其不至于焚身者幸矣。较彼孟浪之徒，误投纯阳药，致人顷刻流血而死者，其罪当加十等。诛心之论，救世之言，知我罪我，不遑计焉。孟英见之，拜读千过，且曰：剿汉学以欺世，由来久矣。徐灵胎之论，无此透彻，可与退之《原道》文并峙，当考其姓字，于仲景先师庙内建护圣祠以祀之。予谓：孟英如此称许，则其可传也奚疑，故附刊此案之后，以证王氏妇温补药服及三月，即所谓阴柔束缚刚猛之故，致人受其愚而不觉者，后之人可以鉴矣。

《回春录》

【赏析】

问：本案诊断如何理解？

答：本案患者初期以臂痛为主症，经前医治疗后，病症逐步由臂痛转为脘痛，而后痰多，后又至昏厥，甚则时时发厥，四肢抽搐，脉沉而有弦滑且数等症状。起病后经孙某医治，见臂痛，则活血通络止痛；见脘痛，则温补中焦；见病日久不愈，又谓之肝肾亏虚，而未加详辨，故患者遍尝这些方药后，病情反而日益加重。王孟英认为，本案患者初为臂痛，经孙医治疗后，多以温补之剂投之，虽患者日久体虚，但温补过投，壅滞气机，热郁于内，引动肝风，并烁液成痰，痰火乘风而上，则时时欲厥，四肢抽搐。孟英认为温病中"痰"的形成与"热"密不可分，其在《温热经纬》中指出"痰"字原本做"淡"字解，本意为二火搏水而成痰。痰火相合，火附痰而炽，痰得火则煽，故"痰之为病，最顽且幻"。痰火阻滞，气机逆乱，故阳气逆于上而鼻塞面浮，浊气不达于下而便滞不饥。

问：本案治疗用药有何特色？

答：治以清热息风化痰，佐以凉苦泄热清肝。孟英仅言治法，未附方药，其治法中言甘寒息风化饮，体现了本案的一个特点，即治痰与养阴相结合。孟英认为"热病未有不耗阴者"，养阴保津为其学术的一大特色。在痰饮病中，也注意养阴，两者并不矛盾，而是常相配使用，因滋阴药可防止化痰药燥烈伤阴，又可补阴分之不足。在用药时，力求"养阴而不滋腻，燥湿而不伤阴"，养阴之品多如玄参、生地之类。

案5

胡秋纫于酷热时偶有不适，医以柴、葛、香薷散之，反恶寒胸痞。更医用枳、朴、槟榔以泻之，势日剧，延孟英视之。自汗不收，股背极冷，奄奄一息，脉微无神。曰：禀赋素亏，阳气欲脱，此必误认表证使然。与救逆汤加参、芪，服之渐安。继以补气生津，调理匝月而瘥。

《回春录》

【赏析】

问：本案诊断如何理解？

答：本案患者酷暑时偶有不适，经前医治疗后，反而症见恶寒，胸痞，后又经治疗后，病情日剧，见自汗不收，四肢、背部极冷，脉微无神等症状。起病

来，患者初期因酷暑而偶有不适，前医误以为暑季感冒，故用辛散解表之品治
之，后反而见胸痞之症，故医治又以宽胸行气之品治之。王孟英认为，本案患者
为误用解表行气药后，而见自汗不收，肢背极冷，脉微无神。此为元气亏虚，阳
气欲脱之象。

问：本案治疗用药有何特色？

答：急以救逆汤加人参、黄芪以救脱。《温病条辨·下焦篇》曰"温病误
表，津液被劫，心中震震，舌强神昏，属少阴病，宜复脉法复其津液，舌上津
回则生；汗自出，中无所主者，救逆汤主之。"方中炙甘草补中气，以充化源；
地黄、麦冬、阿胶滋阴养血；白芍收三阴之阴；龙骨、牡蛎滋阴潜阳，收摄止
汗；人参、黄芪补益中气，故服之渐安。愈后注意调养，故投补气生津之品以
善后。

问：本案有何启示？

答：本案注意之点在于微脉的鉴别，在临床上，微脉易与伏脉相混淆。两者
表现很相似，须重按，方能体察。伏脉重按亦难得之，常因实邪阻隔所致；而微
脉重按可得若有若无之象，虚散无力，是因气血虚衰所致。故一实一虚，切不可
混淆，以免虚虚实实，误人性命。

案 6

濮树堂室病，孟英甫为参愈，而树堂继焉。起即四肢厥逆，脉伏恶寒，发热
头痛，左为甚，唯口渴。因与葱豉二帖。解表。热虽退，脉仍伏，四肢冷过肘
膝，大解频行，人皆疑为虚寒。孟英曰：此证俨似阴厥，然渴饮溲赤，真情已
露，岂可泥于一起即厥，而必定其为寒乎？径投凉解，热果复发，而肢冷脉伏如
故。幸病者坚信，服药不疑。至第七日，大便泻出红水，溺则管痛，呕恶烦躁，
彻夜不暝，人更危之。孟英曰：热邪既已下行，可望转机。以白头翁汤加银花、
通草、芩、芍、茹、滑、知、斛、栀、楝、羚角之类。投三日红水始止，四肢渐
和，颇有昏瞀谵语，用王氏犀角地黄汤一剂。四肢热而脉显滑数，苔转灰黄，大
渴遗溺，病人自述如卧烘箱上。于昨方加入玄参、银花、竹叶、生石膏、知、
贝、栀、斛。服一剂，夜间即安寐，而苔转黑燥，于昨方复加花粉。服一剂，热
退而头面汗多，阳越于上。懒言倦寐，小溲欲解不通，阴虚于下。诸戚友咸以为

危，病已将愈，何危之有？各举所知，而群医金云挽救不及，病家皇皇。孟英曰：此证幸初起即予诊视，得尽力以为死里求生之举，非比他人之病，皆因误治致危。然不明言其险者，恐病家惶惑，而筑室于道旁也。今生机已得，不过邪去真阴未复，但当恪守予法，自然水到渠成，切勿二三其德，以致为山亏篑。赖有一二知音，竟从孟英议。服西洋参、生地、苁蓉、麦冬、楝、芍、知、斛药。一剂溺行索粥；再服而黑苔退；三服而神清音朗，舌润津回，唯有韧痰不能吐，左偏头微痛。于原方加二至、桑、菊、贝母、牡蛎。又复五剂，得解硬矢一次，各患始安，眠食渐适而瘳。眉批：凡厥逆脉伏之证，其热深藏，多不易解，非卓识定力，不惑于证，亦必摇于众议矣。

《王氏医案续编》

【赏析】

问：本案诊断如何理解？

答：本案患者初起四肢逆冷，恶寒，脉伏，发热，头痛，以左侧尤甚，口渴，经前医治疗后，热退，然脉仍伏，四肢冷过肘膝，大便频行等症状。起病来，患者初起发热恶寒，前医给予葱豉汤以解表，热虽退，但脉仍伏，说明热郁闭在内。伏脉乃实邪阻隔，气血深伏之象。王孟英熟知脉理，洞若观火，并结合渴饮溲赤之症，定为气机壅滞，热邪深伏所致，为热厥，且"厥深热亦深"。

问：本案治疗用药有何特色？

答：治以清轻宣透之品，从而寻求伏邪外出之转机。投以凉解后，热势炽盛，而见烦燥，彻夜不眠，此变证看似病势加剧，实为热势由内向外透散之必然转归，即孟英所言"热邪既已下行，可望转机"。故仍以清热凉解之药治之。

二诊：患者症见昏瞀谵语，则以犀角地黄汤凉血散血，清解血中伏热。服药后，症见四肢热、脉滑数、苔灰黄，可知热已透至气分，故仍以清解宣透之品投之。

三诊：药后，夜间安寐，舌苔转黑。舌为黑燥，则为热邪伤阴所致，故后期继以滋阴之品以善后。由此可见，孟英治疗伏热的特点，强调从里向外透解，用药多选择清轻流动之品，以疏通气机升降为法，用药轻盈流动，本案以清透展气之法贯穿始终，而以甘寒养阴收工，用药清灵，处方严谨。体现了王孟英对病情的发展具有掌控力和预见性，即使变证迭起，仍心有定见。

案7

沈新予令岳母，陡患昏厥，速孟英视之。病者楼居，酷热如蒸。因曰：此阴虚肝阳素盛之体，暑邪吸入包络，亟宜移榻清凉之地，随以紫雪丹一钱，新汲水调下可安。而病者自言手足已受缧绁，坚不肯移，家人惊以为祟，闻而束手。孟英督令移之，如法灌药，果即帖然。

《王氏医案续编》

【赏析】

问：本案诊断如何理解？

答：本案患者陡患昏厥，时值暑季，酷热如蒸，其他脉症记述不详。王孟英认为，患者素体阴虚，加之酷热内蒸，故症见昏厥，为热邪亢盛，闭阻心包所致。阴虚内热为发病依据，"暑邪吸入"为发病条件，体其体质为阴气内虚，阴不敛阳之阳偏亢，再加之感受暑邪，而致阳邪亢极，即"少水不能灭盛火"。

问：本案治疗用药有何特色？

答：治以紫雪丹、新汲水首当其冲制其盛火。紫雪丹为温病凉开三宝之一，尤善于止痉厥。方中诸石利水火而通下窍，犀角、羚羊角泻心胆之火；磁石、玄参补肝肾之阴而上济君火；升麻寓欲降先升之意；丹砂补心而通心火；硝石泻火散结；诸香芳香化浊，醒神开窍；甘草调和诸药。本案体现了王孟英对热陷心包之厥证的治疗方法，即清热开窍，并注重应用通经透络之品，运转枢机，涤荡邪热。

案8

朱湘槎令郎留耕，忽于饱食后大吐而厥，冷汗息微，急延孟英视之。厥甫回而腹痛异常，口极苦渴，二便不行，脉来弦缓，乃痰滞而热伏厥阴，肝气无从疏泄也。投雪羹、栀、楝、元胡、苁蓉、萸、连、橘核、旋覆、竹茹、蒉子之药。一剂痛减，再服便行而愈。

《王氏医案续编》

【赏析】

问：本案诊断如何理解？

答：本案患者饱食后，大吐而昏厥，冷汗，气息微弱，醒后见腹痛异常，口苦且渴，二便不行，脉弦缓等症状。王孟英认为，本案即为痰热闭阻气机，阳气不得疏布、温煦四末而致厥而冷汗。此为假象，详察脉证，亦可见其端倪，口极苦渴，为肝火热盛；肝气不疏，则腹痛异常；热炽津伤，则二便不行；痰滞热伏，故脉弦而缓。

问：本案治疗用药有何特色？

答：治以涤荡热邪，化痰理气。方中雪羹汤滋阴生津涤痰；栀子清泻肝热；楝实善入肝经，疏肝气，泻肝火，与延胡索行气活血相配，为川楝子散，疏肝泄热，活血止痛；吴茱萸降逆止呕；苁蓉质润通便；黄连苦寒清热；橘核、莱菔子化痰理气；旋覆花降气化痰；竹茹清热化痰。善于治痰是王孟英学术中的一大特色。鉴于痰热互结难解难分，王孟英认为欲清其热，必去其痰，因痰为有形之物，痰去则气机得运，热无以依附，清之则消，故王氏治疗时往往不离痰药。

案9

蔡西斋令正，腹有聚气，时欲攻冲，医者以为下部虚寒，进以温补摄纳，如桂、附、沉香、芦巴、故纸、吴萸之类，愈服愈剧。酷暑之时，其发益横，日厥数十次，医皆望而却走，乃迎孟英视之。脉数舌绛，面赤睛红，溺如沸汤，渴同奔骥，少腹拒按，饥不能餐。曰：事急矣，缓剂恐无速效。令以豆腐皮包紫雪一钱，另用海蜇、凫茈煎浓汤，俟冷吞下，取其芳香清散之性，直达病所也。服后腹如雷鸣，浑身大汗，小溲如注，宛似婴儿坠地，腹中为之一空，其病已如失矣。继有许梅生八令爱，患痛（一本此下有"厥"字）屡日，筋掣神迷，肢冷息微，脉伏唇紫，多药无效，孟英亦以此药灌之而苏。

《王氏医案三编》

【赏析】

问：本案诊断如何理解？

答：本案患者初期腹中有气，时欲攻冲，经前医治疗后，反见日厥数十次，伴见脉数，舌绛，面赤，目红，小便如沸汤，口渴，少腹拒按，饥不能食等症状。起病来，患者因腹中气逆上冲，前医虑其为下部虚寒，故予以温补下元之法治之，患者服药后病情反而日益加重。王孟英认为，患者初为阴不敛阳，阳气上冲而致腹有冲气，医者误用温补之剂而使火愈炽。加之暑邪当令，内外火热俱盛，而加重病势，故日厥数十次。热炽伤阴，而入营血，故脉数舌绛；火热上炎，则面赤睛红；火热燔灼，则溺如沸汤；火热炽盛，气机逆乱，则少腹拒按，饥不能食。

问：本案治疗用药有何特色？

答：治以清热止痉。方用雪羹汤送服紫雪丹。海蜇、凫茈煎浓汤即为雪羹汤，孟英常用此方滋阴化痰，药食同用。紫雪丹清热止厥，以开欲闭之窍，防微杜渐，并用豆腐皮包裹，用心良苦，与汤冷而服同理，因势利导，因热盛而喜凉饮，并取其芳香清散之性，而直达病所，药到病除。另案患者脉伏唇紫，亦为前论所述，为实热内伏之象，故仍以此方灌服而效。

四、戴阳

一何叟年近八旬，冬月伤风，有面赤气逆、烦躁不安之象。孟英曰：此喻氏所谓伤风亦有戴阳证也，不可藐视。以东洋人参、细辛、炙甘草、熟附片、白术、白芍、茯苓、干姜、五味、胡桃肉、细茶、葱白，一剂而瘳。孟英曰：此真阳素扰，痰饮内动，卫阳不固，风邪外入，有根蒂欲拔之虞。误投表散，一汗亡阳，故以真武、四逆诸法，回阳镇饮（一本作"阴"），攘外安内，以为剂也。以此二语印证前方，可知用法之周到。不可轻试于人，致干操刃之辜，慎之慎之！

《回春录》

【赏析】

问：本案诊断如何理解？

答：本案为年近八旬的老年男性患者患有戴阳之病症。冬季伤风后，症见面目红赤，气逆，烦燥不安等症状。王孟英认为，本案为下元虚衰、孤阳飞越之戴阳证。其特征除了面赤气逆、烦躁不安之外，脉象必豁大而空，此为本证的诊断要点。如王孟英曰"此喻氏所谓伤风亦有戴阳证也，不可藐视"。本证为真寒假热，此病之辨证用药，甚为不易，倘若辨证不当，每致贻误人命。喻嘉言《寓意草》中"伤寒戴阳证"篇诊治石开晓案，症见头面赤红，燥扰不歇，自觉急近欲死，诊其脉沉豁大而空，辨为伤寒戴阳证，急用人参、附子等药温补下元，并分析为"伤风亦有戴阳证，与伤寒无别。总因其人平素下虚，是以真阳易于上越耳"。本证病机为下元虚衰，格阳于外，真阳上窜，卫阳不固，外感风邪。

问： 本案治疗用药有何特色？

答： 以治本为主，即王孟英所言"回阳镇阴，攘外安内"。方以真武汤、四逆汤加减化裁，非大辛大热之品不足以回阳破阴。方中附子辛甘大热，走而不守，能温肾壮阳以祛寒救逆，并能通行十二经，振奋一身之阳；干姜辛温，温运中焦，守而不救逆，与附子相配，可增强回阳之功；人参大补元气，补气健脾，与附子、干姜相配，振奋阳气；细辛辛温，温肾散寒，既能温养下元，又能解表祛风；茯苓健脾利水渗湿，使水邪从小便去；白术健脾燥湿；白芍柔肝缓急，敛阴舒筋，以防附子燥热伤阴；炙草甘缓，和中缓急，温养阳气，并能缓和姜、附燥热之性；五味子益气生津；胡桃肉补肾固精；细茶苦凉，制约诸药之温燥辛散；葱白辛温通阳，透达肌表，疏散外寒，以治标。诸药合用，功专效宏，可达回阳救逆、疏风散寒之效，攘外安内共济。足见孟英先生亦是精擅温补之能手，固非偏长于寒凉轻清一隅者。

五、痿痹

案1

一劳力人阴分素亏，骤感风湿，两膝刺痛酸软，不能稍立。此证延久即成鹤膝风。孟英以六味地黄汤加独活、豆卷。精当。一剂知，二剂已。

《回春录》

【赏析】

问： 本案诊断如何理解？

答： 本案记录了一劳力人素有阴虚，经云："邪之所凑，其气必虚"，病患骤感风湿之邪，留着而为痹，阴虚不荣则双膝酸软，不能久立，风湿之邪阻滞不通则刺痛不舒，风邪善行数变，湿邪重浊黏腻，加之患者平素阴亏，日日劳力，正气久虚，无力驱邪，留久即成鹤膝风。

问： 本案治疗用药有何特色？

答： 以六味地黄汤滋补肾阴，肾为先天之本，藏精化气，扶正以御邪；祛风胜湿；散寒止痛，可治风寒湿痹；腰膝疼痛；少阴伏风，头痛齿痛等；豆卷药性甘，平；归脾、胃经。有清解表邪，分利湿热之功能，可治湿热不化，湿痹，筋挛，骨节烦疼等；独活与豆卷相伍，祛风胜湿，透邪解表，使风湿之邪由表而去。叶天士在《外感温热篇》中论温病卫分证治法时，提出"在卫汗之可也"，此处"汗之"并非使用麻黄等发汗峻药，而是清轻透邪之药使邪由表去，不渐入里。王氏用药精当，故患者服用一剂便大有改善，二剂之后病即痊愈。

案2

高某，患两膝后筋络酸疼，血不养筋。略不红肿，卧则痛不可当，彻夜危坐。孟英切脉虚细，苔色黄腻，咽燥溺赤。与知、斛、栀、楝、牛膝、豆卷、桂枝、竹沥为方，送虎潜丸。阴虚于下，火炎于上，煎剂以治其上，丸药以培其下，井井有法。旬日而瘳。

《王氏医案续编》

【赏析】

问：本案诊断如何理解？

答：本案记录患者高某两膝后筋络酸疼，略不红肿，平卧时疼痛加剧，甚至彻夜危坐，证属血不养筋，夜间平卧时血归于肝，血脉愈加空虚，故平卧时疼痛加剧。孟英切脉虚细，苔色黄腻，咽燥溺赤。苔色黄腻为内有痰热，痰热阻滞上焦则咽燥，流注于下则小便黄赤，脉虚细说明阴虚为本。

问：本案治疗用药有何特色？

答：以知母、石斛、川楝子、栀子滋阴清热；牛膝引火下行、补肝肾、强筋骨；豆卷、桂枝透邪解表；竹沥清热化痰，配虎潜丸滋阴降火，强壮筋骨，治疗阴虚于下；前八味治疗火炎于上。汤者，荡也，驱邪之力峻；丸者，缓也，缓补阴虚，丸药配合汤剂，井井有法。故效果显著，旬日而愈。

案3

董晓书令正，素患脘痛，甚至晕厥。今秋病腰疼腿木，胸闷气逆，不能卧。胡某进温补药而喘汗欲脱，杳不思谷。孟英切脉虚细中兼有弦滑，舌绛而渴，乃阴虚夹痰耳。与沙参、苁蓉、木瓜、石斛、蛤壳、蒺藜、石英、茯苓、紫菀、杏仁、楝实、首乌、牛膝诸药。滋阴调肝而不腻，祛饮利痰而不燥，此孟英独得之秘。旬日而安。继加熟地黄服之痊愈。

《王氏医案续编》

【赏析】

问：本案诊断如何理解？

答：本案记录患者董晓书之妻，平素胃脘疼痛，至秋腰疼，胸闷气逆，不能平卧，误服温补药后病情加重，不思饮食，甚至喘汗欲脱。孟英切脉虚细弦滑，察舌质绛而口渴，辨属肝阴虚夹痰。

问：本案治疗用药有何特色？

答：治以滋阴调肝，去饮利痰。沙参甘苦微寒，养阴生津；石斛味甘微寒，滋阴清热；川楝子苦寒，疏肝泄热；石英甘温，温肺平喘；木瓜酸温，舒筋活络、和胃化湿；蛤壳咸寒，清热化痰；蒺藜辛苦微温，平肝解郁；茯苓甘淡，利水健脾；紫菀辛苦温，润肺下气、化痰；杏仁苦温，降气平喘；首乌藤甘平，祛风通络；牛膝酸甘，补肝肾、强筋骨。诸药合用共奏滋补肝阴、化痰平喘之功。

案 4

乜某久患寒热，精遗自汗，能食神疲，肌肉渐瘦，诣孟英诊之。脉大微弦，予黄芪建中，加参、归、龙、牡而瘥。

《王氏医案三编》

【赏析】

问：本案诊断如何理解？

答：本案乜某，久病寒热，身体瘦弱，精神疲倦，饮食尚可。患者尚有遗精、自汗等症，且孟英诊脉后发现患者脉大微弦，故诊为虚劳。

问：本案治疗用药有何特色？

答：《金匮要略·血痹虚劳病脉证并治》载："虚劳里急，诸不足，黄芪建中汤主之。"又载："脉弦而大，弦则为减，大则为芤，减则为寒，芤则为虚……妇人则半产漏下，男子则亡血失精……夫失精家……桂枝加龙骨牡蛎汤主之。"黄芪建中汤药用：桂枝、芍药、生姜、大枣、炙甘草、胶饴、黄芪。故于上方中加龙骨、牡蛎。自汗乃气虚所致，患者遗精日久，精血同源，血虚无以养心故神疲，气血两虚故加人参、当归补益气血，全方共 11 味药，共奏补中缓急、调和阴阳、潜镇摄纳、补益气血之效，可谓辨证准确、用药精当，故服药调理而愈。

案5

马翠庭醅尹令宠，患两腿疼肿，便溏不渴，医进苍术、木瓜、萆薢、独活等药，其病日甚，不食不眠，筋挛欲厥。孟英切其脉弦滑而数，询其溺极热如沸。曰：非寒湿也，肝火为患耳。便泻是土受木乘，不渴乃内有伏痰。予栀、柏、芩、莲、茹、楝、通草、半夏、蚕沙、丝瓜络为方。一剂知，二剂已。

《王氏医案三编》

【赏析】

问：本案诊断如何理解？

答：本案记录马翠庭醅尹令宠两腿肿痛，便溏不渴。前医以为风湿痹痛，用苍术、木瓜、萆薢、独活等燥湿、化湿、利湿之药，服药后病情无丝毫缓解反而加重，患者不食不眠，抽筋欲厥，孟英诊其脉弦滑而数，小便极热如沸，弦为肝脉，滑数脉主痰热，小便热甚。王孟英认为，根据患者症状及脉象判断为热证；结合便溏、不渴二症分析，便溏是土受木乘，运化失司，不渴乃内有伏痰。

问：本案治疗用药有何特色？

答：孟英用栀子、黄柏、黄芩苦寒泻火除烦、清热利湿、凉血解毒；莲子甘涩性平，补脾止泻、养心安神；竹茹甘寒，清热化痰；川楝子苦寒，疏肝泄热；通草甘淡微寒，清热利尿；半夏辛温，燥湿化痰，亦防苦寒太过；蚕沙祛风湿、和胃化湿；丝瓜络甘平，祛风活络，合蚕沙共治风湿痹痛、筋脉拘挛。诸药合用，共奏清热利湿、化痰止泻之功，辨证准确，药证相应，故用药如神，服药数剂症状即有改善，调理善后，诸症悉除。

案6

余游瀛洲，有越人李姓，浼心钽茂才见余，云亲串中一妇人，因娩后嗽血，遂致两目无光，四肢身躺不能动，欲求一方。张谓如此大证，未审其脉，如何施治？余曰：吾知之矣，此肺热欲成痿躄也。遂以西洋参、桑皮、玄参、百合、知母、苡仁、藕、茅根、枇杷叶为方，服六帖。闻余将归，李亟来署致谢云：病去大半矣，真仙丹也。欲再求一方。余为加葳蕤一味。然此由海外，因不知有产后宜温之谬说，故无人阻务，而得偶然幸愈也。

《归砚录》

【赏析】

问：本案诊断如何理解？

答：本案记录孟英出游瀛洲时越人李某为一妇人向孟英求一方药，该妇产后嗽血，两目无光，四肢无力，运动失常。同行张某认为该妇人病情严重，如今只由李某代诉病情而未诊脉，不能处方。王孟英认为，此为肺热欲成痿躄也。

问：本案治疗用药有何特色？

答：治以清热益气养阴。西洋参甘凉，补气养阴、清热生津；桑白皮甘寒，泻肺平喘；玄参甘苦咸寒，清热凉血、滋阴降火；百合甘寒，养阴润肺、清心安神；知母甘苦寒，清热泻火，滋阴润燥；薏苡仁甘淡凉，利水健脾除痹；藕节甘涩平，收敛止血；白茅根甘寒，清热凉血止血；枇杷叶苦微寒，清肺止咳、将泄肺气。服药六剂之后，患者病去大半。孟英调理善后，于上方加葳蕤。葳蕤味甘性微寒，归肺胃经，养阴润燥、生津止咳，治疗肺阴不足、燥热咳嗽。诸药共奏益气养阴，润燥止血之功。孟英认为，产后多有宜温之谬说，然此案患者证属肺热咳血，温药乃大忌，孟英辨证施治，治以甘寒，效若桴鼓。

六、瘫痪

案1

徐月岩室，患周身麻木，四肢瘫痪，口苦而渴，痰冷如冰，气逆欲呕，汛愆腹胀，频饮极热姜汤，似乎畅适，深秋延至季冬，服药不愈。孟英诊脉沉弦而数。曰：溺热如火乎？间有发厥乎？病者唯唯。遂以雪羹、旋、赭、栀、楝、茹、斛、知母、花粉、桑枝、羚羊、橄榄、蛤壳为方，送下当归龙荟丸。服之递效，二十剂即能起榻，乃去羚、赭，加西洋参、生地、苁蓉、藕。投之渐愈。

《王氏医案续编》

【赏析】

问：本案诊断如何理解？

答：本案记录患者徐月岩室，周身麻木，四肢瘫痪，口渴、口苦，痰冷如冰，气逆欲呕，月经愆期，腹胀，需频饮极热姜汤，方稍感舒适，然而至秋冬，服药亦无法缓解。王孟英询问后得知，患者小便灼热如火，间或晕厥，患者脉沉弦而数。《病机十九条》载："诸痿喘呕，皆属于上""诸腹胀大，皆属于热""诸厥固泄，皆属于下"；患者有"痰冷如冰"之症，故总体病机为虚实夹杂。

问：本案治疗用药有何特色？

答：治以降逆平喘，泻火通便。药用雪羹，由甘味之荸荠，咸味之海蜇组成，两者性皆寒而滑利。凡肝经热厥，少腹攻冲作痛，诸药不效者，用此泄热止痛；苦、辛、咸之旋覆花降气消痰止呕；苦、寒之代赭石平肝潜阳、重镇降逆；苦寒之栀子泻火除烦、凉血解毒；苦、寒之川楝子疏肝泄热；甘、寒之竹茹清热化痰；甘、微寒之石斛滋阴清热；甘、苦、寒之知母清热泻火，滋阴润燥；甘、微苦、微寒之天花粉清热泻火，生津止渴；微苦、平之桑枝祛风湿，利关节；咸、寒之羚羊角平肝熄风；甘、酸、平之橄榄清热解毒，生津；咸、寒之蛤壳清热化痰；送服泻火通便之当归龙荟丸，效果明显，可下床行走，服至二十剂即有明显好转，效不更方，稍作加减，去咸寒之羚羊角、重镇降逆之代赭石防镇摄太过；久病气血亏虚，故加甘、凉之西洋参补气养阴、清热生津；甘、寒之生地清热凉血、养阴生津；甘、咸、温之肉苁蓉补肾阳、益精血、润肠通便；久病入络，用甘、涩、平之藕节化瘀收敛止血。诸药共奏清肝化痰、养阴生津之效，患者服药调理而愈，孟英辨证准确、用药精当，可谓妙手回春，屡起沉疴。

案2

乙卯冬初，余挈眷回籍，卜居淳溪。秀水吕君慎庵邀余游新塍，视屠舜传之女适张氏者。据云病起产后，延已五年，久卧于床，势成瘫痪，广服补剂，迄不见功。及入室视之，病者尚著单衣，贴身仅铺草席，而窗户尽扃。因询畏热而喜暗乎？曰：然。按脉弦而滑，执烛照之，面有赤色。苔甚黄腻。复询其胸闷气升乎？溲热易汗乎？亦曰：然。且汛事仍行，饥不能食，耳鸣头晕，腿软痰多。病不在于血分，虽起自产后，而根株实不在是。细诘之，始云未嫁之前，宿有气升眩晕之疾，于今已十载矣。余曰：是也，此固风阳内炽，搏液成痰之证，因娩而血大去，故发之较剧。医者不揣其本，而齐其末，递以为产后之虚，温补率投，升逆愈甚，下虚上实，致不能行。与清火降痰之剂。而别曰：气得下趋，病可渐愈。后闻其西席锺君子安向慎庵云：服王药五帖，即能扶杖而出矣。

《归砚录》

【赏析】

问：本案诊断如何理解？

答：本案记录患者屠舜传之女适张氏，产后久卧于床五年余，几乎瘫痪，服用诸多补剂，未有明显好转。时值冬初，孟英入室诊查，发现患者只穿着单衣，贴身只铺着草席，窗户都关着，询问后得知患者恶热而喜暗，望之面带赤色，舌苔很黄腻，按脉弦滑，问诊得知其胸闷气逆，小便灼热，易汗出，月经仍存，饥不能食，耳鸣头晕，腿软痰多；再细细问诊，得知其未嫁之前，有气升眩晕之宿疾，已有十多年了，孟英认为病不在于血分，虽起自产后，而根本却是宿有风阳内炽，搏液成痰，又因娩而血大去，故发作较剧烈。前医不辨疾病的根本，徒治其标，以为产后之虚证，屡投温补，则气逆愈甚，下虚上实，最终导致足不能行。

问：本案治疗用药何特色？

答：治以清火降痰之剂，气降痰消则病可渐愈，故服药五剂则病情大有好转，可下床扶拐行走。王孟英不拘泥产后多虚宜补之论，问诊周详，系之病者，辨证施治，故处方遣药屡获奇效。

七、血证

案1

范庆簪，年逾五十，素患痰嗽。乙酉秋，在婺骤然吐血，势颇可危。孟英诊曰：气虚而血无统摄也，虽向来咳嗽阴亏，阴药切不可服。然非格阳吐血，附、桂更为禁剂。乃以潞参、芪、术、苓、草、山药、扁豆、橘皮、木瓜、酒炒芍药为方，五帖而安。继去甘草、木瓜，加熟地黄、黑驴皮胶、紫石英、麦冬、五味子、龙骨、牡蛎熬膏，服之痊愈，亦不复发。后范旋里数年，以他疾终。

《回春录》

【赏析】

问：本案诊断如何理解？

答：本案范庆簪，年过五十，平素咳嗽有痰，秋季骤然吐血，病势危急。孟英接诊后认为患者乃气虚而血失统摄，虽向来咳嗽阴亏，而切不可服滋阴药；也不是格阳吐血，附子、桂枝之类的温阳药更为禁剂。

问：本案治疗用药有何特色？

答：孟英遂以补气化痰为法，药用大补元气之潞参，辅以黄芪、白术等补气药，健脾利湿之茯苓，平补三焦气阴之山药，健脾和中之白扁豆，行气化痰之橘皮，和胃化湿之木瓜，缓急止痛之芍药，益气缓急、调和诸药之甘草。患者服药五剂诸症转安，复诊去甘草防其滋腻，去木瓜防其酸敛太过；加补血滋阴、益精填髓之熟地黄，补血滋阴止血之阿胶，温肺平喘之紫石英，养阴润肺之麦冬；收敛固涩、益气生津之五味子，重镇收涩之龙骨牡蛎诸药熬膏服用，调养痊愈，未再复发。

案2

邵子受令壶患吐血，肌肤枯涩，口渴，脉虚大。孟英曰：气分之阴亏也。温补既非，滋填亦谬。以参、芪、二冬、知母、百合、葳蕤、石斛、桑叶、枇杷叶投之而愈。眉批：用补亦要用得其宜，方能奏效，非一味蛮补即能愈疾也。案中诸法可以为法。

《回春录》

【赏析】

问：本案诊断如何理解？

答：本案邵子受令壶吐血，肌肤枯涩，口渴，脉虚大。王孟英认为，此为气分之阴亏，不因温补，亦不宜滋补，故投以益气养阴润肺之药，药用大补元气之人参，辅以补脾肺气之黄芪、养阴润肺之麦冬、天冬，泻火滋阴之知母，养阴润肺之百合，养阴润燥、生津止渴之葳蕤，益胃生津、滋阴清热之石斛，清肺润燥之桑叶，清肺止咳降逆之枇杷叶，服药调理而愈。

问：本案治疗有何特色？

答：孟英认为补法需用之恰当，并非一味蛮补就能奏效，用药需从病人病情出发，辨证施治方可获效。

案3

郑某吐血盈碗。孟英脉之，右关洪滑，自汗口渴，稍一动摇，血即上溢。人皆虑其脱，意欲补之。孟英曰：如脱唯我是问。与白虎汤加西洋参、大黄炭，一剂霍然。

《回春录》

【赏析】

问：本案诊断如何理解？

答：本案患者郑某吐血一碗有余。王孟英切诊患者脉右关洪滑，自汗口渴，乃气分热盛兼气虚，前医皆考虑其为脱证，欲以补药防脱；然患者脉右关洪滑，乃气分热象无疑，再结合自汗、稍一动摇，血即上溢等症，即可判断气虚汗液失摄、血失统摄，兼有口渴，孟英认为决不可施以单纯滋腻补剂。

问：本案治疗用药有何特色？

答：孟英投以白虎汤加西洋参，清热除烦，益气生津，大黄炭凉血止血，一剂霍然而愈。孟英用药如神，乃辨证精准之故，此案患者貌似脱证，实宜舍症从脉，故加西洋参气阴双补，故一剂而愈。

案4

锁某，弱冠吐血。杨医连进归脾汤，吐益甚。孟英视之，面有红光，脉形豁大。因问曰：足冷乎？探之果然。遂与六味地黄汤送饭丸肉桂心一钱，覆杯而愈。眉批：此虚火上炎之证，归脾中参、芪性皆上升，故吐益甚。易以引火归原之法，斯愈矣。

《王氏医案续编》

【赏析】

问：本案诊断如何理解？

答：本案患者锁某二十岁吐血。前医给予数剂归脾汤，锁某吐血更重，可见药不对证，徒损正气。王孟英诊查发现其面有红光，脉形豁大。问诊及触诊发现患者足冷，足冷为肾虚，面有红光、脉形豁大为虚火上炎，患者乃肾虚，虚火上炎所致吐血。并认为归脾汤中人参、黄芪等药性皆上升，血随气升，故吐血更甚。

问：本案治疗用药有何特色？

答：以引火归原之法治之，药用六味地黄汤送服肉桂心丸一钱，六味地黄汤滋补肾阴，肉桂心引火归原，故服药后吐血即止。

案5

孙执中于春前四日，忽患鼻衄如注，诸法莫塞。黄夜请孟英视之。脉弦而数。曰：冬暖气泄，天令不主闭藏。今晚雷声大振，人身应之，肝阳乃动，血亦随而上溢，不可以其体肥头汗，畏虚脱而进温补也。投以玄参、生地、犀角、牡蛎、知母、生白芍、牛膝、茯苓、侧柏叶、童溺诸药。一剂知，二剂已。既而胁痛流乳，人皆异之。孟英与甘露饮加女贞、旱莲、龟板、鳖甲、牡蛎而瘳。

《王氏医案续编》

【赏析】

问：本案诊断如何理解？

答：本案患者孙执中在立春前四日，忽然鼻衄如注，使用各种方法都无法止血，半夜请孟英诊查。王孟英诊查后发现患者脉弦而数，春脉微弦，弦为肝脉，数为有热，时令冬暖，阳气开泄，天令不主闭藏，当晚雷声大振，天人相应，肝阳亦动，血亦随之上溢。王孟英认为，不可以视患者体态肥胖，但头汗出，就恐其虚脱而处以温补之药。

问：本案治疗用药有何特色？

答：以甘凉、收涩之药，收敛肝阳。药用甘、苦、咸、寒之玄参清热凉血、滋阴降火；甘、寒之生地黄清热凉血，养阴生津；苦、寒之犀角清热凉血；咸、寒之牡蛎潜阳补阴，收敛固涩；苦、甘、寒之知母清热泻火、滋阴润燥；苦、酸、微寒之白芍敛阴止汗、平抑肝阳；苦、甘、酸、平之牛膝引血下行；见肝之病，知肝传脾，故用茯苓健脾利水；苦、涩、寒之侧柏叶清热凉血止血；咸、寒之童子尿清热凉血。服药之后患者症状大为缓解，服药数剂即愈。患者后又病胁痛流乳，孟英处以清肺滋肾凉肝之甘露饮加甘、苦、凉之女贞子，甘、酸、寒之墨旱莲滋补肝肾；甘、咸、寒之龟板，咸、寒之鳖甲滋阴潜阳；咸、寒之牡蛎潜阳补阴，收敛固涩，调理而愈。孟英重视天人相应的整体观，辨证准确，随证遣方，用药如神。

案 6

一男子患便血，医投温补，血虽止而反泄泻浮肿，延及半年。孟英诊之，脉数舌绛。曰：此病原湿热，温补反伤阴液。与芩、连、栀、芍、桑叶、丹皮、银花、石斛、楝实、冬瓜皮、鳖甲、鸡金等药，旬余而愈。

《王氏医案续编》

【赏析】

问：本案诊断如何理解？

答：本案男子便血，医误投温补之药，患者便血虽止而反泄泻，肢体浮肿，至今已半年余。王孟英诊查后发现患者脉数、舌绛，乃阴虚内热之象，并认为该患者便血原于湿热而医家妄投温补之药，反伤阴液。

问：本案治疗用药有何特色？

答：治以滋阴清热，药用苦、寒之黄芩、黄连、栀子清热泻火；苦、微寒之赤芍、丹皮清热凉血、活血化瘀；甘、苦、寒之桑叶清肺润燥、平抑肝阳；甘、寒之金银花清热解毒；甘、微寒之石斛益胃生津，滋阴清热；苦、寒之川楝子疏肝泄热；甘、凉之冬瓜皮清热利尿消肿；咸、寒之鳖甲滋阴潜阳；甘、平之鸡内金健脾消食。王孟英把握病机，辨证施治，用药精当，故患者服上药调理而愈。

案 7

胡振华以花甲之年，患溺后出血水甚痛。自云溲颇长激，似非火证。孟英察脉有滑数之象。与玄参、生地、犀角、栀、楝、槐蕊、侧柏、知母、花粉、石斛、银花、甘草梢、绿豆等药，旬日而瘥。逾四载以他疾终。

《王氏医案续编》

【赏析】

问：本案诊断和治疗有何特色？

答：本案患者胡振华年过六十，小便后出血水，伴严重疼痛，患者自述小便清长，无明显热感。王孟英诊查发现患者脉滑数，遂用甘、苦、咸、寒之玄参清热凉血，滋阴降火；甘、寒之生地黄清热凉血，养阴生津；苦、寒之犀角清热凉血；苦、寒之栀子清热泻火；苦、寒之川楝子疏肝泄热；苦、甘、寒之知母清热泻火，滋阴润燥；甘、微寒之石斛益胃生津，滋阴清热；甘、寒之金银花清热解毒；苦、涩、寒之侧柏叶清热凉血止血；苦、微寒之槐花凉血止血，清肝泻火；甘、凉之甘草梢清热解毒，缓急止痛；甘、微苦、微寒之天花粉清热泄火，生津止渴；甘、寒之绿豆清热解毒。孟英用药平和，切中病机，故患者服药后痊愈，未再复发。

案8

丁未春，金朗然令堂，陡吐狂血，肢冷自汗。孟英切脉弦涩，察血紫黯，乃肝郁凝瘀也。证虽可愈，复发难瘳。予丹参、丹皮、茺蔚、旋覆、苓、栀、柏叶、郁金、海蜇之方，覆杯果愈。然不能惩忿，逾两年复吐，竟不起。

《王氏医案续编》

【赏析】

问：本案诊断如何理解？

答：本案患者金朗然之母，春季突发吐血，肢冷自汗。孟英诊查发现脉弦涩，望所吐之血色紫黯，证属肝郁气滞，血瘀出血。孟英认为，此证初发可用药调理而愈，但应禁怒，怒后复发则不可治。

问：本案治疗用药有何特色？

答：治以疏肝泄热、活血化瘀，药用苦、微寒之丹参活血祛瘀；苦、微寒之丹皮清热凉血、活血化瘀；苦、辛、微寒之茺蔚子活血清肝；苦、辛之旋覆花降气；见肝之病，知肝传脾，故用茯苓健脾利水；苦、寒之栀子清热泻火；苦、涩、寒之侧柏叶清热凉血止血；辛、苦、寒之郁金清心凉血、活血解郁；咸、平之海蜇清热平肝。服药后患者果然诸证顿除，然而两年后忿郁而发，终不可治。

案9

戊申元旦，陈秋槎参军，大便骤下黑血数升。血为热迫而妄行。继即大吐鲜红之血，而汗出神昏，肢冷瘛疭，躁乱妄言。心无血养故神昏，肝无血养故痉厥。速孟英至，举家跪泣救命。察其脉左手如无，右弦软，按之数。虚在阴分，热在气分。以六十八岁之年，金虑其脱，参汤煎就，将欲灌之。孟英急止勿服，曰：高年阴分久亏，肝血大去，而风阳陡动，殆由忿怒，兼服热药所致耶？其夫人云：日来颇有郁怒，热药则未服也，唯冬间久服姜枣汤，且饮中药烧酒一瓶耳。孟英曰：是矣。以西洋参、犀角、生地、银花、绿豆、栀子、玄参、茯苓、羚羊、茅根为剂，冲入热童溲灌之；外以烧铁淬醋，令吸其气；龙、牡研粉扑汗；生附子捣帖涌泉穴，引纳浮阳。两服血止，左脉渐起，又加以龟板、鳖甲，介以潜阳法。服三帖，神气始清，各恙渐息，稍能啜粥，乃去犀、羚，加麦冬、天冬、女贞、旱莲投之，眠食日安。半月后始解黑燥矢，两旬外便溺之色皆正，与滋补药调痊，仍充抚辕巡捕，矍铄如常。秋间赴任绍兴。己（此字原无，据另本补）酉秋以他疾终。

《王氏医案续编》

【赏析】

问：本案诊断如何理解？

答：本案患者陈秋槎参军，元旦突然便黑血数升，随即大吐鲜红之血，汗出神昏，肢冷搐搦，躁乱妄言。孟英诊查发现患者左脉如无，右脉弦软，按之数。血为热迫而妄行，故便血、吐血，心无血养则神昏，肝无血养则痉厥。说明虚在阴分，热在气分。患者六十八岁，有人担心气随血脱，煎好独参汤，想灌服。孟英急急阻止，问其家人：患者年事已高，阴分久亏，肝血大去，而风阳陡动，是否由于忿怒，兼服用热药所致？其夫人说：患者近来常有郁怒，没有服过热药，但冬季常服姜枣汤，又喝了中药烧酒一瓶。孟英说：正是由此。

问：本案治疗用药有何特色？

答：孟英治以养阴清热，药用气阴双补之西洋参；苦、寒之犀角清热凉血；甘、寒之生地黄清热凉血，养阴生津；苦、寒之栀子清热泻火；甘、寒之金银花清热解毒；甘、寒之绿豆清热解毒；甘、苦、咸、寒之玄参清热凉血、滋阴降火；甘、淡之茯苓健脾利水；咸、寒之羚羊角清热平肝息风；甘、寒之茅根凉血止血，冲入热童便灌服；外以烧铁淬醋，令患者呼吸其气；龙、牡研粉扑身敛汗；生附子捣帖涌泉穴，引纳浮阳。两服而便血、吐血停止，左脉逐渐有力，又加以滋阴潜阳之龟板、鳖甲，服用三剂，神志开始清醒，诸症渐除，渐渐能喝粥，乃去犀角、羚羊角，加养阴润肺之麦冬、天冬；滋补肝肾之女贞子、旱莲草，睡眠饮食日渐转安。半个月后患者开始解色黑干燥的粪便，二十几天之后大小便颜色都正常，后孟英给予滋补药调理痊愈，仍担任抚辕巡捕，健康如常。秋季至绍兴赴任。孟英先以滋阴清热止血之药治患者便血之症，内外治法同用，后以滋补肝肾养阴之药调理患者之饮食睡眠，用药缓急有度，加减精当，故患者调理而愈。

案 10

蒲艾田年逾花甲，陡患鼻衄，诸法不能止，速孟英救之。面色黑黯而有红光，脉弦洪而芤。询知冬间广服助阳药，是热亢阴虚之证。与大剂犀角、玄参、茅根、女贞、旱莲、石斛、茯苓、泽泻、天冬、知母，投匕而安。续予滋阴药，填补而康。

《王氏医案续编》

【赏析】

问：本案诊断如何理解？

答：本案患者蒲艾田年过六十，突然鼻出血，各种方法都不能止血。孟英诊查发现患者面色黑黯而有红光，脉弦洪而芤，脉洪为热亢，芤为阴虚，询问之后得知患者冬季服用许多助阳药，故诊为血热迫血妄行所致。

问：本案治疗用药有何特色？

答：治以大剂凉血止血滋阴之药。犀角苦寒清热凉血；玄参甘苦咸寒，清热凉血、滋阴降火；茯苓甘淡健脾利水；茅根甘寒凉血止血；女贞子、旱莲草滋补肝肾之阴，清热止血；天冬养阴润肺；石斛甘微寒，益胃生津，滋阴清热；泽泻甘淡寒，利水渗湿泄热。诸药合用，共奏凉血清热之功，药证相应，故患者服药后效果十分明显，缓则治本，且患者年过六十，故孟英复投滋阴填补之药，患者诸症转安。

案 11

沈悦亭令正齿衄，五日不止，去血已多，诸方不应，孟英脉之弦滑上溢。投犀角、泽兰、玄参、旋覆、生地、花粉、茯苓、牛膝、桃仁、泽泻而安。既而询其经事，本月果已愆期，盖即逆行之候也。继用滋阴清热，乃渐康复。

《王氏医案续编》

【赏析】

问：本案诊断如何理解？

答：本案患者沈悦亭之妻，牙龈出血五天，出血量很大，使用各种办法都不能止血。孟英切其脉，弦滑上冲，乃气逆上冲，血随气涌，患者月经后期，实乃倒经转衄。

问：本案治疗用药有何特色？

答：给予凉血清热沉降之药治疗。犀角苦寒清热凉血；玄参甘苦咸寒，清热凉血、滋阴降火；茯苓甘淡健脾利水；泽泻甘淡寒，利水渗湿泄热；生地黄甘寒，清热凉血，养阴生津；旋覆花苦辛降气；天花粉甘微苦微寒，清热泄火，生津止渴；牛膝苦甘酸平，引血下行；泽兰、桃仁活血祛瘀。孟英问诊周详，辨证准确，急则治其标，缓而治其本，血止之后，以滋阴清热之药调理，患者逐渐康复。

案 12

魏西林令侄女，娩后恶露延至两月，继闻乃翁条珊主政及两弟卒于京，悲哀不释，而为干嗽吐血，头痛偏左，不饥不食，不眠不便，渴饮而溲，必间日一行，久治不效。孟英切脉，虚弦豁大。与甘麦大枣，加熟地、首乌、鳖甲、二至、菊花、旋覆、芍药、贝母、麻仁、青盐等药。服后脉渐敛，血亦止。七八剂头疼始息，旬日后便行安谷。逾年接柩悲恸，血复溢，误投温补而亡。

《王氏医案续编》

【赏析】

问：本案诊断如何理解？

答：本案患者魏西林侄女，产后恶露两月不止，听闻父亲及两弟在京城去世，悲哀至极，干嗽吐血，头痛偏左，不饥不食，不眠不便，口渴喜饮，大便两天一次，久治不效。王孟英诊查发现患者脉虚弦豁大，乃精血亏虚，情志致病，气逆血涌所致。

问：本案治疗用药有何特色？

答：治以甘麦大枣汤养心安神，和中缓急，加补血滋阴、益精填髓之熟地、首乌；滋阴潜阳之鳖甲；补益肝肾，滋阴止血之二至丸；清肝平肝之菊花；苦、辛之旋覆花降气；苦、酸、微寒之白芍养血调经、敛阴平肝；苦、甘、微寒之贝母清热润肺散结；润肠通便之火麻仁；咸，寒之青盐泄热凉血。诸药合用共奏养心安神，和中缓急，滋阴凉血，降气润肠之功。服药之后患者脉由豁大逐渐收敛，吐血亦止；服用七八剂之后头痛开始减轻，十几日之后食纳转佳，大小便恢复正常。一年之后，患者接灵柩悲恸难平，又发生吐血，医家误投温补之药而亡。患者原本阴血亏虚，悲痛气逆，血随气涌，此时治宜凉血止血、降逆滋阴，而医家误用温补之药，气血愈逆，最终导致患者死亡。

案 13

谢再华室素患肝厥，孟英于癸卯岁授药一剂，六载安然。今夏偶患齿衄，继渐臭腐，头疼汛阻，彻夜无眠。盖秦某作格阳证治，进以肾气汤数服而致剧也。孟英与大剂神犀汤，加知、柏，旬日而瘳。

《王氏医案续编》

【赏析】

问：本案诊断如何理解？

答：本案患者谢再华室平素患有肝厥，孟英曾授药一剂，六年未复发。今年夏天患者牙龈出血，并继渐臭腐，头疼，彻夜难眠。前医将患者作格阳证治，给予肾气汤数剂，患者病情更加严重。

问：本案治疗用药有何特色？

答：孟英给予大剂神犀汤治疗。以犀角、生地清心凉血；玄参、花粉养阴生津；银花、连翘、黄芩清热泻火；紫草、板蓝根、金汁凉血解毒；菖蒲芳香开窍；豆豉宣泄透邪；知母清热泄火，滋阴润燥；黄柏清热燥湿，泻火解毒。诸药合用，共奏清营开窍，凉血解毒之功。患者服药十几日后症状便大有改善，最终痊愈。

案 14

王子能参军令正，久患吐血，医不能愈，延孟英视之。脉弦滑而搏指，右手较甚，渴喜冷饮，米谷碍于下咽，小溲如沸，夜不成眠，久服滋阴，毫无寸效。孟英以苇茎汤合雪羹，加石膏、知母、花粉、枇杷叶、竹茹、旋覆、滑石、梨汁，大剂投三十剂而瘥。继而参军旋省，患久积忧劳，真阴欲匮，竟难救药，寻果仙游。

《王氏医案续编》

【赏析】

问：本案诊断如何理解？

答：本案患者王子能参军之妻，患吐血之症许久，诸医救治无效。孟英切诊发现患者脉弦滑搏指，右手更甚，问诊得知患者渴喜冷饮，饮食难以下咽，小溲灼热如沸，失眠，患者虽久服滋阴药，但疗效甚微，实乃肺热阴亏气逆之证。

问：本案治疗用药有何特色？

答：治以清肺化痰，逐瘀排脓之苇茎汤合泄热止痛之雪羹，加清热泻火之石膏、知母、花粉，清肺止咳降逆之枇杷叶合降逆之旋覆花，清化痰热之竹茹，清热利水之滑石，润肺清燥、止咳化痰养血之梨汁，患者服药三十剂后诸症悉除。

案 15

韩贡甫于去冬偶患足疮，疡科治之，疮愈而大便下血，渐至腰背疼胀。医谓其虚，率投温补，病日以剧。迨仲春寒热时作，卧榻不起，诸医束手，已治木矣。所亲陈季竹嘱延孟英图之。脉弦缓而涩，苔黄溺赤，饮食不思。曰：此药病也。良由气机郁滞，湿热不清，补药乱投，病渐入血。然犹自寻出路，奈医者不知因病而下血，不治其病，徒涩其血，则气机愈窒，营卫不通，寒热不饥，固其宜也。而又疑为土败阴亏，脾肾两补，药力愈峻，病势愈危。若我视之，原非大病，肯服吾药，不日可瘳。乃兄聪甫闻之，大为折服。以海蜇芦菔汤煎芦根、厚朴、丝瓜筋、通草、白薇、栀子、楝实、竹茹等药投之。三剂而寒热不作，胃渐知饥。旬余血止溺澄，各恙皆已，改服清养药而康。

《王氏医案三编》

【赏析】

问：本案诊断如何理解？

答：本案患者韩贡甫于去年冬季患足疮，疡医治之，疮愈后患者便血，逐渐发生腰背疼胀。有医家认为患者为虚证，草率投以温补之药，患者病情日渐严重，至仲春时寒热交作，卧榻不起，诸医家都认为无药可医。孟英诊查发现患者脉弦缓而涩，苔黄，小便赤，不思饮食。孟英认为这是误服药物所致的疾病，患者原本由气机郁滞，湿热不清而发足疮，而医家乱投补药，病渐入血分，至春病邪自寻出路，然而医者不知患者是因病而便血，徒治其便血之症，则气机更加郁阻，导致营卫不通，故发寒热，脾胃气机失调导致患者不思饮食。后来的医家又怀疑患者为土败阴亏，给予脾肾两补之剂，药力峻猛，然而药不对证，所以病情更加危急。

问：本案治疗用药有何特色？

答：孟英认为患者并非不治之症，治以清热解毒、化痰软坚之海蜇；消食顺气之芦菔；清热生津、除烦、利尿之芦根；行气消积、降逆平喘之厚朴；通经活络、清热化痰之丝瓜筋；清热利水之通草；清热凉血、利尿通淋、解毒疗疮之白薇；泻火除烦之栀子；疏肝行气止痛之楝实；清化热痰之竹茹等药。患者服三剂药后而寒热不作，胃中渐渐知饥，十几天后患者便血得止，小便变清，其余诸症悉除，中病即止，孟英改用清养药调理而愈。

案 16

祝氏妇患溺血五六年矣，医皆作淋治。孟英诊视脉弦数，苔黄口苦，头疼溺热。曰：是溺血也。法宜清肝，与久淋当滋补者迥殊。病者极为首肯。盖其出路自知，而赧于细述，故医者但知其为淋也。

《王氏医案三编》

【赏析】

问：本案诊断如何理解？

答：本案患者祝氏妇人尿血五六年，各医家都将其当做淋证治疗，尚未好转。孟英诊查后发现患者脉弦数，苔黄，问诊得知患者口苦，头疼，小便灼热感。孟英认为，患者无尿痛，故为尿血而非淋证且患者脉弦数，苔黄，口苦，头疼，乃肝胆火热灼伤脉络，治宜清肝，而非如其他医家所用滋补之法。患者亦十分赞同孟英的分析，孟英问诊周详，结合望诊、切诊，参以闻诊，然后得以全面准确的掌握病机，避免了之前数位医家因四诊不详而误下诊断，延误病情。

案 17

关琴楚令孙少西，年三十四岁，素善饮，夏间已患着枕即嗽，讳而不言，家人未之知也。迨秋发热，呕吐腹痛，伊父母以为痧也。诸痧药遍投之，寻即气冲咳嗽，血涌如泉，不能稍动，动即气涌血溢。沈某但知其素禀阴亏，遽从滋补，服后益剧。迟孟英诊焉，脉弦洪而数。曰：虽属阴虚，但饮醇积热于内，暑火外侵，而加以治痧丹丸，无不香窜燥烈，诚如火益热矣。亟当清解客热。昔孙东宿治族侄明之一案与此略同，必俟热退血止，再为滋养，知所先后，则近道矣。病家素畏凉药，而滋补又不应，遂求乩方服之。药甚离奇，并木鳖、麝香亦信而不疑。旬日后血已吐尽，气逆如奔，不寐形消，汗多热壮，再乞诊于孟英，已不可救药矣。

《王氏医案三编》

【赏析】

问：本案诊断思路如何理解？

答：本案记录患者关琴楚之孙少西，三十四岁，平素善饮酒，夏季平卧即咳嗽，并未与家人说明。至秋天患者发热，呕吐，腹痛。其父母认为患者为痧证，以各种治痧药治之，即出现气冲咳嗽，血涌如泉，动则气涌血溢。某沈氏医生认为患者素禀阴亏，治以滋补药，服药后患者病情加剧。患者脉弦洪而数，孟英认为患者虽属阴虚，但常年饮酒，积热于内，加之暑火外侵，而其家人误以香窜燥烈的治痧药治之，火热益甚，应急清解客热。孙东宿曾治族侄明之一案与这位病人相似，必要等到热退血止，再给予滋养药，先后有序，方可疗疾。病家向来不喜凉药，而滋补药又无明显作用，于是求所谓仙方服之，方药十分离奇，用甘、温之木鳖，辛、温之麝香患者竟深信不疑。服药十几日后患者血已吐尽，气逆如奔，不寐，形体消瘦，汗多热壮，再请孟英诊治时，已无药可救了，说明患者客观的描述病情、相信医生而非所谓的仙丹才是患者得救的前提。本案患者及家属，未客观掌握病情，乱服温燥之药，不信孟英之说，才延误病机，最终导致病情恶化。

案 18

（秀水吴君小渔）其季郎雅轩，素有失血之患，近由穹隆山归，途次发热，兼以咳逆见血，医治两旬不应。余诊之，脉弦数而上溢，气冲则自觉血腥，喘汗睛红，面黧足冷，饥不能食，胁痛耳鸣，苔腻口干，小溲短赤，寤不成寐，痰色甚浓，乃禀赋阴亏，水不涵木，心火内炽，肺金受戕，兼感客邪，胃浊不降，甚难措手，即欲辞归。而虞君梅亭、胡君春田力乞疏方，勉图一二。爰以沙参五钱，蛤粉四钱，冬瓜子六钱，浮石、茯苓、石斛各三钱，桑皮二钱，竹茹、枇杷叶各一钱五分，丝瓜络、桃仁各一钱，芦根汤煎服，是清心肝以靖浮越之阳，肃肺胃而廓逗留之热也。一帖脉色转和，气冲亦减。余留七日返棹，已热退便行，能安眠食，唯不能慎口腹、戒忿怒，故痰嗽胁痛未能尽蠲。逾两月，余游闻川过禾，因喉痛复邀过诊，仍是心肝之火上炎，为留三日，与龚萍江茂才内外协治而瘳。但病源匪浅，情性不柔，春令深时，恐兴险浪，临别与其友人余姚岑君九鼎言之，以为左券。

《归砚录》

【赏析】

问：本案诊断思路如何理解？

答：本案记录患者秀水吴君小渔之子雅轩，平素有失血之患，近期在归途中发热，咳逆见血，某医家治疗二十几天无明显好转。孟英诊查，患者脉弦数而上冲，问诊得知患者气冲则自觉血腥，望诊患者喘息汗出，白睛色红，面黑足冷，饥不能食，胁痛耳鸣，苔腻口干，小便短赤，失眠，痰色浓，面黑足冷乃肾阴亏虚；胁痛耳鸣，苔腻口干乃水不涵木；小便短赤乃心火内炽；喘息汗出，白睛色红，气冲则自觉血腥乃肺金受戕，兼感客邪；饥不能食乃胃浊不降，患者病情严重，几乎不可救药，孟英欲辞不治。

问：本案治疗用药有何特色？

答：孟英用滋阴润肺之沙参；清肺化痰之蛤粉；清肺化痰，消痈排脓，除湿利水之冬瓜子；清肺火化痰之浮石；健脾利水之茯苓；滋养胃阴，生津止渴之石斛；泻肺平喘之桑白皮；清化热痰之竹茹；降肺气化痰之枇杷叶；清热化痰之丝瓜络；活血祛瘀，润肠通便，止咳平喘之桃仁；清热生津，除烦，止呕，利尿之芦根汤煎服，诸药合用，清心肝以靖浮越之阳，肃肺胃而廓逗留之热也。患者服药一帖脉色转和，气冲亦明显缓解。服药七日热已退，大便亦行，能安眠，饮食可，唯不能慎饮食、戒愤怒，所以咳有嗽痰、胁痛之症尚未尽除。

两个月之后，孟英出游经过秀水，患者因喉痛复邀孟英诊治，辨证为心肝之火上炎，孟英为他停留三日，与龚萍江茂才内外协治使患者痊愈。然而患者病源匪浅，情性亦不柔，春季肝气升发，如情志不畅，则病极易反复，孟英临别与其友人余姚岑君九鼎言之，深深告诫患者调情志，方可调养而愈。

孟英不但通过周详的四诊搜集病情资料，透彻的分析病情，而且注重情志、时令与发病的关系，因人而异，不仅以药物调养患者，还告诫患者注重调养情志，以防春季病情复发，实乃未病先防。

八、热入血室

姚小蘅太史令侄女，初秋患寒热而汛适至，医用正气散两帖，遂壮热狂烦，目赤谵语，甚至欲刎欲缢，势不可制。孟英按脉洪滑且数，苔色干黄尖绛，脘闷，腹胀拒按，畏明口渴，气逆痰多。与桃仁承气汤加犀角、石膏、知母、花粉、竹沥、甘菊。照热入血室例治。人谓热虽炽而汛尚行，何必大破其血而又加以极寒之药哉？孟英曰：叟勿过虑，恐一二剂尚不足以济事。果服两大剂始得大便，而神清苔化，目赤亦退。改用甘寒以清之。继而又不更衣，即脉滑苔黄而腹胀，更与小承气汤二帖，便行而各恙遄已。数日后，又如此，仍投小承气汤二帖。凡前后六投下剂，才得波浪不兴，渐以清养而瘳。季秋适江右上高令孙明府之子沛堂为室。

《王氏医案续编·卷二》

【赏析】

问：本案诊断思路如何理解？

答：本案记载了一位姚姓太史令侄女因感受寒热之邪，又适逢月经来潮，服用正气散后出现了壮热，目赤口渴，脘腹部胀闷，胡言乱语，神志异常，脉洪滑且数，苔色干黄尖绛等症状。起病后，医者予正气散治疗，此方主治外感寒邪，内伤湿滞为主的中焦湿温病，祛湿除满，芳化渗泄。王孟英认为该女经期，血室

（子宫）空虚，邪热乘虚而入，由表入里，出现热入血室之证。而前医予以正气散以治，此方苦燥，利湿太过会重伤阴液，使热更甚。血室之热上扰心神则狂烦、谵语，火热炽盛则壮热，目赤口渴，脉洪滑且数；邪热入心营，灼伤津液则苔色干黄尖绛。王氏重视患者的生理期对疾病传变、临床用药的影响，收集大便情况、神志及舌象等临床资料非常详尽，尤其重视舌象和大便对本病的传变的影响。此证体必阳实，误服温燥，此证的病机主要是太阳或阳明邪热乘虚内陷血室，侵入少阳，与血搏结，心神被扰，少阳经气不利，枢机不运而致腹胀拒按，畏明口渴，气逆痰多。

问：本案治疗用药有何特色？

答：治疗上泻痰热以息风阳。考虑到热虽炽而汛尚行，不能大破其血而又加以极寒之药，故前后根据临床症候的变化，因势利导，灵活选择了"桃仁承气汤加犀角、石膏、知母、花粉、竹沥、甘菊为方"，其中桃核承气汤具有逐瘀泻热之功效，并加减清营养阴之品，服后"微利"，邪有出路，切中病机，病患服后病情减轻。中病即改用甘寒以清之，小承气汤轻下热结，除满消痞，诸症自平。桃仁活血破瘀，大黄下瘀泻热，芒硝泻热软坚，助大黄下瘀泻热；桂枝通行血脉；炙甘草护胃安中；犀角清热凉血，解毒定惊；石膏与知母有清热泻火除烦之功；花粉、竹沥、甘菊兼滋阴除热；厚朴行气散满；枳实破气消痞；诸药合用，可以轻下热结，凉营消痞。投药后注意观察病人服后药效如何，然后根据病情适当调整用药直至病人痊愈。

九、脚气

顾云萝令正，久患脚气，屡治屡发，驯致周身筋掣，上及于巅，龈痛指麻，腰疲目眩，口干食少，夜不成眠。孟英察其脉芤而弦数。真阴大亏，腿虽痛，从无赤肿之形，脚气药岂徒无益而已。与二地、二冬、二至、知、柏、桑、菊、栀、楝、蒿、薇、龟板、鳖甲、藕等药。服之各恙渐减，盖因平素带下太甚，阴液漏泄，而筋骨失其濡养也，故治病须澄源以洁流。秋间以海螵蛸粉、鱼螵、黄柏、阿胶为丸，服之痊愈。

《王氏医案续编·卷五》

【赏析】

问：本案诊断思路如何理解？

答：本案记载了一位久患脚气的顾姓患者，屡治屡发，表现为周身筋掣，上及于巅，龈痛指麻，腰酸目眩，口干食少，夜不成眠，脉芤而弦数。足伤寒湿为脚气。寒湿郁而为热，湿则肿，热则痛。患者起病来，多方求治，医者考虑其为脚气之证，予脚气药治之。前医治疗脚气病的常规方、经验方，患者屡治屡发，而并未深入思考该患者其脚气发生的病因病机。患者腿虽痛，从无赤肿之形，或给予清热利湿搜风之品，患者遍尝这些方药后，对病情适得其反。脚气病多因水寒和湿热之邪侵袭下肢，流溢皮肉筋脉，痛而不肿，王孟英诊脉芤而弦数，考虑为真阴大亏，考虑多因病后体质虚弱，气血亏耗，经脉、经筋失于涵养所致，宜养阴清热、润燥舒筋。

问：本案治疗用药有何特色？

答："养阴保津"是王氏学术的中心思想，存阴者存正也，阴存则正盛，虽有邪侵，病亦易愈。王氏养阴，每以清淡甘凉之品濡养肝肾之阴为大法。使用气味俱厚、质黏多汁、甚或血肉有情之品以滋肝肾之阴，如二地、二冬、二至、龟板、鳖甲等。热不清，则津液不复，故泄热以存津，知、柏养阴清热除烦，青蒿善使阴分伏热透达外散，桑、菊清解表热、引药上行，川楝子疏肝泄热、行气止痛。王氏治病求本，患者因带下太甚致使阴液漏泄而筋骨失其濡养，海螵蛸粉、鱼螵涩精止带止痛，黄柏清热燥湿、泻下焦火，阿胶补血滋阴润燥，诸药共同达到涩精止带，滋阴清热之功。

十、中毒

丙戌春，仓夫郑德顺患急证，时已二鼓，丐孟英视之。见其扒床拉席，口不能言，惟以两手指心抓舌而已。孟英曰：中毒也。取绿豆二升，急火煎清汤，澄冷灌之，果即霍然。诘朝询其故，始言久患臂痛，因饵草头药，下咽后即心闷不可耐，舌麻不能言，而旁人不知也。录此足以证孟英临证之烛照如神，亦可见草药之不可轻试也。

《王氏医案·卷一》

【赏析】

问：本案诊断思路如何理解？

答：本案记载了一位郑姓男性因久患臂痛，服草头药（即草乌头）出现了扒床拉席，口不能言，惟以两手指心抓舌。草乌头生用毒性极大，多为外用，比如敷、洗、泡等，而炮制后乌头碱会被水解，毒性会降低。草乌头含乌头碱，用之不当，极易引起中毒。其表现与川乌基本相同，如舌、四肢或全身发麻，恶心、呕吐、烦躁不安，甚或昏迷，皮肤苍白，心慌气短，心率缓慢，心律紊乱等症状。王氏论毒之为毒，暗藏于服食起居中，更有令人不可防物者，如日用饮食，其物性相反，不知误食，以及庖人不善烹饪，未得其法，食之即为中毒，不必服砒鸩始云中毒也。患者出现扒床拉席等烦躁不安的神志影响，口腔、舌及咽喉粘膜有不适感，烧灼感和疼痛，继而麻木，故而口不能言，只能以两手指心抓舌，也以示因食入所致。

问：本案治疗用药有何特色？

答：本案为王氏诊治服草头药（即草乌头）出现的急性中草药中毒的典型医案。绿豆对此有很好的解毒功效，急则治其标，急症处理以"准、快"为要，"急火煎清汤，澄冷灌之"，反映出王氏对食物、中草药等出现中毒症状有丰富的临床经验。

第二章　外科

第一节 瘰疬

案1

桐乡冯诒斋广文，年二十七岁。自上年患瘰，至今已十余枚，皆破而不敛，肌肉渐削，迨季夏渐形发热，而纳食阻膈，溲短便溏，气逆嗽痰，咽喉疼肿。诸医束手。秀水庄丈芝阶荐余诊之。脉数而左寸关兼弦大，是病由过扰心阳，兼伤谋虑，从前但从呆补，已成不治之证，近则吸受暑邪，犹日服滋填之剂，是以药造病也。而诒斋一见倾心，坚留数日。因谓其令兄静岩赞府曰：余仅许愈其新病也。以沙参、苡、斛、橘、半、蒿、薇、蛤壳、浮石、茯苓，煎吞香连丸。二剂而痛泻渐止，去香连加鳖甲。又二剂而热退，改用参、苓、橘、半、苡、蛎、石英、首乌、象牙屑、冬虫草等出入为方，卧时另制噙化丸，以肃上焦痰滞，服四帖，已能起褥，眠食皆安，余遂归。秋杪闻其没于奥（一本作"吴"）江外科家，少年博学，惜哉！余邮輓一联云："倾盖相知，讵成永诀。著书未竟，遽赴修文。"知渠方注顾亭林先生《肇域志》而即病也。

《归砚录·卷四》

【赏析】

问：本案诊断思路如何理解？

答：本案记载了一位青年因患瘰疬破而不敛，痰热扰心脾，复感暑邪而出现了发热、纳食阻膈、溲短便溏、气逆嗽痰、咽喉疼肿、身体瘦削，脉数而左寸关兼弦大。该病多为慢性发病，因肝气久郁、破溃日久不愈，脾失健运，又因用药不当所致；急性发病因外感暑热、内蕴痰毒而发。故此次因长期用滋填之剂，复感暑邪仍在用此类药物，是前医滥用滋补之品的误治。该病多见于青少年及原有结核病者，好发于颈部、耳后，也有的缠绕颈项，延及锁骨上窝、胸部和腋下。相当于现代医学的淋巴结核，多是由于结核杆菌侵入颈部所引起的特异性感染，严重时可溃破流脓。王氏认为该患者痰热过扰心脾，前医长期用滋填之剂，已成不治之症，每因体虚或过度劳累易复发。患者近则复感暑邪，还继续服滋填之剂，是用药不当所致之病。

问：本案治疗用药有何特色？

答：王氏对该病的发展、转归有了整体认识，此次治疗仅针对其新发之证。立法用药上，主张以甘凉柔润为主、咸寒重镇为总则。"凡病偏于阳者，必不足于阴"。然而王氏养阴，有时并非径用养阴之品，而是着眼于清除耗阴之病邪，去除耗阴之原因，即所谓"泻阳补阴"，寓养阴于临床各法之中，起到间接的养阴作用。治疗上以半夏、苡仁、橘红、茯苓燥湿化痰；沙参清肺化痰，养阴润燥；青蒿清热解暑除蒸；石斛、白薇滋阴清热。沙参、白薇、石斛养阴而不腻滞。蛤壳软坚散结，敛疮；海浮石化老痰，软坚散结；香连丸清热化湿，行气止痛，诸药合用清热化湿、软坚滋阴。二剂而痛泻渐止，去香连加鳖甲血肉有情之品以逐滋肝肾之阴，增加软坚散结之功。又二剂而热退，改用参、苓、橘、半、苡、蛎、石英、首乌、象牙屑、冬虫草等为方，卧时另制嚼化丸，兼用蛎、石英、象牙屑等重镇潜阳之品，以肃上焦痰滞，首乌、冬虫草增加扶正之力。

案2

镇洋郑秀才，颈下出水，涓涓不绝，已数年矣。医为串沥。余视之，溃口三、四，皆甚深奥，曰此古所谓蚁瘘也。用穿山甲炙存性研傅，果瘥。

《归砚录·卷三》

【赏析】

问：本案诊断思路如何理解？

答：本案记载了一位郑姓男性患者，颈部出现瘰疬，局部破溃、渗出明显，病程长，病位深。蚁瘘者，由饮食有蚁精气，毒入于五脏，流出经络，多着颈项，戢戢然小肿核细，乃遍身体。古时认为这种形态的痈肿疮疖病因是因食品中混有蚁精气所致。此证善窜，故俗名病串，由肝热生痰，风激入络，结而成核。

问：本案治疗用药有何特色？

答：王氏采用外用穿山甲，炙而存性，研粉外敷患处。治疗所用的穿山甲入厥阴、阳明经。古方鲜用，近世也是疮科为要药。盖此物穴山而居，寓水而食，出阴入阳，能窜经络，达于病所故也。

第二节　疝气案

金元章年逾七旬，久患疝厥，每病于冬，以为寒也，服热药而暂愈，终不能霍然。孟英诊曰：脾胃虽寒，肝阳内盛，徒服刚烈，焉能中肯？以参、术、枸杞、苁蓉、茴香、当归、菟丝、鹿角霜、桂、茯苓、楝实、黄连、吴萸、橘核等药，为方服之，今数年无恙矣。

《王氏医案·卷一》

【赏析】

问：本案诊断思路如何理解？

答：本案记载了一位七旬老人患者长期因疝厥而苦的临床病案。少腹痛引阴丸，肝之逆气冲胃作吐者，为疝厥。患者以每年冬天发病为主，故一旦发病就给予温燥之品以散寒止痛，可暂时缓解症状，但不能治愈。王氏临床上重视病史和用药史的采集，充分分析病案用药疗效及临床资料后，认为该患者为脾胃虚寒而肝阳内盛的复杂病机。患者主要病机为脾肾寒而肝阳内盛，故服用热药可暂时控制症状，但易反复发作，并加重肝阳上亢，横逆犯胃。

问：本案治疗用药有何特色？

答：王氏以清肝降逆，散寒止痛为原则，以参、术、茯苓补益脾胃，以当归、枸杞、苁蓉、菟丝、鹿角霜滋阴助肾，茴香、吴茱萸、川楝子、橘核都是用肝之药。鹿角霜益肾助阳，左金丸中黄连用意最深，与吴茱萸相合，苦降辛开，一清一温，共奏清肝降逆，行气止痛之效。茴香橘核丸（茴香、橘核、楝实、肉桂）散寒行气，消肿止痛。

第三节　皮肤病及性传播疾病

一、疥疮

家嫂患疥遍身，外科治之不愈，且形瘦而左臂痠疼不能举。孟英按脉弦洪而数，授清肝涤暑之剂，旬余而愈。又闻治一妊妇患疥，疡科治而弗愈，以灵寿寺所售疮药搽之，遂浑身壮热，肤赤神昏，阴户疼肿，尤为惨酷，气逆不饥，彻夜无寐，医皆无策，延孟英视之。脉甚洪数，舌绛无苔，四肢拘挛，溲热如火，乃暑火证而复为毒烈燥热之药助其虐也，谁谓外治不比内服，可以擅用哉？与大剂银花、玄参、石膏、甘草、栀子、鲜生地、竹叶、莲子心、菊叶、冬瓜皮、丝瓜络、西瓜翠衣，而以绿豆、黑豆煮清汤煎药。服三帖，肤淡神清，略进稀粥。又三帖热退始尽，四肢渐舒，浃旬肿尽消，周身肤蜕如蛇皮而愈。

《王氏医案三编·卷三》

【赏析】

问：本案诊断思路如何理解？

答：本案记载了二例发生在夏天的疥疮病案。一则为女性患者全身长疥疮，以形瘦而左臂痠疼不能举，脉弦洪而数为主要症状。另一则为妊娠女性患疥，按疡科治疗无效，外用灵寿寺的疮药后出现浑身壮热，肤赤神昏，阴户疼肿，气逆不饥，彻夜无寐，脉甚洪数，舌绛无苔，四肢拘挛，溲热如火。两则医案的患者通过疡科的治疗方法均无效，而且第二则患者还因外用灵寿寺的疮药出现急性病症。疥疮是疥虫感染皮肤引起的皮肤病，疥疮发病部位多见于皮肤皱折处及薄嫩部位。王氏强调外用药物的使用同样需要辨证论证，外用药中的毒烈燥热之药对全身的副作用不亚于服用滥用温燥之品。第一则医案，外科治之不愈，孟英按脉弦洪而数为肝火炽盛，复感暑邪之实证，给予清肝涤暑之剂，十余日而愈。第二则案例为患者感受暑热之邪，侵袭肺卫，热蒸肌表，兼以耗伤津气的暑火证。

问：本案治疗用药有何特色?

答：王氏治以清暑益气，养阴生津，方用王氏清暑益气汤加味。大剂银花、玄参、石膏、甘草、栀子、鲜生地、竹叶、莲子心、菊叶、冬瓜皮、丝瓜络、西瓜翠衣，以绿豆、黑豆煮清汤煎药，症状逐渐缓解，全身皮损消退，脱屑而愈。

二、虱病

一卖酒人姓陆，极窘而又遭颠沛，久而患一异疾，形消善痒，虱从皮肤而出，搔之蠕蠕，医治莫效。孟英诊曰：悲哀劳苦，阳气受伤，曲蘖浸淫，乃从虫化。与补气药加杉木、桑枝而愈。亦湿热生虫之治法。

《王氏医案·卷二》

【赏析】

问：本案诊断思路如何理解?

答：本案记载了一位陆姓商人患虱病或虱咬症，以身体消瘦、伴发瘙痒，可以发现成虱，皮肤四肢曲侧浸淫明显。此病以瘙痒为主，虱叮咬皮肤后易发生瘙痒性丘疹，丘疱疹，可以发现成虱或虫卵。王氏认为患者因生活环境恶劣，阳气虚损，又染虱所致的皮肤病，皮肤四肢曲侧浸淫，故虫毒入侵，郁滞肌肤，易化风生湿热所致。

问：本案治疗用药有何特色?

答：治疗上王氏立足患者阳气虚损之本，用补气药加杉木、桑枝祛风除湿，引药达四肢关节而愈。

三、虱瘤

余郡一人，项边忽痒，渐起白痕一条，相延渐欲至喉，痒不可忍，群医莫识。一方士以刀轻开其痕，出白虱甚多而愈。曰：此虱瘤之类。凡皮内作痒，或起痕，或高起，皆其症也。

《归砚录·卷三》

【赏析】

问：本案诊断思路如何理解?

答：本案为虱聚成瘤患者，即虱子寄生在肌肤上所形成的瘤，瘙痒剧烈，皮损可表现为风团，丘疹，可在皮内隧道内找到虫体。王氏认识到该病的发生、发展主要在颈部及其以下，皮损表现形式多样，皮内瘙痒，风团，丘疹、抓痕。《稽神录》也有记载："浮梁生，背突起如盂，痒甚"。医士李德立云："此虱瘤也。以药傅之，一夕瘤溃，出虱斗余，即日体轻。"

四、痱痤

孙文垣治查景川遍身痱痤，红而焮痒，诸人以蒺藜、荆芥、升麻、葛根、玄参、甘草、石斛、酒芩与之，不愈。又谓为风热，以玄参、蝉蜕、羌、防、赤芍、甘草、生地、当归、升麻、连翘、苍耳。服之饮食顿减，遍身发疮，痛痒不可言。孙诊之，两手脉皆缓弱，以六君子汤去半夏，加扁豆、砂仁、薏苡仁、山药、藿香、黄芪。一服而饮食进，四帖而痛痒除，十帖疮疥如脱。杨曰：俱治此证之药，而服之益甚者，以未审其脉，故与其人之体气相违也。

《古今医案选·卷四》

【赏析】

问：本案诊断思路如何理解？

答：本案为查姓患者全身起红色粟粒疹，伴痒痛，两手脉皆缓弱。起病来，多方求治，给予蒺藜、荆芥、升麻、葛根、玄参、甘草、石斛、酒芩，不愈。医者考虑其为风热之证，以玄参、蝉蜕、羌、防、赤芍、甘草、生地、当归、升麻、连翘、苍耳。服之症状加重，饮食顿减，遍身发疮，痛痒不可言。前医仅凭表现于外的皮损症状就认为是肺经风热证，未审其脉，故与其人之体气相违。给予荆芥、防风、刺蒺藜等祛风解表，清热解毒之品，只会使患者症状加重。孟英精于脉诊，脉象能真实反映病情。在全面收集和整理患者症状、用药、临床疗效后，以脉诊准确作出判断，人体气血强弱直接影响脉象的强弱。患者为暑湿郁蒸肌肤，汗泄不畅，致生痱痤，而患者两手脉皆缓弱，脉缓弱兼纳差，考虑为脾胃虚弱。

问：本案治疗用药有何特色？

答：王氏治以健脾化湿，益气固表。方以六君子汤去辛温之半夏，加扁豆、砂仁、薏苡仁、山药、藿香健脾化湿，黄芪益气固表。一服而饮食进，四帖而痛痒除，十帖疮疥如脱而愈。

五、霉疮

吴芸阁因壮年时患霉疮，过服寒凉之药，疮虽愈，阳气伤残，虚寒病起，改投温补，如金液丹、大造丸之类，始得获安。奈医者昧于药为补偏救弊而设，漫无节制，率以为常，驯致血溢于上，便泄于下，食少痰多，喘逆碍卧，两足不能屈伸。童某犹云寒湿为患，进以苓姜术桂汤多剂，势益剧，且溲渐少，而色绿如胆汁，医皆不能明其故。延孟英诊之，脉弦硬无情。曰：从前寒药戕阳，今则热药竭阴矣。胃中津液，皆灼烁以为痰，五藏咸失所养，而见证如上，水源欲绝，小溲自然渐少，木火内焚，乃露东方之色，与章虚谷所治暑结厥阴，用来复丹攻其邪从溺出，而见深碧之色者，彼实此虚，判分天壤，恐和缓再来，亦难为力矣！寻果殁。

《王氏医案续编·卷一》

【赏析】

问：本案诊断思路如何理解？

答：本案为吴姓梅毒患者，血溢于上，便泄于下，食少痰多，喘逆难卧，两足不能屈伸。后用药病情加重，小便减少，色绿如胆汁，脉弦硬无力。霉疮又名杨梅疮、广疮、时疮、棉花疮，多因气化（间接）传染和精化（接触）传染而发。前医首先以过量的寒凉之药治之，使阳虚寒起，然后用温补之金液丹、大造丸，其中金液丹是用少许硫黄制成的药物，其主治功能是除久寒痼冷，补劳伤虚损，大造丸为补益剂，具有滋养元气，延年益寿，壮阳元作用。长期滥用致使其肝胃不和，阴虚于下，阳亢于上，邪气实于上而正气虚于下之证，从而出现血溢于上，便泄于下，食少痰多，喘逆碍卧，两足不能屈伸的症状。见此状又有医者以寒湿伤脾论治，给予苓姜术桂汤后治疗，患者用药后病情加重，小便减少，色绿如胆汁，脉弦硬无力为主的症状。其他医者不明其所以。王氏认为患者在阳虚阴损的证候下，宣通阳气，阴液进一步受损而使胃中津液煎灼为痰，气血津液生化无源，胃阴将竭，患者为假实真虚之证。孟英精于脉诊，脉象能真实反映病情。孟英诊脉弦硬无力，说明患者胃阴已竭，患者露肝之衰败色。

问：本案治疗用药有何特色？

答：王氏以治胃为急，在疾病的整个发展、传变过程中充分重视胃气、胃阴的作用。王氏用章虚谷治伏暑泄泻身热脉弱的来复丹原方：玄精石一两，洋硫黄一两，生硝石一两，五灵脂一两，青皮陈皮各一两，醋糊丸米饮下。此方为实证，治阳虚伏暑，开泄其中焦之伏暑，使从二便疏泄，但患者实为假实真虚，肝胃之衰败更甚，和缓之药也难以逆天，无力回天。

六、脓窠疥

金元章媳，于甲午新寡后患脓窠疥，大抵湿热之病耳。疡医连某疑为遗毒，径作广疮疗，渐至上吐下痢，不进饮食。另从内科治，亦无寸效。延至未春，更兼腹痛自汗，汛愆肌削，诸医皆见而却走矣。王仲安荐孟英视之，曰：此胃气为苦寒所败，肝阳为辛热所煽，前此每服阳刚，即如昏冒，稍投滋腻，泄泻必增，遂谓不治之症，未免轻弃。乃以四君子加左金、椒、梅、莲子、木瓜、余粮、石脂等出入为方，百日而愈。第信犹未转也，诸亲友环议，再不通经，病必有变。孟英力辨此非经阻可通之证，唯有培养生化之源，使其气旺血生，则流行自裕。若不揣其本而齐其末，则砻糠不能榨油，徒伤正气，尽隳前功，岂不可惜。众议始息，恪守其方，服至仲冬，天癸至而肌肉充，康复如常矣。

《王氏医案·卷一》

【赏析】

问：本案诊断思路如何理解？

答：本案因前医按广疮治疗后，患者出现上吐下利，不进饮食。而后从内科治而无效，渐出现腹痛自汗，月经延期，肌肉瘦削。脓窠疥相当于现代深脓疱疮，一般先发于皮毛，渐累及腠理的较深的溃疡性脓皮病。凡疥先从手丫生起，绕遍周身，瘙痒无度。患者多因肺经有热，脾经有湿，湿热交蒸流溢肌肤，酿脓成疮。王氏认为上吐下利，不进饮食为胃气为苦寒所败之征；肝阳逆上则脾土受伤；阴精不能自秘，故腹痛自汗；肝统血，肝伤则汛愆；肝贼脾，则气血不充而肌削；阳刚之药愈伤肝，故如昏冒。滋腻之药愈败脾，故增泄泻。

问：本案治疗用药有何特色？

答：此证用药虽易相妨。然究以苦寒败胃为主要，肝附于脾，脾治则肝治。宜先益其胃阳，使中气有权，乃能循序施药。方以四君子汤加减维持胃气。左金合木瓜酸苦以泄肝阳，莲子守补敛涩，余粮石脂炒研和服。系遵喻氏法以涩肠止涩，孟英力辨此非经阻可通之证。盖经阻可通，系阳实气充。经期偶服生冷停瘀，病在血不在气；且气旺可受通经峻药，此证气虚不能生血，病在气不在血。用药上莲子最补胃气而镇虚逆。若反胃由于胃虚之气冲不纳者，皆是热邪伤其胃中清和之气，最宜黄连苦泄其热，即仗莲子甘镇其胃。盖以莲子清香不浑，镇胃之功独胜。

七、乳房湿疹

　　细君上年病后，以清养药熬膏，服至岁杪，已康复胜常。孟春十八日，分娩亦快健，七日后，余即游武林，继返硖川，由梅溪而游嘉秀，至清明归，为展墓地。知其左乳裂疼，乳房亦痒，搔即水出，起已月余，初谓外恙不足虑，令取疡科善药敷之。余复鼓棹游梅泾而至槜李，又浮海由崇沙，迨归已届端阳矣，见有右目胞坍而甚赤，询其乳患，左加甚而更及于右，诸药久敷，皆不见效，且兼气冲痰嗽，口渴肤糙，盖津液悉从外患而耗也。察其脉滑而数，良由肺胃热炽使然。遂授玄参、石膏、知、翘、甘、苡、蒌、栀、菖、菊、蛤壳、银花等，二十余剂而各恙并蠲。既而余游吴越间者月余归，见其遍身暑疖，形瘦少餐，食后神疲，二便不畅，脉则弦涩不调。与玄参、丝瓜络、栀、连、菖、橘、蒌、菀、薇、苏，四帖而经月之病若失，亦因气郁热壅也。可见治病必探其源，勿徒遏其流，而故人管君荣棠，尝为外证不宜服药，盖为服不得其当，及信书太过，泥用成方者言耳。若宣气清血之法，原不禁也。

《归砚录·卷四》

【赏析】

　　问：本案诊断思路如何理解？

　　答：本案女性患乳房湿疹，哺乳期发左乳裂疼，伴瘙痒，渗出明显，疡科外用药敷之。后见右目胞陷下而甚赤，左加重，右侧也发病，全身症见气冲痰嗽，口渴肤糙，脉滑而数。乳房湿疹常发生于哺乳期妇女的乳房及其周围部位，可累及一侧或双侧，急性期时渗出明显，瘙痒，容易反复发作，慢性期，多表现为浸润肥厚、苔藓样变。中医称之为浸淫疮，发于乳头的为乳头风、奶头风。患者初起早期以实证为主，湿热风邪侵入肌肤，与气血相搏为病，其不以为病，仅外治，但日久热邪伤阴，津液耗伤，肺胃热炽，肌肤失养。其后患者又全身患暑疖，见形瘦少餐，食后神疲，二便不畅，脉则弦涩不调之症状。王氏考虑为肝郁气滞，郁久化热之气郁热壅证。

问：本案治疗用药有何特色？

答：孟英针对肺胃热炽，肌肤失养之证，治以疏风清热、解毒化湿为法。药用玄参滋阴清虚热；石膏、知母清泄胃热，银花、连翘、栀子、菊花凉散风热；透热达表；石菖蒲化湿开胃豁痰，蛤壳清肺化痰，敛疮收湿；薏苡仁健脾渗湿，排脓散结；瓜蒌清热涤痰，宽胸散结等。而后肝郁气滞，郁久化热之气郁热壅证则治以清热化痰，祛风化湿为法，药用玄参、栀、连、菖、蒌，增加丝瓜络通经活络，引药达病所，橘、菀二药增加理气化痰之功，白薇清热除虚烦，苏叶理气宽中，诸药共达清热化痰，祛风化湿之功。故治病必探其源，勿徒遏其流。投药后注意观察病人服后药效如何，然后根据病情适当调整用药剂型直至病人痊愈。

第四节　疔疮

一、疔疮

一男子唇疔，既拔其一，复生其七。先用蟾酥丸，头面肿退，后用犀地加牛黄而愈。

《归砚录·卷三》

【赏析】

问：本案诊断思路如何理解？

答：本案男性患者因唇部出现疔疮，处理不当而出现头面肿胀，疔疮病损变多，范围扩大。唇疔是指发生在嘴唇部的疔疮，症见初起如粟如芥，形小根深，周围有红肿根盘，自觉麻木痒痛，伴壮热烦渴、二便不利，多由脾胃二经火毒上冲所致。上唇位于面部危险三角区内，处理不当可致感染加重，发展为疖肿，或头面肿胀明显，疔疮走黄的严重证候。

问：本案治疗用药有何特色？

答：王氏对局部皮肤疾病能以小知大，用药上提前做到防微杜渐，重视病人服后药效。治疗上清热解毒贯穿始终，首先用蟾酥丸解毒消肿，辟秽疗疮，活血定痛。该药常用于疔毒恶疮、痈疽发背、附骨痈疽、乳痈、乳发及无名肿毒等均可。现代多用于急性乳腺炎、蜂窝组织炎、全身各部的化脓性感染等属于热毒壅盛者的药物。头面肿退，另用犀角地黄汤清热解毒，凉血散瘀以治疗热入血分证，牛黄息风解毒，以防疔疮走黄。

二、颜面疔疮

余在海门，见沈氏司炊者患唇疔，自辰至午，口不能开，医投葱矾不能吞，用活命饮亦无济。易医屡进寒凉，遂硬肿至项，色白不变。最后一医砭肿处，出血筋一条，流血不止，知饥不能食，至三十一日而死。夫唇疔急症也，色白无红阴证也，发于手足阳明交会之所，误投寒凉克伐之药，内热为外寒所束可知。若初起时，刺委中及阳明诸穴出黑血，进点舌丹汗之，外涂蟾酥，或有可救。惜诸医皆不知也。不然急症安能延之一月余之久？人不知死于药也，哀哉！

《归砚录·卷三》

【赏析】

问：本案诊断思路如何理解？

答：本案为沈姓厨师患唇部疔疮，因处理不当而导致疔疮走黄的重症、急症，发病急，病情变化快，数小时就口不能开，而后头面肿胀至项部，肤白不变。继则因肿胀部位处理不当流血不止，知饥不能食，至三十一日而死的病案。唇为脾之外窍，上唇属脾而足阳明胃经之脉挟口环唇。下唇属胃。唇疔多为脾胃二经火毒上冲所致，因饮食不节而致湿热困积脾胃，湿热久郁化火，火热循经上蒸，结毒于唇，唇部生疔，根深盘坚，肿胀蔓延上唇及面颊，故开口困难，亦称锁口疔，发病急，进展快。王孟英认为前医反复使用寒凉之药，过用寒凉，冰伏毒热，则必不能出透，多致毒气内攻，硬肿至项。又因医砭肿处，面部危险三角区内，处理不当致感染加重，疮痈热毒，疔毒内攻，走黄之症。故患者色白不变，流血不止，知饥不能食，脾胃火毒壅盛，手足厥冷，脉象突然停止，是毒气闭塞，经脉之气不能宣通缘故。

问：本案治疗用药有何特色？

答：治疗热病时，慎防凉遏冰伏热邪。王氏在急症的处理上善于运用多种治疗手段，急则治其标。先用蟾酥丸口服，随后立即用木香流气饮煎服，以行气通脉，脉象自然会出现。针刺放血法：在病人腿弯中（即腘窝委中穴）部位寻找，如发现有紫黑筋者，用长针对准紫筋，刺出黑血，以泄毒外出；如疔毒内攻，出现走黄之症状时，立即按走黄的部位，循着经脉去找寻，如发现一个直竖起来的芒刺，则是疔苗，应立刻用针刺入疔苗，放出恶血。

三、疖肿

濮妪于酷热之秋，浑身生疖如疔，痛楚难堪，小溲或秘或频，大便登圊则努挣不下，卧则不能收摄，人皆谓其虚也。未闻虚而生疖者。孟英诊脉滑数，舌紫

苔黄而渴。与白虎汤加花粉、竹叶、栀子、白薇、紫菀、石斛、黄柏。十余剂
而瘥。

《王氏医案续编·卷二》

【赏析】

问：本案诊断思路如何理解？

答：本案老妇在秋季全身发疖肿，小溲或秘或频，大便干结难下，卧则不能
收摄，脉滑数，舌紫苔黄而渴。前医见该患者为老妇人大便卧则不能收摄，未诊
脉的情况下，均认为该妇人是虚证。王氏非常重视脉诊，认为患者虽然年老，但
脉滑数，苔黄而渴为肺胃热实，舌紫为兼夹瘀血。

问：本案治疗用药有何特色？

答：王氏认为疖肿为热病，"热病未有不耗阴者"，盖火热阳邪，灼耗阴津
为其致病特点。故王氏治疗火热之证，泄热存津乃为第一要务。盖"热不清，则
津液不复"，故用白虎汤加花粉、白薇、石斛、黄柏。白虎汤清气分热，清热生
津，白薇行瘀，知母泻肺热，黄柏泻肝热。脉数为阴虚夹热，花粉、石斛顾阴，
故十余剂而瘥。

四、疮疡

金氏妇，自仲夏堕胎，迄今四月有余。恶露淋漓不断，两臀近复患疮，浑身
肤痒，脉数而弦，多药罔效，亦为产后宜温之谬说所误也。用西洋参、银花各二
钱，生地、龟板各四钱，冬瓜皮三钱，栀炭、竹茹各一钱五分，白薇、青蒿、黄
柏各一钱，甘草六分。不十帖愈矣。

《归砚录·卷四》

【赏析】

问：本案诊断思路如何理解？

答：本案妇人农历5月堕胎，恶露淋漓不断持续4月余，两臀近复患疮，浑
身肤痒，脉数而弦。王氏认为前医以温补之药治疗产后疾患而无效。脉数而弦为
肝郁化热之象，患者产后伤其经血，阴液耗损，阴虚生内热，产后过食辛热温燥
之品，感受热邪，肝郁久而化热，热扰冲任，迫血下行，导致恶露不净。血热风

盛则周身瘙痒剧烈；产后过食辛热温燥之品，厚味生痈疽，膏粱之变，足生大疗，则臀部生疮。

问：本案治疗用药有何特色？

答：治以清热解毒，滋阴凉血。方以生地、龟板清热凉血，养阴生津；西洋参补气养阴，清热生津；银花清热解毒，透解出表；冬瓜皮利尿消肿；栀炭、竹茹清热止血化痰；白薇、青蒿、黄柏清热凉血，滋阴生津。王氏在其医案及著作中，曾多处阐述滥用温燥、升散、攻瘀等耗阴之品所造成的危害，主张清淡平正的用药原则。

第五节 痈

一、囊痈

胡蔚堂舅氏，年近古稀，患囊肿，小溲赤短，寒热如疟。孟英曰：非外感也，乃久蕴之湿热下流，气机尚未宣泄。与五苓合滋肾，加楝实、栀子、木通。两剂后囊间出腥粘黄水甚多，小溲渐行，寒热亦去。继与知柏八味去山药、萸肉，加栀子、楝实、芍药、苡仁等，久服而愈。壬寅夏感受暑湿，误投温散，以致谵语神昏，势濒于危，而肛前囊后之间，溃出腥脓，疮口深大，疡科以为悬痈也，敷治周效。时孟英患痁未痊，予固邀其扶病一诊。孟英曰：悬痈乃损怯证，成之以渐。卓识。今病来迅速，腥秽异常，是身中久蕴厚味湿热之毒，夹外受之暑邪，无所宣泄，下注而为此证。切勿敷药以遏其外走之势，但舌强而紫赤，脉细而滑数，客邪炽盛，伏热蕴隆，阴分甚亏，深虞津涸。先与清营之剂，三投而神气渐清。次以凉润阳明，便畅而热蠲脓净。改用甘柔滋养，月余溃处肌平。善后参入参、芪，竟得康强如昔。眉批：用药次第可法。

《王氏医案·卷二》

【赏析】

问：本案诊断思路如何理解？

答：本案为70多岁的男性囊痈患者。囊痈是指发于阴囊皮里膜外的急性化脓性炎症，相当于西医的阴囊脓肿、阴囊蜂窝织炎。本案初起见阴囊肿胀、小溲赤短、寒热往来，经治疗后间出腥粘黄水甚多，小溲渐行，寒热消退。而后夏季感受暑湿，误投温散，出现谵语神昏，来势凶急，肛前囊后之间，溃出腥脓，疮口深大，舌强而紫赤，脉细而滑数。孟英见患者囊肿，小便赤涩，恶寒发热，认为热得湿则郁遏不宣，湿热一无出路，充斥下焦，气机为其阻塞而不流行。多因肝肾二经温热下注，外湿内侵蕴酿成毒而致，初起治宜清利湿热为主；脓已溃滋阴托脓为主。又在夏季感受暑湿，误投温散，出现谵语神昏，来势凶急，肛前囊

267

后之间，溃出腥脓，疮口深大，孟英认为悬痈是会阴部脓肿，由三阴亏损，兼忧思气结，湿热壅滞而成，前医能诊断但以敷治之法，病起病急，来势快，腥秽异常，此为久蕴厚味湿热之毒，夹外受之暑邪，无所宣泄，下注而为此证。忌敷药以冰伏毒热，则必不能出透，多致毒气内攻。但舌强而紫赤，脉细而滑数为邪热炽盛，阴津甚亏之象。

问：本案治疗用药有何特色？

答：初起治宜清利湿热为主；脓已溃滋阴托脓为主。故前期给予五苓合滋肾，加楝实、栀子、木通清热利湿，滋肾通关。其中五苓散温阳化气，利湿行水，滋肾丸滋肾清热，化气通关。两剂后症状缓解，局部溃脓。给予知柏八味去山药、萸肉，加栀子、楝实、芍药、苡仁等以滋阴降火，利湿凉血，久服而愈。而后出现邪热炽盛，阴津甚亏之象，王氏又给予清营之剂以清营解毒，透热养阴，主治热入营分证，三投而神清。次以凉润阳明，王孟英论病独重肺胃之阴，清肃肺胃，展气化为充津，症见便畅而热退脓净。改用甘柔滋养以生肌敛疮。善后用人参、黄芪进一步益气固表、脱毒生肌。

二、肩后痈

昔在海门有同事樊姓者，肩上患痈，医进荆防败毒散，而寒热大作；又进仙方活命饮，外敷三黄散四、五日，侠脊嫩肿作痛，红晕满背，脊间高如覆碗；又饮内疏黄连汤，外涂铁箍等散，更日服蜡矾丸，至十朝黑陷，声嘶呕恶，汤水亦不能沾，十一朝昏晕不苏。前医皆云毒盛无可挽回，招之不至矣。有故游击杨公朝栋之孙忘其名，善治痈疽，因不识字，人皆轻之。樊证频危，不得已邀彼来视。笑曰：此非阴证，被寒凉遏抑所致。用吾药而患处能高起者，尚可救。乃出药敷疮上，越日果高起。杨复视曰：能从吾言，此疾可生。第一不许服药，第二不许忌口。缘现在粒米不进，必停药三日，使胃中宿药渐消，自能进食。虽不识字，而有如此见解，识字人皆当羞死。嘻！世之见病人不食而强灌以药者宜鉴之。既能食，正宜投其所好，岂可强禁其口，而再绝其胃气哉？通人之论。如此则百二十日可以收功。后竟如其言而愈。至其所用之药，留心揣测，终莫能识。然此证若于初起时，内以点舌丹汗之，顶上以蟾酥丸或白降丹泄其毒，使有出路，必无发背之患，乃遏抑之而郁火愈炽，犹障水使无去路，必有横溃决裂之祸。寒凉日进而胃闭不纳，蜡矾频服而声嘶作呕，酿成败证。设无杨公，人亦但知其死于病，恶知其死于药乎？举世梦梦，良可深悼！

《归砚录·卷三》

【赏析】

问：本案诊治思路如何理解？

答：本案樊姓患者肩背发痈疽，即肩后疽，又称上搭手，由患者手可以搭着部位者而命名，相当于肺俞穴部位之蜂窝组织炎。该患者因肩上患痈，先后服用荆防败毒散、仙方活命饮、内疏黄连汤，外敷三黄散、铁箍等散、蜡矾丸。症状逐渐恶寒发热更甚，背部红肿热痛明显，范围扩大，局部高出似碗大小；十日后黑陷，为局部平塌昏黯根不松，疮疡恶证，邪毒内陷，出现声嘶呕恶不能食，十一日不省人事。前医皆认为毒邪强盛，致邪毒内陷而有生命危险。

杨公之孙善治痈疽，认为此阳证，被寒凉遏抑所致。用药使患处能高起者可救。并嘱咐患者第一不许服药，第二不许忌口。因现在粒米不进，停药三日，使胃中宿药渐消，自能进食。虽然王氏收集了该病案的前后诊治经过，未得知其用药，但总结患者不能食则医者不能强行灌药，意识到不能食，为疾病自我防御的一种表现。既能食，可投其所好，胃气充足与否在疾病发展、转归中至关重要。人以水谷为本，人绝水谷则死，胃气充足，邪自不能入。

王孟英总结治疗要点：初起内服点舌丹汗之，痈疽红肿高起处外用蟾酥丸或白降丹泄其毒，使有出路，阳证过用寒凉，冰伏毒热，则必不能出透，多致毒气内攻。寒凉日久伤胃，蜡矾频服作呕，易直接影响胃气而出现衰败证。胃气强则五脏俱盛，胃气弱则五脏俱衰，有胃气则生，无胃气则死。王氏再次阐述了滥用药物导致病情加剧的危害。

第六节 肠痈案

石芷卿，骤患腹胀，旬日后脐间出脓。湿热积于小肠。外科视为肠痈，与温补内托之药，眉批：肠痈无温补内托之法。遂咳嗽不眠，腹中绞痛异常，痰色红绿，大便不行，乃延孟英商之。脉弦细以数，舌绛而大渴，曰：察脉候是真阴大虚之证。乃真阴为热药所耗，非本如是也。芪、术、归、桂，皆为禁剂。以甘露饮加西洋参、花粉、贝母、杏仁、冬瓜子投之，痰咳即安。眉批：清其上源而下流自清，亦喻氏法也。外科谓此恙最忌泄泻，润药不宜多服，此何恙也？而以为最忌泄泻，真呓语也。孟英曰：阴虚液燥，津不易生，虽求其泻，不可得也，恶可拘泥一偏，而不知通变哉？仍以前法去杏、贝、花粉，加知母、百合、合欢为方。并嘱其另邀老医朱蒿年敷治其外。如法施之，果渐向安。久之当脐痂落，如小儿蜕脐带状，脐内新肉莹然而愈。

《王氏医案续编·卷一》

【赏析】

问：本案诊断思路如何理解？

答：本案石姓患者因突发腹胀，骤患腹胀，十日后脐间出脓，前医给予温补内托之药后症状加重，见咳嗽不眠，腹中绞痛异常，痰色红绿，大便不行，脉弦细以数，舌绛而大渴的症状。王氏认为肠痈多为实证、急症，初起为湿热邪毒内壅于肠而发，前医给予温补内托之药后症状加重，故王氏认为初起不要用温补内托之法。王氏重视脉诊。患者脉弦细以数，舌绛而大渴，为真阴大虚之证。因真阴为热药所耗。

问：本案治疗用药有何特色？

答：本病初湿热邪毒内壅于肠，芪、术、归、桂，皆为禁剂。外科认为肠痈忌讳泄泻，润药不宜多服，但孟英认为患者阴虚液燥，津不易生，用药使其泄泻也不能行，治疗上应辨证论证，灵活变通。故给予以甘露饮加西洋参、花粉、贝母、杏仁、冬瓜子，痰咳即安。清其上源而下流自清，肺为水之上源，源清则水自清。后以前法去杏、贝、花粉，加知母、百合、合欢为方。整个治疗药证结合，清热养阴，行气利湿贯彻始终。

第七节　有头疽

一、项疽

李燕标参戎，于癸夏将欲赴都，馆于石北涯家。项后患疽，外科佥云不治。孟英荐老医朱嵩年疗之渐安。孟英偶诊其脉，谓北涯曰：李证有可愈之机，脉难久享其年。北涯惊问所以，孟英曰：左尺坚搏，真阴已伤，非善象也。既而告瘥北上，今春果卒于京。

《王氏医案续编·卷一》

【赏析】

问：本案诊断思路如何理解？

答：本案患者项后患疽，经他医诊治，局部症状缓解，但王氏通过诊脉发现，患者左尺坚搏，肾真阴已伤，预后不佳之象，该案患者预后确如王氏所料。项疽，又名落头疽、项中疽、脑后发、脑痈。即指生于脑后发际正中的有头疽。多因膀胱经湿热邪毒上壅或阴虚火炽、热邪上乘所致。因头为诸阳之会，脑为髓海，疽发之后，毒邪内陷，易伤脑髓，致神志昏愦而成险证。

二、腰疽

茅家埠翁嘉润患腰疽，愈而复发者五年，费用不赀，诸疡医治之不效。盛少云嘱其求治于孟英。切其脉弦细以数，曰：子之幸也。此内损证，肾俞发亦然。外科恶乎知？与大剂甘润滋填之药，匝月而瘥，至今不发。

《王氏医案·卷一》

【赏析】

问：本案诊治思路如何理解？

答：本案老者患腰疽 5 年，反复发作，经久不愈，脉弦细以数。腰疽又称之为下搭手，有头疽生于背部、腰部，患者手由下可搭着，主要位于腰部肾俞穴

（第二、三腰椎棘突之间，脊柱旁三寸）处。

　　王孟英精于脉诊，对脉诊有着清醒的认识，患者脉弦细以数，为内损证，与外科侧重局部有区别。该病多由肝脾火炽，总归于下元虚弱、肾水耗散而成，给予大剂甘润滋填之药以滋阴清热，填精补髓，刚满一个月即痊，至今不发，疗效确切。

第八节　无头疽

一、附骨疽

一男子臂肿如腿，瘘木而硬，医投消散如故。余与嶧峒丸二服，外敷解散之药于骱间，四面作脓而溃，此亦臂上附骨疽也。治不得法，即难收功。

《归砚录·卷三》

【赏析】

问：本案诊断思路如何理解？

答：本案男性患者上臂附骨疽，症见上臂肿胀明显，漫肿无头，皮色不变，触之麻木而硬，前医用消肿散结之品治疗无效。附骨疽是毒气深沉，结聚于骨而发生的深部脓疡，又称骨痈、贴骨痈。相当于现代医学的急、慢性化脓性骨髓炎。王氏认为疽毒属阴，一切阴分疽毒初起初破，毒未化者，四围以围药围之，嶧峒丸以醋磨敷外用两关节之间的整个上臂，患处成脓、破溃。因溃后常脱出败骨，久则寒郁化热，腐肉成脓，而外形仍漫肿无头，皮色不变。溃后稀脓淋沥不尽，不易收口，易形成瘘管和死骨，待死骨脱出后，才能逐渐愈合，治疗方法不对难收其效。

问：本案治疗用药有何特色？

答：王氏善于针对不同的皮损选择合适的药物剂型和外用药的使用方法。附骨疽多因风寒湿阻于筋骨，气血凝滞而成。其中山黎峒丸方用三七、乳香、没药；血竭、大黄、冰片等行气活血，散结止痛，配以藤黄、雄黄、人工牛黄等解毒消肿。临床应用以瘀血凝滞、肿胀疼痛为其辨证要点，以达到行血散瘀，消肿止痛之功。本方有毒，不可过量服用。

二、渊疽

潘氏子，肋下肿溃，窜孔甚巨，孔中作声，如婴儿啜泣。余曰：是名渊疽，法不得治。其母哀请曰：是子少孤，婚又未久，一脉之传，惟此而已。余闻之恻然。乃曰：但善调摄，更量力以行阴德，万分一得不死，专恃医药，不足恃也。母子唯唯受教，余乃日夜属思，以为证属大虚，固当补益，但疽孔作声，则内膜已破，气从旁出矣。非护其膜，补亦徒施。以人参、白术、乌梅炭、白及、白蜡、黄蜡、象牙屑、猪脊髓和为丸，令日三服，以固气；仍捣诸药，益以生肌之品，制若糊饼，塞疽口，丝绵裹青铅罨其外，大膏药盖之，阔布缠缚其体，三日一易；复用参脉六味加龙、蛎等品，煎汁饮之。如是二十余日，其声渐除，三月余而口敛。余初经治，不望其果奏效也。

《归砚录·卷三》

【赏析】

问：本案诊断思路如何理解？

答：本案青年男性胁部腋下生渊疽，表现为肋下已经穿孔，疮口有声，似乎儿啼的症状。该病多见于有结核病变的青年患者，以男性为多，类似于胸壁结核，本病多属重证。王氏认为患者正气虚弱，当补中益气，但肋下已经穿孔，疮口有声，似乎儿啼，此属内膜穿透。

问：本案治疗用药有何特色？

答：孟英认为治疗首当护其膜，凡肋、胸、胁、腰、腹空软之处发痈疽者，当在将溃未溃之际，多服护膜散，可免透膜之患。治以益气固表，养阴生津，内外兼用。内服护膜散中的白蜡、白及各等分，再加人参、白术益气顾表扶正，乌梅炭敛肺止血生津，黄蜡敛疮、生肌、止痛，象牙屑清热定惊、拔毒生肌，猪脊髓补精髓、益肾阴，和而为丸，令日三服，以固气，制成药丸便于保存和使用。重视外用的使用，尤其是将内服药丸和生肌敛疮等药物一做成糊饼外用塞于疽口。青铅名黑锡，味甘，性寒，无毒，为坠痰解毒之品，丝绵裹青铅盖于其外，大膏药盖之，阔布缠缚其体，三日一换；复用参脉六味加龙、蛎等品，煎汁饮之以养阴润肺，生肌敛疮。投药后注意观察病人服后药效如何，然后根据病情适当调整用药直至病人痊愈。

第九节　无名肿痛

歙人吴茂林，患右颊肿痛，颏下结核，牙关仅能呷稀糜，外科称名不一，治若罔知。孟英投以天麻、僵蚕、羚羊、石膏、醒头草、升麻、当归、秦艽、花粉、黄芩等药。祛肝风、清痰热之法。渐愈。

《王氏医案续编·卷五》

【赏析】

问：本案诊断思路如何理解？

答：本案记载了一位安徽省南部的县吴姓患者，不明原因右颊肿痛，颏下淋巴结肿大，影响进食，仅能小口喝稀粥的症状。王孟英认为此证必系肝胃气分热结。

问：本案治疗用药有何特色？

答：治疗以升发咸苦寒为正治之品，如天麻、僵蚕、羚羊、石膏、醒头草、秦艽、花粉、黄芩，以升麻、当归辛温反佐，以达到祛肝风、清痰热之法。

第十节 乳腺增生

仲秋偶觉左乳微疼，按之更甚，始知有坚核如小豆大，外微肿，即取外科药围涂，而以纸盖之，迨药干，揭之甚痛，余不能忍。且金云必破而不易收功，以其在乳盘之内也。余不畏死，而惧不能受此楚毒，因往求吕君慎庵视之。日：无虑也。扫榻款留。日以葱白寸许，嵌入梅花点舌丹一粒，旋覆花三钱，煎汤下；外用洄溪束毒方载《潜斋医话》。围之，亦以纸盖之，而药干则自然脱落，略无粘肉伐毛之苦，此玉精炭之妙用也。凡十二日，核渐消尽。深佩吕君之德，谨录之以识其手眼之不可及，而方药之效验，俾后人亦有所征信也。

《归砚录·卷四》

【赏析】

问：本案中的乳腺增生患者有哪些病情呢？

答：本案记载了吕君治疗的一位女性乳腺增生患者的案例。患者出现左乳微疼，按之加重，并发现乳房内有小豆大小乳房肿块，用外科药围涂，纸盖，药干后揭之甚痛。此法容易使皮肤破损而不易修复，并认识到起病不是在皮肤，而是在乳房内而前往吕君处求治。

问：王孟英是如何认识吕君的治法的呢？

答：吕君以葱白寸许，嵌入梅花点舌丹一粒，以旋覆花汤吞服。梅花点舌丹方是有效的清热解毒，消肿止痛剂。凡痈疽疔毒，诸疮肿毒服之皆宜。此丹主以白梅花之酸平，解疔疮毒，除痰热壅滞；蟾酥之温，散热消肿，解疔疮之毒；配乳香、没药、血竭行瘀活血止痛；冰片、朱砂、雄黄清热解毒消肿；用石决明镇肝散血热；硼砂散瘀解疮毒；沉香行气化结；葶苈子利水泻热；加牛黄、熊胆清心肝烦热，凉血解毒；麝香珍珠止疔毒疼痛，托里消肿；旋覆花散胁下气结满；葱白通达阳气；共同助点舌丹药达病所。外用洄溪束毒围方主要有玉精炭，生大黄为主，五倍子、白及、生半夏、白蔹、百草霜、矾红、生南星、陈小粉、草乌、熊胆。主要是玉精炭之功，是蚰蜒（中医学别名"玉精"）炮制后的称谓，其性温味辛，破积解毒，治症瘕痞满，此药干后自然脱落，无粘肉伐毛之苦。

第十一节 肛门病

一、脱肛

案 1

高若舟庶母患脱肛，孟英脉之弦而滑，溲涩苔黄。虽属高年，非虚证也。清其湿热而瘥。

《王氏医案续编·卷六》

【赏析】

问：本案诊断思路如何理解？

答：本案老年妇人患脱肛，症见小便排出不畅，脉之弦而滑，苔黄。脱肛是指肛管直肠黏膜脱出肛门以外的一种病证。临床上多见于老年人。本病因先天禀赋不足，或后天饮食不节，嗜食辛辣厚味，致使积湿酿热。王氏认为察其舌脉之象，患者症见小便排出不畅，脉之弦而滑，苔黄为实证，乃湿热下坠，郁于直肠而成的湿热下注证，给予清热利湿而愈。

案 2

俞惺斋治一人脱肛，肿痛出水，尺脉洪数，用樗根白皮、川柏、诃子肉、没石子、鳖头灰而愈。其人好酒形实，乃湿热下注，非气虚下陷也。

《古今医案选·卷四》

【赏析】

问：本案诊断思路如何理解？

答：脱肛是指肛管直肠黏膜脱出肛门以外的一种病证。临床上多见于老年人。本案见局部肛肠突出于外，肛门肿痛，渗出，尺脉洪数。患者尺脉洪数为实证，局部肛肠突出于外，肛门肿痛，渗出，为有湿有热之象，患者饮食不节，好酒形实，致使积湿酿热，湿热下坠，郁于直肠而成。

问：本案治疗用药有何特色？

答：王氏治疗以清热利湿为法，用药选择樗根白皮清热热燥湿，涩肠；川柏清泄下焦湿热；诃子肉、没石子涩肠敛肺，降火固精，用于久泻久痢，便血脱肛之症；鳖头灰为鳖头置火上烧炭存性，研末，有益气补虚之功，用治脱肛效佳。

二、痔漏

案1

便血至三十余年，且已形瘦腰疼，嗽痰气逆，似宜温补之法矣。而嘉定沈酝书患此濒危，求孟英以决归程之及否？比按脉弦数，视舌苔黄，询溺短赤，曰：痔血也。贻误于温补矣。肯服吾药，旬日可瘳。酝书欣感，力排众论，径服其方，果不旬而愈。方用苇茎合白头翁汤，加枇杷叶、旋覆花、侧柏叶、藕，是肃肺祛痰、清肝凉血互用也。眉批：徐灵胎批叶案云：便血无至十余年者，惟痔血则有之。今便血三十余年，不问可知为痔血矣。惟徐氏未尝出方，孟英此案足为程式。

《王氏医案续编·卷八》

【赏析】

问：本案诊断思路如何理解？

答：本案患者便血至三十余年，形瘦腰疼，嗽痰气逆，前医均用温补之法，症状不好转之象。孟英诊脉弦数，舌黄，小便短赤，为阴虚夹热，乃痔疮出血，滥用温补，贻误病程。肺与大肠相表里，嗽痰气逆也会引热下行，热邪搏于大肠，也会加重痔疮症状，引起便血。四诊合参对疾病的诊治非常重要，王氏尤为重视脉诊、舌诊。

问：本案治疗用药有何特色？

答：王氏临床用药灵活变通，便血30年对痔疮的诊断毫不怀疑，治疗上前医均因循守旧，辨证论治不得法。王氏治疗上用苇茎合白头翁汤，加枇杷叶、旋覆花、侧柏叶、藕。苇茎甘、寒以清肺生津；白头翁汤中的白头翁、黄柏、黄连、秦皮共达清热解毒，凉血止痢之功；枇杷叶、旋覆花清肺和胃，降气化痰；侧柏叶凉血止血；藕清热凉血，散血，止血而不留瘀，是热病血证佳品。诸药合用共同达到肃肺祛痰、清肝凉血之功。

案2

东垣云：中年以后，已行降令，清阳易陷，升举为宜。吾师赵菊斋先生，年逾花甲，偶因奔走之劳，肛翻患痔，小溲不行，医者拟用补中益气及肾气丸等法。孟英按其脉软滑而数，苔色腻滞。此平昔善饮，湿热内蕴，奔走过劳，邪乃下注，想由强忍其肛坠之势，以致膀胱气阻，溲涩不通，既非真火无权，亦讵清阳下陷。师闻而叹曰：论证如见肺肝，虽我自言，无此明切也。方以车前、通草、乌药、延胡、栀子、橘核、川楝子、泽泻、海金沙，调膀胱之气化而渗水。服之溲即渐行。改用防风、地榆、丹皮、银花、荆芥、槐蕊、石斛、黄连、当归，后治痔漏。清血分之热而导湿，肛痔亦平。设不辨证而服升提温补之方，则气愈窒塞，浊亦上行，况在高年，告危极易也。

《王氏医案续编·卷八》

【赏析】

问：本案诊断思路如何理解？

答：李东垣认为中年以后，脏腑功能降低，气机升降能力下降，清阳易陷，升举为宜。医者拟用补中益气及肾气丸以温阳升举之法。孟英认为不辨证而用此法则气机窒塞，浊气上行更甚。王氏能够迅速凭借舌诊作出正确的诊断，从而避免误诊的发生。按其脉软滑而数，苔色腻滞，为湿热下注证。患者虽为老人，但平日善饮，湿热内蕴，奔走过劳，邪乃下注；强忍其肛坠之势，以致膀胱气阻，溲涩不通，而非真火无权和清阳下陷之证。肺与大肠相表里，引热下行，热邪搏于大肠，赵师自知论证肺肝。肺与大肠相表里，邪热下行，搏于大肠，气机郁滞，枢机不利，疏泄失常，则决渎不利，膀胱气化失职，则导致小便不利。但对舌脉的切诊重视程度还是不够。

问：本案治疗用药有何特色？

答：急则治其标，先方以车前、通草、乌药、延胡、栀子、橘核、川楝子、泽泻、海金沙，清热利尿，疏利肝胆，调膀胱之气化，小便渐行。缓则治其标，针对湿热下注证，改用防风、地榆、丹皮、银花、荆芥、槐蕊、石斛、黄连、当归以清热泻火，滋阴凉血，以清血分之热而导湿。

第三章　妇科

第一节 月经后期

案1

张养之令侄女，患汛愆而饮食渐减。于某与通经药，服之尤恶谷，请孟英诊之。脉缓滑。曰：此痰气凝滞，经隧不宣，病由安坐不劳。法以豁痰流气，勿投血药，经自流通。于某闻而笑曰：其人从不吐痰，血有病而妄治其气，胀病可立待也。及服孟英药，为制半夏米五钱，赖橘红一钱五分，旋覆花绢包一钱五分，九节菖蒲研次入一钱，陈胆星炖和服七分，焦麦芽四钱，炒枳实一钱，紫菀一钱。果渐吐痰而病遂愈，养之大为折服。

《王氏医案·卷一》

【赏析】

问：本案的诊断思路如何理解？

答：案中断为"汛愆"，即月经后期。"病由安坐不劳"，即不运动。不运动会导致气机运行不畅，气行不畅势必影响津、血的运行，而致气滞痰郁、经行不畅。从月经后期而饮食渐减、服用入血分通经药厌食更甚两点来看，可证病在气分；其次从脉象来看，脉缓滑为痰郁之征。从病因、临床表现综合分析，本案为痰气凝滞、经隧不宣所致之月经后期。

问：本案治疗用药有何特色？

答：治以行气化痰。方以制半夏、橘红、陈胆星、九节菖蒲、旋覆花、紫菀入气分以行气消痰，焦麦芽、炒枳实健脾和胃。方虽无调经之药，但紧扣病机，不通经而经自通，收到经通病愈之效。

问：本案对当今临床有何启发？

答：案中述及患者月经后期成因时提到"安坐不劳"，提示我们应适度锻炼；而对有痰无痰的诊断提出不可拘泥于是否有可见之痰，对临床有积极的指导意义。

案 2

吴馥斋令姊，禀质素弱，幼时凤山诊之，许其不秀。癸巳失其怙恃，情怀悒悒，汛事渐愆，寝食皆废，肌瘦吞酸，势极可畏。孟英以高丽参、盐水炒黄连、甘草、小麦、红枣、百合、茯苓、牡蛎、白芍、旋覆花、新绛等治之，各恙渐已。继参、归、地滋阴，康强竟胜于昔。

《王氏医案·卷一》

【赏析】

问：本案诊断思路如何理解？

答：本案同上案均为月经后期，王孟英认为是情怀悒悒所致。如《妇科玉尺》所云："惟忧愁思虑，心气受伤，则脾气失养，郁结不通，腐化不行，饮食减少，斯有血枯血闭，及血少色淡，过期或数月一行也"。患者情怀悒悒，则心火不生脾土而脾败，寝食皆废，病在气分；脾败则气不生血，故肌瘦；吞酸为肝郁生热，脾败不能滋荣肝木，则肝郁生热；忧思郁结，血为气滞，血海不能按时满溢，故月经后期。基本病机为肝郁、心脾虚。

问：本案治疗用药有何特色？

答：本着甘以缓之，苦以降之，酸以敛之的原则，王孟英方以高丽参、黄连、炙甘草、北小麦、红枣、百合、茯苓、白芍即用四君合仲景甘麦大枣汤方义，强心脾；且参、草合黄连，于补脾阳中泻肝热，兼取苦甘化阴之义；白芍合黄连，取酸苦泄肝之义；旋覆花、牡蛎、新绛引药势下行，以靖肝阳而使肝不贼脾；继参、归、地滋阴以养阴血、扶正气。治疗紧扣病机，终获显效。

案 3

壬寅春，邵小墀室患汛愆。释医诊以为妊，广服保胎药，渐至腹胀跗肿，气逆碍卧，饮食不进。入夏延孟英视之，曰：血虚气滞，误补成胀也。先以黄连、厚朴、山楂、鸡内金、橘皮、大腹皮、枳实、茯苓、栀子、楝实、杏仁、紫菀、旋覆等药，少佐参、术服之，气机旋运，胀去食安。渐入滋阴养血之治，数月经行而愈。

《王氏医案·卷二》

【赏析】

问：本案诊断思路如何理解？

答：患者因血虚月经过期不至，前医误诊为怀孕而以保胎药补益，却因滋补太过阻碍气机，终发展成实中夹虚、血虚气滞，月经后期同时兼胀满之症。腹胀跗肿、气逆碍卧因气机郁滞、胸腹气机不畅所致；饮食不进乃因气机郁滞，脾胃运化不及致饮食难消所致，即食郁之候；且气郁还可致化热、湿停、痰生、血瘀，亦即元代医家朱丹溪所述之"六郁"。

问：本案治疗用药有何特色？

答：本着急则治其标、缓则治其本的原则，针对气滞胀满较重的情况，急则治其标，先疏其滞以治胀，以行气消胀除满为法，同时兼顾其他。方以杏仁、紫菀、枳实、厚朴、橘皮、大腹皮、楝实、旋覆消胸腹滞气、复气机升降以解气郁；黄连清热郁；栀子宣通胸中之气且清热；山楂、鸡内金消食郁；茯苓消湿郁；因脾胃为气机升降之枢纽，故少佐参、术健脾胃；诸药合用，消诸郁，复气机，则胀去食安。待实证减，方渐加滋阴养血之药以治血虚之本，方不致呆腻碍气，故数月经行而愈。本案分标本缓急先后而治，抓气郁，不忘血虚，考量气郁不忘诸郁，当临证效法施为。

第二节　痛经

　　里中张君雪沂令正，三十七岁。于乙巳年患经行腹痛，医进胶艾汤多剂，痛乃日盛，而加以呕吐，迄今十载，诸药备尝。迩年经至益频，痛势益剧，满床乱滚，声彻比邻。乞余诊之，脉弦滑而数。曰：巅痛、口渴乎？带多、腰痛乎？汛色紫黑乎？病者惊以为神，惨容为之一展。余谓雪沂曰：此证不但温燥腻补不可用，即四物汤亦在禁例。宜乎遍访女科，而竟无一效也。与芩、连、栀、胆、茹、柏、蒿、薇、乌贼、茅根、藕为剂，服至下月经行，即不吐，痛亦大减。此等药服逾半载，各恙悉蠲。

《归砚录·卷四》

【赏析】

　　问：本案诊断思路如何理解？

　　答：本案"经行腹痛"，即痛经。王孟英根据患者既往诊疗情况判断，患者经行腹痛病逾十年而不得解，以胶艾汤温通经脉而痛日盛，以药效测证，显非寒凝血虚、经脉不通之痛；根据脉象判断，诊其脉弦滑而数，脉弦主痛、病位在肝，脉滑主痰湿，脉数有热，为痰热郁于肝经，肝经不通而痛之患。因患者痰热郁于肝经，肝热循经上扰、伤耗阴津，故可见巅痛、口渴；女子胞所在与带脉密切相关，肝经痰热影响及带脉，可见带多、腰痛；痰热郁阻当然汛色紫黑。

　　问：本案治疗用药有何特色？

　　答：既为肝经痰热郁阻，温燥腻补只会资助痰热加重病情，岂敢一用再用？故当清泄肝经痰热为主，适当兼顾阴津。方以黄芩、黄连、黄柏、栀子苦寒清热燥湿以清泄肝经郁热，胆南星、竹茹清化痰湿，青蒿、白薇、白茅根、藕汁针对热盛阴伤清热养阴退热，乌贼骨针对带多止带。孟英审证明确，不为痛经治以温、补的一般认识所误，用药针对主病机又兼次症，且苦寒之品经行即止（服至下月经行）不致变证，故用药效显，终各恙悉蠲。

第三节　经行身痛

赵听樵令妹，每汛至则腹胀呕吐，腰脊酸痛，两腿肿痛，筋掣脘痛，甚至痉厥，多药不效。孟英以川楝子散合左金，加二陈、竹茹、枳实、桂、苓，数剂而愈。续用苁蓉、菟丝、淫羊、杜仲、桑椹、木瓜、续断、香附、归、芍、茴、楝调之，汛至如期，略无痛苦。初冬适杨子朴，寻即受孕。

《王氏医案续编·卷二》

【赏析】

问：本案诊断思路如何理解？

答：患者以经行时"腰脊酸痛，两腿肿痛，筋掣脘痛"为主要表现，属经行身痛。肝藏血，主疏泄，体阴而用阳，女子经行之时正血虚之际，易致肝郁。若经行则腹胀呕吐，系肝郁血虚，肝旺贼脾侮胃，气机不和，胃气上逆所致，肝郁及脾，势必影响水液代谢而生痰浊。腰脊酸痛，两腿肿痛，筋掣脘痛，甚至痉厥，当是肝郁血虚，肝气横逆，筋失所养而成。本案为肝郁血虚兼有痰浊，筋脉失养之虚实夹杂的经行身痛。

问：本案治疗用药有何特色？

答：治疗先平肝祛痰，后养血柔肝。先以川楝子散（川楝子、玄胡）合左金丸（黄连、吴茱萸）疏肝止痛，二陈（橘皮、半夏）、竹茹、枳实、桂枝、茯苓化痰浊，诸药合用平肝祛痰以治肝郁痰阻。后以肉苁蓉、菟丝子、淫羊藿、杜仲、续断、桑椹补肾养肝，当归、白芍养肝血，木瓜、香附、小茴香、川楝子行气疏肝，诸药合用，共奏养血柔肝之效。孟英此案，前期治实，疏理肝气，清化痰浊；后期养血柔肝，而取肝肾同源宗旨，以补肾之品助柔肝，兼获助孕之功。

第四节　倒经

　　孙氏女，年将及笄，久患齿衄，多医莫疗。孟英诊曰：六脉缓滑，天癸将至耳。予丹参、生地、桃仁、牛膝、茯苓、白薇、滑石、茺蔚子。一剂知，数日愈。寻即起汛，略无他患。

《王氏医案续编·卷一》

【赏析】

　　问：本案诊断思路如何理解？

　　答：十五及笄，而女子十四天癸至，此女月经不行反久患齿衄，故当考虑倒经。患者六脉缓滑，缓为脾脏夹湿，滑为夹热，热迫血上逆故齿衄，血上逆必夹瘀。故本案为血热夹瘀经血上行之倒经症。

　　问：本案治疗用药有何特色？

　　答：病在血分，治当凉血散血。方中丹参、桃仁、茺蔚子活血行瘀；生地、白薇清热凉血；茯苓、滑石利湿使热从下行；牛膝有下行之势。案中王氏以脉断病，从血分论治，既有清热凉血，又有活血行瘀，并以利湿之品既利湿又使热随湿去。

第五节 崩漏

　　周光远妻，因悲郁而患崩漏，面黄腹胀，寝食皆废。孟英用龟板、海螵蛸、女贞、旱莲、贝母、柏叶、青蒿、白薇、小麦、茯苓、藕肉、莲子心而康。

《王氏医案续编·卷四》

【赏析】

　　问：本案诊断思路如何理解？

　　答：崩漏是月经周期、经期、经量发生严重失常的病证，其发病急骤，暴下如注，大量出血者为"崩"；病势缓，出血量少，淋漓不绝者为"漏"。《素问·阴阳别论》指出："阴虚阳搏谓之崩"。而李东垣在《兰室秘藏》指出："肾水阴虚，不能镇受胞络相火，故血走而崩也"。本案患者悲郁气结，肝郁乘脾致脾虚而出现面黄腹胀，食废不纳；气郁化火，壮火食气耗伤肾精，致使肾—天癸—冲任—胞宫轴的严重失调，冲任损伤，不能制约经血，使子宫藏泄失常，而见崩漏；肾阴不足不能制约心火致使心肾不交而寝废失眠。本案的基本病机为肝郁脾虚，水不涵木。

　　问：本案治疗用药有何特色？

　　答：针对病机特点，方以龟板、女贞子、旱莲草、藕肉益肝肾之阴，青蒿、白薇、柏叶清热凉血，小麦、茯苓、莲子心健脾胃、养心神，海螵蛸收涩止血，贝母防气郁化痰。方证的当，故获效。案中孟英不解肝郁，而从肾、脾入手，继承发扬了李东垣学术思想。

第六节　小产

李华甫继室，娠三月而崩，孟英按脉弦洪而数。予大剂生地、银花、茅根、柏叶、青蒿、白薇、黄芩、续断、驴皮胶、藕节、胎发灰、海螵蛸而安。奈不能安佚，越数日胎堕复崩。孟英于前方去后六味，加犀角、竹茹、玄参为治。或谓胎前宜凉，产后则否，乃招专科及萧山竹林寺僧治之，咸用温药，且执暴崩宜补。服药数剂，虚象日著，时时汗出昏晕，畏闻人声，懒言息微，不食不眠，间有呃忒，崩仍不止，皆束手待毙矣。复邀孟英视之，曰：此执死书以治活病也。夫血因热而崩，胎因崩而堕。岂胎堕之后，热即化为寒乎？参、术、姜、桂、棕灰、五味之类，温补酸涩，既助其热，血益奔流。又窒其气，津液潜消，至现以上诸症。脉或不知，而苔黄黑燥，岂不见乎？因与犀角、石膏、玄参、知母、花粉、竹沥、麦冬、银花、栀子、石斛、旋覆、青蒿、白薇等大剂投之，神气渐清。旬日后，各恙始平。继去犀角，加生地，服二月痊愈。

《王氏医案续编·卷三》

【赏析】

问：本案诊断思路如何理解？发生的原因是什么？基本病机是什么？

答：本案为胎堕小产。胎堕小产可由气血虚弱、肾虚、血热及外伤等原因损及冲任，导致冲任不固，不能摄血养胎；或因毒药伤胎，以致未足月而产。本案患者妊娠三月而现阴道大量出血，已有胎堕之势，其脉弦洪而数，弦主痛，洪数主热盛，显见乃因热盛迫血妄行，冲任不固而成。

问：本案治疗用药有何特色？

答：清热凉血止血以挽血势。方以大剂生地、青蒿、白薇、银花清热毒、存阴液，茅根、柏叶凉血止血，黄芩、续断、驴皮胶止崩漏、安胎元，藕节、胎发灰、海螵蛸收敛止血。诸药合用，希去血热亢盛之势以固胎，然终不能安佚，越数日胎堕复崩。此时，虽已小产而病机未变，故当守前法清热凉血止血，故去黄芩、续断、驴皮胶、藕节、胎发灰、海螵蛸六味安胎、收敛之品，加犀角、竹茹、玄参清热凉血力更强、且具宣透之性的药物以治之。治疗过程患家为产后宜温之说误，竟弃孟英另请他医，以参、术、姜、桂、棕灰、五味之类温补酸涩治之，资助热邪，迫血妄行，津液耗伤，致生坏症。患者虚象日著，时时汗出昏晕，畏闻人声，懒言息微，不食不眠，间有呃忒，崩仍不止，苔黄黑燥，束手待毙。

孟英急以清热凉血，兼养阴液。方以犀角、青蒿、白薇清热凉血，石膏、知母、栀子清热，花粉、麦冬、石斛清热养阴生津，银花、玄参轻清宣透，旋覆、竹沥化痰开窍。病势急重，故大剂投之。药用得法，神气渐清。旬日后，各恙始平。因小产、血崩及误治导致阴液的耗伤，故继去犀角之凉血、加生地养阴液以复痊。本案中孟英批评了"执死书以治活病"妄用成法的行为，提醒后人治病当辨证施治、审机而治。

第七节　妊娠感冒

案 1

叶承恩室，怀妊患感，昏谵不眠，善呕便秘，汗出不解，脉涩口干。乃营阴素亏，邪热内炽。以玄参、石膏、知、芩、茹、贝、银花、枇杷叶、薇、栀、楝、斛，投数剂而愈。

《王氏医案续编·卷五》

【赏析】

问：本案诊断思路如何理解？

答："怀妊患感"，即妊娠感冒。本案妊娠感冒而现昏谵不眠，显见热已在营阴，因邪热炼津成痰，痰热内扰心神而见此症；邪热内炽，伤灼阴津，胃气不和，故善呕便秘、脉涩口干；邪热内炽，迫津外泄，故汗出不解。故本案的基本病机为：营阴素亏，邪热内炽。

问：本案治疗用药有何特色？

答：针对营阴素亏，邪热内炽，当清热养阴兼化痰热。方以石膏、知母、黄芩、栀子清热解毒，银花、玄参轻清宣透以透热从营分转气分，竹茹、贝母、枇杷叶、楝实行气化痰，白薇、石斛清热养阴生津。诸药合用，清热毒、化痰浊、养阴生津又且透热转气，故数剂而愈。

案 2

夏氏妇，怀妊患感。医投温散，渐至气冲不寐，时欲痉厥，脘闷呻吟，渴难受饮。所亲张养之延孟英诊之，脉滑数而溢。与小陷胸，加旋、蒌、石膏、知、栀、茹、杏、腹皮、苏子、竹沥、海蛇，大剂投之，旬日而愈。

《王氏医案续编·卷五》

【赏析】

问：本案诊断思路如何理解？

答：本案妊娠感冒医投温散不减反重，当非风寒之证，用药测证，当为有热。又加误用温散，热重于内，热盛炼津成痰，痰热内扰心神，故见气冲不寐，时欲痉厥；痰热内盛，气机郁滞，故脘闷呻吟；因内有痰浊，故虽渴却饮水不多；脉滑有痰，脉数为热。是以本案乃误用温散，痰热内生之妊娠感冒证。

问：本案治疗用药有何特色？

答：孟英针对痰热内盛，治以清热化痰。方以小陷胸汤（黄连、法夏、全瓜蒌）清化痰热，加石膏、知母、栀子清热，竹茹、竹沥、杏仁、海蛰化痰浊，旋覆、苏子降逆气、消痰浊，薤白、大腹皮行气宽中除满闷。诸药紧扣痰热，虽是孕期，所谓有故无殒，虽大剂投之而无伤胎孕，获效显著。

第八节　妊娠咳嗽

汪氏妇,自孟秋患痢之后,大便溏泄未愈。已而怀妊,恐其堕也,投补不辍。延至仲冬,两目赤瞳满遮,气逆碍眠,脘疼拒按,痰嗽不食,苦渴无溲。屈孟英诊之,脉甚滑数。曰:此温补所酿之痰也。夫秋间滞下,原属暑、湿、热为病,既失清解,逗留而为溏泄。受妊以来,业经四月,虑其堕而补益峻,将肺胃下行之令,皆挽以逆升,是以胸次堵塞而痛,喘嗽不能卧。又恐其上喘下泻而脱也,补之愈力,以致治节尽废,溲闭不饥,浊气壅滞,清窍两目之所以蒙障而瞽也。与沙参、蛤壳、枇杷叶、冬瓜子、海石、旋覆、苏子、杏仁、黄连、枳实、海蛇、黄芩、栀子,重加贝母。服二剂,即知饥下榻,目能睹物矣。

《王氏医案续编·卷四》

【赏析】

问:本案诊断思路如何理解?

答:患者妊娠期喘嗽不能卧,为妊娠咳嗽。本为秋季痢疾,属暑、湿、热为病,因失清解,逗留而成溏泄。若是常人,清解当无疑议。然患者有孕四月,前医不仅不予清解,反虑伤胎而滥用温补不辍,致使热势更甚,而酿生痰热,变生喘嗽。脉甚滑数为痰热之明证;痰热上逆,浊气壅滞,故两目赤瞳满遮;痰热阻碍肺气宣肃,则胸痛、喘嗽不能卧、小便不通,阻碍脾胃气机则不食、脘疼拒按;热伤津液故口渴。

问:本案治疗用药有何特色?

答:治以清热化痰。方中沙参、黄连、黄芩、栀子清炽盛之热,枇杷叶、贝母、冬瓜子、海石、蛤壳、海蛇清肺化痰,旋覆、苏子、杏仁、枳实降逆气、复气机。孟英针对热盛以芩、连、栀子苦寒直折,同时以沙参顾护阴津;痰热在肺故选清肺化痰之品,尤喜海产之兼具咸寒软坚之能;气逆不忘降逆气以复气机。

第九节　滞产

一少妇分娩，胞水早破，胎涩不能下，俗谓之"沥浆生"，催生药遍试不应。孟英令买鲜猪肉一、二斤，洗净切大块，急火煎汤，吹去浮油，恣饮之，即产，母子皆生。且云：猪为水畜，其肉最腴，大补肾阴而生津液。余尝用治肾水枯涸之消渴，阴虚阳越之喘嗽，并具奇效。仲圣治少阴咽痛用猪肤，亦取其补阴虚而戢浮阳也。后贤不察，反指为有毒之物。汪讱庵非之是矣。惟外感初愈，及虚寒滑泻，湿盛生痰之证，概不可食，以其滋腻更甚于阿胶、熟地、龙眼也。猪以浙产者为良，北猪不堪用。孟英又云：昔老友范君庆簪语雄曰"解渴莫如猪肉汤"。凡官炉银匠每当酷暑，正各县倾造奏销银两纳库之际，银炉最高，火光迎面，故非气血充足者，不能习此业。然人受火烁，其渴莫解，必须猪肉，以急火煎清汤，撇去浮油，缸盛待冷，用此代茶。雄闻而悟曰：此渴乃火烁其液，非茶可解。猪为水畜，其肉最腴，功专补水救液，允非瓜果可比，因此推而及虚喘、虚闭、下损、难产诸证之无液者，无不投之辄应，乃知猪肉为滋阴妙品也。

《王氏医案·卷一》

【赏析】

问：本案诊断思路如何理解？

答：本案少妇在分娩时"胞水早破，胎涩不能下"，俗谓之"沥浆生"，即滞产，属难产范畴。胎凭血送，难产因阴血亏虚所致者十中有九。本案因分娩时，胞水早破，致阴血亏虚、羊水不足而胎涩不能下。

问：本案治疗用药有何特色？

答：既是阴液不足所致，故孟英取仲圣治少阴咽痛用猪肤，以水畜猪肉斤许，急火煎汤，吹去浮油恣饮以大补肾阴而生津液，阴液足，产道滑润，即产，母子皆生。方简意深，师仲圣意，不泥仲圣法，实善学古人者。

第十节　死胎不下

　　局医黄秀元之舆人韩名谅者，有儿妇重身患热病，局中诸医皆虑胎陨，率以补血为方，旬日后势已垂危。浼人求孟英诊之。曰：胎早腐矣，宜急下之，或可冀幸，若欲保胎，则吾不知也。其家力恳疏方，遂以调胃承气汤合犀角地黄汤，加西洋参、麦冬、知母、石斛、牛膝投之，胎落果已臭烂，而神气即清，热亦渐缓。次与西洋参、玄参、生地、知母、麦冬、丹参、丹皮、茯苓、山楂、石斛、豆卷、茺蔚子、琥珀等药调之，粥食日加，旬日而愈。

《王氏医案·卷一》

【赏析】

　　问：本案诊断思路如何理解？

　　答："重身"即怀孕。孕期患热病，诸医不思"有故无殒"，不以清热为务，反以补血立方，不祛热邪，而行闭门揖寇之能，助热伤胎，致热盛胎腐。

　　问：本案治疗用药有何特色？

　　答：热盛胎腐，病及血分，病势危急。因热盛胎腐，当急下存阴。孟英以调胃承气汤合犀角地黄汤清热毒、下死胎，同时加西洋参、麦冬、知母、石斛养阴津，加牛膝引药下行。治疗得当，热退神清死胎下。因病在血分、热伤营血，后续当育阴清热、行瘀安神，以西洋参、玄参、生地、知母、麦冬、石斛、豆卷诸药育阴清热，以丹参、丹皮、茯苓、山楂、茺蔚子、琥珀行瘀安神。经过前期清热、急下，后期育阴清热而危证获痊。

　　本案给我们启示如下：一者，妊娠期滥用温补之害，因仔细审证，不可滥用温补；二者，针对热病不同阶段，分期施治。

第十一节　产后血晕

产后诸证，首必通瘀，然有不可以常理测者。表弟周鹤庭室，新产晕汗，目不能开，心若悬旌，毫无恶露。乃父何君新之，按其脉有虚弦豁大之形，亟拉孟英图之。与以三甲、石英、丹参、琥珀、甘草、小麦、绿豆衣等药，覆杯即安，数服而愈。或诘其何以知非瘀血为患？曰：此阴虚之体，既产而营液大脱，风阳上冒。虽无恶露，胸腹皆舒，岂可误作瘀冲，而妄投破血之药耶？

《王氏医案续编·卷八》

【赏析】

问：本案诊断思路如何理解？

答：宋代陈自明在《妇人大全良方》对产后血晕的症状描述为"眼见黑花，头目旋晕，不能起坐，甚致昏闷不省人事"。患者"新产晕汗，目不能开，心若悬旌"，符合产后血晕之证。为营液大脱，风阳上冒所致。

问：本案治疗用药有何特色？

答：《妇人大全良方》中对本病的治疗主张"下血多而晕者……补血清心药治之，下血少而晕者……破血行血药治之"，以产后恶露断其虚实补泻，后人多尊此法。患者毫无恶露，岂非破血行血药治之不可？然患者脉虚弦豁大实为虚损之征，又且新产出汗有津液之亡失；若实证则"若下血过少，而气逆者，则血随气上，掩于心，亦令运闷，则烦闷而心满急"（《诸病源候论》），当有胸腹不舒见证。孟英根据脉症断为营液大脱，风阳上冒，而致眩晕。治疗当大补营阴，以三甲复脉汤立方治之。以生牡蛎、生鳖甲、生龟板育阴潜阳，以紫石英、丹参、琥珀行瘀血，甘草、小麦、绿豆衣清虚热。治扣病机，无拘成见。

第十二节　恶露不下

案1

予荆人娩后恶露不行，或劝服生化汤。适孟英枉顾，诊曰：阴虚内热，天令炎蒸，虽赤砂糖不可服也。以生地、丹参、丹皮、豆卷、芜蔚子、茯苓、桃仁、山楂、栀子、泽兰、琥珀，投之即效。且无别恙而易健。可见体质不齐，药难概用，况其致病之因不一，病机传变无穷。语云："量体裁衣"。而治病者可不辨证而施治耶？孟英尝曰：凡产后世俗多尚生化汤，是以一定之死方，疗万人之活病。体寒者固为妙法，若血热之人，或兼感温热之气者，而一概投之，骤则变证蜂起，缓则蓐损渐成，人但知产后之常有，而不知半由生化汤之厉阶。此风最盛于越，方本传于越之钱氏，自景岳采入《八阵》，遂致流播四海，人之阴受其害者，数百年矣。从无一人能议其非，今特为此长夜之灯，冀后人不致永远冥行，或可稍补于世。但景岳最偏于温补，而独于产后一门，力辨丹溪大补气血为主之非，可谓此老之一隙微明，惜犹泥于产后宜温之谬说，盖由未入仲圣之宫墙也。

《王氏医案·卷二》

【赏析】

问：本案诊断思路如何理解？

答：孟英认为本案恶露不行乃因阴虚内热、加之天令炎蒸阻滞血络，血行不畅所致。

问：本案治疗用药有何特色？

答：本案非产后宜温之列，故生化汤、赤砂糖等温补之品皆不可用。因阴虚、热在营血，治当清热、凉血、活血。方以生地、丹皮、栀子、豆卷清热凉血，丹参、芜蔚子、桃仁、山楂、泽兰、琥珀活血化瘀，桃仁、茯苓、丹皮消癥积。全方不寒不燥，既不伤阴助热，亦不致伤阳气。对产后治疗，孟英批判了产后动辄温补的成见，体现其师古不泥的学术继承思想。

案 2

金亚伯廷尉篷室，产后恶露不行，渴泻痰多。孟英以北沙参、滑石、生薏苡、扁豆、蛤壳、豆卷、石斛、竹茹、枇杷叶、琥珀、茯苓等药，数剂而愈。

《王氏医案续编·卷二》

【赏析】

问：本案诊断思路如何理解？

答："篷室"即妾室。本案产后恶露不行病在血分，而渴泻痰多病在气分，痰湿内蕴，壅阻气机，而气为血帅，气行则血行，气郁则阻抑血行而恶露不行。

问：本案治疗用药有何特色？

答：血病治气，以清热化痰治气为主，兼以活血祛瘀以治血分。方用北沙参、石斛、豆卷清热，生薏苡、扁豆、蛤壳、竹茹、枇杷叶、茯苓化痰湿，滑石、琥珀泻瘀，诸药合用泻止痰清，则恶露自行。

案 3

庚子春，戴氏妇产后恶露不多，用山楂、益母草酒煎，连服数日，遂发热自汗，口渴不饥，眩晕欲脱，彻夜不眠。孟英视之，曰：此素禀阴亏，血已随胎而去，虽恶露甚少，但无胀痛之苦者，不可妄投药饵。酒煎益母草、山楂不特伤阴，且能散气。而汗泄口干，津液有立竭之势，即仲圣所谓"无阳也"。盖人身天真之气谓之阳，阳根于津，阴化于液，津液既夺，则阳气无根而眩晕，阴血不生而无寐。若补气生阴，则舍本求末，气血不能生津液也。惟有澄源洁流，使津液充而气血自复，庶可无忧。以西洋参、生黄芪、龙骨、牡蛎、玉竹、百合、甘草、麦冬、生薏仁、生扁豆、石斛、木瓜、桑叶、甘蔗浆投之。一剂即安，数日而愈。后以滋填阴分，服之乃健。

《王氏医案·卷二》

【赏析】

问：本案诊断思路如何理解？

答：本案恶露不多，实因素体阴亏，血已随胎而去。孟英指出："此素禀阴亏，血已随胎而去，虽恶露甚少，但无胀痛之苦者，不可妄投药饵。"前医见恶露量少，便责之恶露不行，不从患者体质根本分析，而以山楂、益母草酒煎服之，致伤津耗气，气阴两伤，失于濡润。因误治导致气阴两伤，阴虚阳亢故发热，气不固涩故自汗，胃阴不足口渴不饥，肝阴不足而眩晕，心阴不足而彻夜不眠，气阴有涸竭之势而欲脱。

问： 本案治疗用药有何特色？

答： 治以益气养阴，复其根本。方以西洋参、生黄芪补气，玉竹、百合、麦冬、生苡仁、生扁豆、石斛、木瓜、甘蔗浆甘凉养阴，龙骨、牡蛎安神定志、收敛固涩，桑叶轻清宣透，甘草和胃。治疗得法，一剂即安，数日而愈。终因素体阴亏，故后以滋填阴分以善后。此案提示我们在临证判断恶露行否，不当以量判断，而应结合四诊资料，综合判定。

第十三节　产后恶露不绝

案1

全畹香令媳，半产后，营分不摄，淋漓数月，治之弗瘳。孟英于季夏诊视，两尺皆浮，左寸关弦。与三甲、二至、二地、蒿、薇、柏叶、螵蛸、黄柏为方，服之渐愈。仲秋，诊其脉，即断受孕。渠谓：怀孕必无病矣。而不知病久初痊，正须培养，虽即受孕，涵蓄无权，果至仲冬而胎堕矣。

《王氏医案续编·卷五》

【赏析】

问：本案诊断思路如何理解？

答：患者小产之后，胞宫内余血浊液淋漓数月不止，超过 20 天，是为产后恶露不绝。因肝主疏泄，肾主闭藏，其脉两尺浮而不沉，是肾失闭藏之职；左寸关弦，是肝木太过，独行疏泄之权。肝肾阴虚，阴虚阳亢，虚热内扰，营分不摄，故恶露淋漓数月不止。

问：本案治疗用药有何特色？

答：治以填补肾阴，滋养肝木，达育阴潜阳、清退虚热、血行复常之功。以三甲（生牡蛎、生龟板、生鳖甲）育阴潜阳，二至（女贞子、旱莲草）、二地（生地、熟地）养阴血，青蒿、白薇、柏叶清热，黄柏苦以坚阴，海螵蛸收涩固经。药证的当，故效显。调护方面特别注意：本患毕竟小产加之恶露不绝数月，有形之阴血难以速生，若初痊即再受孕，阴血不足以养胎而胎元难固，故最好避孕。本患未避孕，终因涵蓄无权而再次小产，实乃憾事。

案2

金氏妇，自仲夏堕胎，迄今四月有余，恶露淋漓不断，两臂近复患疮，浑身肤痒，脉数而弦，多药罔效，亦为产后宜温之谬说所误也。用西洋参、银花各二钱，生地、龟板各四钱，冬瓜皮三钱，栀炭、竹茹各一钱五分，白薇、青蒿、黄柏各一钱，甘草六分，不十剂愈矣。

《归砚录·卷四》

【赏析】

问：本案诊断思路如何理解？

答：患者堕胎四月有余而恶露淋漓不断，为产后宜温之谬说所误，必一直以温补药治之，病情不减，反两臂患疮、浑身肤痒、脉数而弦。疮、痒、脉数可断病因于热，究其因机，当因堕胎致阴液耗伤，阴虚生内热，热扰冲任，迫血下行，故恶露淋漓不断，热毒熏灼肌肤、热腐成脓故患疮、肤痒。

问：本案治疗用药有何特色？

答：以养阴、清热为法。方以西洋参、生地、龟板养阴液，银花、白薇、青蒿清退虚热，黄柏、栀炭、冬瓜皮、竹茹清热化湿，又银花乃疮家圣药、生甘草具清热解毒之能。王孟英强调了产后宜温乃谬说，临证不可拘泥于此说，而忘却审证施治；治疗既抓主病机以养阴清热，又针对疮疡清热解毒化湿，标本兼治，因病尚在营分，故取轻清透达之意，除用药有银花以宣透，且用药量轻，正在于此。

第十四节　产后昏谵

　　姚氏妇，产后昏谵汗厥，肌肤浮肿，医投补虚破血、祛祟安神之药，皆不能治，举家惶怖，转延孟英诊焉。询知恶露仍行，曰：此证病家必以为奇病，其实易愈也。昔金尚陶先生曾治一人，与此相似，载于沈尧封《女科辑要》中，方用石菖蒲、胆星、旋覆花、茯苓、橘红、半夏曲，名"蠲饮六神汤"，凡产后恶露行而昏谵者，多属痰饮，不可误投攻补，此汤最著神效。如方服之良愈。

《王氏医案·卷一》

【赏析】

　　问：本案诊断思路如何理解？

　　答：产后昏谵汗厥，肌肤浮肿，医从虚、瘀入手投补虚破血、祛痰安神之药，实是妇科首常之法，然对产后昏谵的认识，王孟英突破前人认识，"凡产后恶露行而昏谵者，多属痰饮，不可误投攻补"，认为产后昏谵患者若恶露已行，当从痰饮入手施治，而不可滥用温补。本案患者恶露已行，则血分无病；昏谵汗厥，肌肤浮肿，病在气分，则昏谵为气分痰饮病。

　　问：本案治疗用药有何特色？

　　答：治以清气分痰饮。方用蠲饮六神汤，方中石菖蒲豁痰开窍，胆星清热化痰，橘红、半夏曲行气燥湿化痰，旋覆花、茯苓健脾祛痰。诸药开泄宣通，清化痰饮，紧扣病机故获效。

第十五节　产后发热

案 1

张郑封妻，娩后即发热，服生化汤两帖，热益炽而发赤疹。顾听泉诊之，即予清解，三剂不应，欲进犀角地黄汤，而恐病家之狃于产后以生疑也，乃拉孟英质之。诊其脉弦滑而数，面赤热燥，胸闷善悲，肢肿而疼，两肘白泡如扁豆大者数十颗，舌上亦有一颗碍碍食饮，大便不解已旬日矣。曰：此不但胎前伏暑，且有蕴毒，而误服生化汤以助其虐，幸初手即用清解，尚不至于昏陷。犀角地黄极是治法，犹恐不能胜任。乃与听泉商加西洋参、滑石、知母、银花、花粉、人中白、蒌仁、竺黄、贝母、桑叶、栀子为剂。其所亲曰：高明断为热证，何以病者虽渴而喜热饮耶？孟英曰：此方中所以多用痰药也。凡胸中有热痰阻碍气机者每如是，不可以其向不吐痰而疑吾言之妄也。若因此而指为寒证，则祸不旋踵矣。进四帖，始得大解，频吐稠痰，而各恙皆减，饮食渐加。孟英曰：病势虽稳，余热尚炽，苟不亟为清涤而遽投补益，犹有蕡损之虞。其母家果疑药过寒凉，必欲招专科调治。幸将前方示彼，尚不妄施温补，然隔靴搔痒，纪律全无。旬日后，余火复燃。郑封坚恳孟英设法，仍用甘寒疗之。周身肌蜕如蛇皮，爪甲更新，其病之再生也可知。继予滋补真阴而起。

《王氏医案·卷二》

【赏析】

问：本案诊断思路如何理解？

答：前医囿于产后多虚多瘀之见，将产后发热归因于虚瘀，不顾患者伏暑蕴毒之体，以温经化瘀之生化汤妄施温补，致使热毒炽盛，深入营血而发赤疹。患者脉弦滑而数，弦有郁，滑为痰，数则热；患者面赤热燥，肢肿而疼，两肘白泡如扁豆大者数十颗，舌上亦有一颗碍碍食饮，大便不解已旬日，显为热毒内蕴、深入营血；胸闷善悲，为内有痰浊；渴而喜热饮，因胸中有热痰阻碍气机。本案为伏暑蕴毒，痰热内盛之产后发热。

问：本案治疗用药有何特色？

答：治以清热化痰、凉血解毒。以犀角地黄汤清热解毒凉血，蒌仁、竺黄、贝母清热化痰，滑石、知母、银花、人中白、桑叶、栀子清热，西洋参、花粉清热养阴生津。孟英治产后发热，从痰论治，而判断有痰与否，非有形之痰，往往从渴喜热饮、脉滑来断，对治疗产后诸疾，颇有启迪。妇人产后病，当不囿于虚、瘀也。

案2

翁嘉顺室，娩后发热，竹林寺僧治之不应，温、龚二医皆主生化汤加减，病益剧。请孟英诊之，脉软滑微数。曰：素体阴亏，热自内生，新产血去，是以发热。惟谵妄昏瞀，最是吓医之证，渴喜热饮，宛似虚寒之据。宜其猜风寒而表散，疑瘀血以攻通，帖帖炮姜，人人桃桂，阴愈受劫，病乃日加。幸而痰饮内盛，津液未致涸竭。与蠲饮六神汤去橘、半，加西洋参、生地、花粉、竹茹、知母、生白芍为剂。数日而瘳。

《王氏医案续编·卷一》

【赏析】

问：本案诊断思路如何理解？

答：患者产后发热以生化汤温通治之不效，当非寒瘀为患；又以脉判断，患者脉软滑微数，软为气津不足，滑为有痰，数为阴虚夹热，孟英认为本案乃因患者素体阴亏，阴虚生内热，加之新产失血致阴亏更甚，是以阴虚发热。因阴虚夹热，痰饮内盛，内陷心包，故见谵妄昏瞀。前医因患者渴喜热饮，宛似虚寒，却不料是痰饮内停作祟，虽阴伤发热欲饮，但有痰停于内，是以渴不多饮且喜热饮，而非寒也。

问：本案治疗用药有何特色？

答：治以清热化痰，养阴生津。方以蠲饮六神汤加减。蠲饮六神汤见于孟英产后昏谵案中，由石菖蒲、胆星、旋覆花、茯苓、橘红、半夏曲组成，为蠲饮化痰之方，本案去温燥之橘红、半夏曲防伤阴津，加西洋参、生地、花粉、知母、生白芍清热养阴生津，加竹茹清热化痰。诸药合用使痰浊得化，津液得存，而虚热得退，数日而瘥。

案3

高禄卿室，吴濂仲之妹也。孟夏分娩发热，初疑蒸乳，数日不退。产科治之，知夹温邪，进以清解，而大便溏泄，遂改温燥，其泄不减。另招张某视之，因谓专科误用蒌仁所致。与参、芪、姜、术、鹿角、肉果等药，泄泻愈甚，连服之，热壮神昏，汗出不止，势濒于危。酝香孝廉徐夫人，病者之从母也。心慈似佛。有子十人皆已出。闻其殆，夤夜命四郎季眉，请援于孟英。按脉洪数七至，口渴苔黄，洞泻如火，小溲不行。因谓季眉曰：病犹可治，第药太惊人，未必敢服。季眉坚欲求方，且云在此监服。乃疏白头翁汤加石膏、犀角、银花、知母、花粉、竹叶、栀、楝、桑叶与之。次日复诊，脉证较减，仍用前方。而病家群哗，以为产后最忌寒凉，况洞泻数日乎？仍招张某商之，张谓：幸我屡投温补在前，否则昨药下咽，顷刻亡阳，复定芪、术之方，业已煎矣，所亲张芷舟孝廉闻之，飞告于酝香处。汾伯昆季，即驰至病家，幸药未入口，夺盏倾之，索孟英方，煎而督灌，且嘱群季轮流守视，免致再投别药。孟英感其情谊，快舒（抒）所长，大剂凉解，服至七帖，泻全止，热尽退。乃去白头翁汤，加生地、玄参、竹茹、贝母。服半月始解黑色燥屎，而眠食渐安。第腑脏之邪，虽已清涤，而从前温补，将热邪壅滞于膜络之间，复发数痛于胸之乳间。孟英令其恪守前法，复入蒲公英、丝瓜络、橘叶、菊叶等药，服至百剂，始告痊愈。而天癸亦至。

孟英曰：世俗泥于产后宜温之谬说，况兼泄泻，即使温补而死，病家不怨，医者无憾也。或具只眼，其谁信之？此证苟非汾伯昆仲笃信于平时，而力排众论于危难之间，余虽见到（道）不疑，亦焉能有济耶？余尝曰：病不易识，尤不易患；医不易荐，尤不易任；药不易用，尤不易服。诚宇宙间第一难事也。而世人浅视之，可不悲哉！

《王氏医案续编·卷四》

【赏析】

问：本案诊断思路如何理解？

答：孟夏之季，暑热当令，产后发热数日不退，当思兼夹当令温邪。病家心存疑虑，不信医。诊疗中前医审为温邪，治以清解，而出现大便溏泄，此邪去之征，可惜不能正确看待坚持前法，改弦易辙，遂用温燥，而其泄不减。后医不识病情，反责瓜蒌仁致泄，与参、芪、姜、术、鹿角、肉果等温补之药，助热为恶，热势内盛，陷于心营，故泄泻愈甚，热壮神昏，汗出不止，势濒于危。

问：本案治疗用药有何特色？

答：孟英以白头翁汤清热止泻痢，加石膏、犀角、栀子清心营热毒，知母、花粉清热凉血、养阴生津，银花、竹叶、桑叶轻清宣透、透达邪热外出，楝实降逆气。用药一剂而脉证较减。然病家确不欲继续清解，仍欲温补，可见成见之深。幸得信心坚定者坚持孟英施治，以大剂凉解，服至七帖，泻全止，热尽退。产后阴亏，加之温邪耗伤阴津，故后期以养阴宣透之生地、玄参、竹茹、贝母等药治之以善后。

问：因滥用温燥药，出现乳痈，孟英如何处理？

答：温燥药毒停留体内，热邪壅滞于膜络之间，患者后复发数痈于胸之乳间。孟英令其恪守前法清热凉血解毒，复入蒲公英、丝瓜络、橘叶、菊叶等药清热通络，服至百剂，始告痊愈。

问：本案给我们什么启示？

答：本案一波三折，世俗泥于产后宜温之谬说，差夺患者性命，幸有信心坚定者为护，所幸未至大患，但也因误治而温热留毒致生乳痈。难怪孟英发出感慨："病不易识，尤不易患；医不易荐，尤不易任；药不易用，尤不易服。诚宇宙间第一难事也。而世人浅视之，可不悲哉！"

案4

陈书伯太史令弟妇，娩后三日，发热汗多，苔黄眩悸。孟英切脉，弦细虚数。乃营阴素亏，酷热外烁，风阳浮动，痉厥之萌也。予玄参、白薇、青蒿、生地、小麦、穞豆衣、石斛、鳖甲、竹叶。两剂热退知饥，悸汗不止，去蒿、薇，加龙、蛎、莲心、龟板、石英而安。继又因暑风外袭，壮热如焚，渴饮不饥，睹物尽赤，改授白虎加西洋参、竹叶、莲杆，一啜而瘳。仍与镇摄滋潜善其后而愈。

《王氏医案续编·卷七》

【赏析】

问：本案诊断思路如何理解？

答：本案心悸、眩晕、脉细虚，说明产后存在营阴亏虚、血不上荣、心神失养；汗多，苔黄，脉弦数是邪热蒸迫；此产后发热当属营阴亏虚、邪热蒸迫的虚实夹杂之证。

问：本案治疗用药有何特色？

答：治以清热透达，育阴潜阳。白薇、青蒿清热凉血，玄参、生地、石斛、竹叶、稆豆衣清热养阴、轻清宣透，鳖甲育阴潜阳，小麦养心神。药证的当，故两剂热退知饥，但心悸、汗多不止，故去清热之青蒿、白薇，加龙骨、牡蛎收敛固涩、安神定悸，紫石英、莲心安心神、龟板滋阴潜阳。若调护得宜，预后当良好。

本案虽因调护不当感受暑热致热势加剧。壮热、渴饮不饥、睹物尽赤为热邪亢盛、尚在气分之证，故以白虎汤清气分邪热，加西洋参、竹叶、莲杆清热养阴生津，一剂而暑热去。孟英在诊治中清退气分热邪后，仍关注营阴亏虚的基本病机，与镇摄滋潜善其后而愈。

第十六节 产后痹痛

施氏妇，产后四肢串痛，药治罔效，医谓其成瘫痪矣。延已逾月，乞孟英视之。膏药遍贴，呻吟不息，脉数而洪，舌绛大渴。曰：此非风湿为病，膏药亟为揭去。近日服药，谅皆温补祛风之剂。营血耗伤，内风欲动，势将弄假成真。且吾向见其体丰血旺，何以娩后遽患斯疾？必生化汤、砂糖、酒之类所酿耳。其父倪某，目虽瞽，闻而笑曰：君诚天医也。小女服过生化汤两帖，赤沙糖八斤，从此渐病，不识尚可起废图全否？孟英曰：幸其体足于阴，恢复尚易，若阴虚血少之人而蹈此辙，虽不即死，难免不成痼损。因投大剂凉润壮水之药，大生地八钱，济银花一两五钱，明天冬切六钱，玄参片一两，钗石斛一两杵先，肥玉竹三钱，酒炒知母三钱，白茯苓三钱，乌梅肉三钱，南花粉五钱，花麦冬四钱，酒炒桑枝三钱。一剂知，旬日安，匝月起。孟英谓：暑令，产妇服生化汤、砂糖、酒，死者甚多，唯六一散既清暑热，又行瘀血，溽暑之令，诚为产后妙方。

《王氏医案续编·卷一》

【赏析】

问：本案诊断思路如何理解？

答：患者因产后用生化汤、砂糖、酒等温补之品，致阴虚夹热，营血耗伤，肌肉筋脉失养而见四肢串痛。脉数而洪者，数为阴虚夹热，洪为阴虚。舌绛大渴及呻吟，乃热已侵营，未离气分。故本案病机为阴虚夹热，营血耗伤。

问：本案治疗用药有何特色？

答：孟英认为治疗当投大剂凉润壮水之药清热养阴生津。以生地、天冬、麦冬、玄参、石斛、玉竹、知母、花粉清热养阴生津，生地、玄参、桑枝、银花轻清宣透、透热转气，茯苓、乌梅健脾生津。本案孟英指出了产后温补治疗的误区。特别是夏令暑热之季，"产妇服生化汤、砂糖、酒，死者甚多，唯六一散既清暑热，又行瘀血，溽暑之令，诚为产后妙方"，不当滥用温补，而可以六一散保全。

第十七节　产后吐泻

案1

夏间，牙行倪怀周室，新产数日，泄泻自汗，呕吐不纳。专科谓犯"三禁"，不敢肩任。孟英诊脉虚微欲绝，证甚可虞，宜急补之，迟不及矣。用东洋参、芪、术、龙、牡、酒炒白芍、桑枝、木瓜、扁豆、茯神、橘皮、紫石英、黑大豆投之。四剂渐以向安。余谓新产后用参、芪大补，而又当盛夏之时，非有真知灼见者，不能也。诚以天下之病，千变万化，原无一定之治。奈耳食之徒，惟知执死方以治活病，岂非造孽无穷？亦何苦人人皆欲为医而自取罪戾耶？

《王氏医案·卷一》

【赏析】

问：本案诊断思路如何理解？

答：新产数日，出现泄泻、自汗、呕吐不纳，案中言为犯产科之"三禁"。所谓"三禁"，是指产后病禁汗、禁下、禁利小便三种治疗禁忌的统称，根据患者情况确切来说，可以称为"产后三急"，即指妇女产后出现呕吐不止、盗汗和泄泻频频等能迅速伤津耗气的三种急症，尤以三者并见为危重，这一见解最早见于清初《张氏医通》。本案正是产后三急症，且三症并见，其势危重，当有力挽狂澜之能者方始敢应。如何判断情况危急？脉虚微欲绝，乃津气大伤，为津液脱失之征。

问：本案治疗用药有何特色？

答：急固脱失之津液。方用东洋参、黄芪大补元气、益气生津，龙骨、牡蛎涩精固脱止泻，白术、木瓜、扁豆、酒炒白芍、黑大豆、橘皮、桑枝健脾和胃，茯神、紫石英安心神。本案孟英以东洋参、黄芪大补元气、益气生津，虽夏暑之季，当用之时，大胆用之；以木瓜、扁豆、白芍、黑大豆之属健脾和胃且养胃阴，体现其顾护阴液之妙；病急恐陷心包，而以茯神、紫石英安心神。

案 2

吴馥斋室，新产后呕吐不止，汤水不能下咽，头痛痰多，苔色白滑。孟英用苏梗、橘、半、吴萸、茯苓、旋覆、姜皮、柿蒂、紫石英、竹茹。一剂知，二剂已。

《王氏医案续编·卷二》

【赏析】

问：本案诊断思路如何理解？

答：患者痰多、苔色白滑为寒痰之象；而头痛、呕吐不止、汤水不能下咽，当为新产后，寒痰夹肝气上逆、胃失和降所致。

问：本案治疗用药有何特色？

答：治以降气涤饮。方中橘皮、半夏、竹茹、茯苓宣中渗湿，化痰浊；苏梗、姜皮散外感寒邪、止呕吐；旋覆、紫石英、柿蒂降逆气；吴茱萸温中散寒止头痛。因患者新产，失血阴虚，方中柿蒂、竹茹又适度顾及阴虚之体。本案方证的当，故一剂知，二剂已。

第十八节　子宫脱垂

　　翁嘉顺令正，娩后，阴户坠下一物，形色如柿。多方疗之不收。第三日始求治于孟英。令以泽兰叶二两，煎浓汤熏而温洗，随以海螵蛸、五倍子等分，研细粉糁之，果即收上。继而恶露不行，白带时下，乳汁全无，两腿作痛，又求方以通之。孟英曰：此血虚也。乳与恶露虽无，其腹必不胀，前证亦属大虚，合而论之，毋庸诊视。因与黄芪、当归、甘草、生地、杜仲、大枣、糯米、脂麻、藕，浓煎羊肉汤煮药，服后乳汁渐充，久服乃健。

《王氏医案续编·卷五》

【赏析】

　　问：本案诊断思路如何理解？

　　答：患者产后阴户坠下一物，形色如柿，是子宫脱垂之证。子宫脱垂多见于多产、营养不良和体力劳动的妇女，一般存在气虚不能收摄的基本病机。

　　问：本案治疗用药有何特色？

　　答：孟英处理本证的分三步走：一熏，二敷，三内服。一熏：子宫脱垂于外，以泽兰叶煎浓汤熏而温洗，起利水消肿之效，使子脏收缩变小有利回缩。二敷：熏洗过后，以海螵蛸、五倍子研细粉洒于脱垂子宫表面，二药有收敛皱皮之能，使子脏进一步回缩，与熏洗合用使子宫回收入内。三内服：子宫脱垂终究与气虚不固有关，而患者恶露不行、白带时下、乳汁全无、两腿作痛，显见患者不仅气虚，兼且血虚失于濡养，故当以益气补血内服以治本。以黄芪、当归益气补血，生地、藕滋阴液，杜仲、脂麻补肝肾、益精血，大枣、糯米、甘草健脾养血，更以浓煎羊肉汤煮药补肾阳以助补阴。因病非一时所致，故久服乃健。

第十九节 蓐损

慎氏妇，产后腹胀泄泻，面浮足肿。医予渗湿温补，月余不效，疑为蓐损。孟英视之，舌色如常，小溲通畅，宛似气虚之证。惟脉至梗涩，毫无微弱之形。因予丹参、滑石、泽兰、茯苓、茺蔚、蛤壳、桃仁、海蛇、五灵脂、豆卷。数服即瘳。

《王氏医案续编·卷一》

【赏析】

问：本案的诊断思路如何理解？

答：本案的基本病机是瘀停化热，气机阻滞。此证当因产后恶露未净，瘀停化热，气机阻滞不通而面浮、足肿、腹胀；热迫大肠而泄泻，瘀停化热，上贼气阴，气机失其下降，渗湿则愈伤其阴，温补则愈助热，故月余不效。舌色如常，小溲通畅，为病在血不在气之明证。瘀停阻气，故脉至梗涩。瘀系实邪，故脉无微弱之形。

问：本案治疗用药有何特色？

答：治以清热化瘀。方中丹参、泽兰、桃仁、五灵脂、茺蔚子行气活血化瘀，豆卷、滑石、茯苓、海蛤壳、海蛇利湿以祛热。此案中孟英在清瘀停所化热之时，一者从利湿入手，使热从下而去；二者选海蛤壳、海蛇这等海中生物，取其利水湿力宏之意。

第四章　儿科

第四章　八桥

第一节 小儿诸疾

案1

子荷官，病瘄积腹胀，发热干呛，善食黄瘦，便溏溺赤，儿科药广服无功，已将绝望矣。孟英闻而怜之，曰：吾于幼科虽未讨论，姑赠一方，或有生机也。以黄连、白芍、牡蛎、鳖甲、鸡肫皮、五谷虫、霞天曲、木瓜、山楂、楝实、橘皮、桔梗、旋覆、栀子、丹皮等药投之。作痞疾治。一剂知，旬余愈。

《回春录》

【赏析】

问：本案诊断思路如何理解？

答：本案患儿疳疾，症见腹胀痞积，身热，干呛，善食而面色痿黄，形体消瘦，大便溏泻，尿赤等症状。因症状较为繁杂，上、中、下三焦症状俱见，前医扑朔迷离，未抓住主症，未察明病因，多根据经验，而广服儿科用药，诊治无效。王孟英善于把握主症，以疳疾论治，疏补中焦，旬日则愈。小儿脾常不足，胃常有余，多食易积，积而难化，气机阻滞，则痞积腹胀；积久化热，则发热、尿赤；脾失运化，胃失受纳，生化无源，则面黄、消瘦；脾气虚弱，水谷不化，则便溏。《太平圣惠方·治小儿一切疳诸方》中有云："夫小儿疳疾者，其状多端，虽轻重有殊，形证各异，而细穷根本，主疗皆同，由乳哺乖宜，寒温失节，脏腑受病，气血不荣，故成疳也"。疳证被古人视为"恶候"，列为儿科四大要证之一，虽"形证各异"，但临床主以形体消瘦，面色无华，毛发干枯，大便不调为特征，病机以胃滞、脾虚、肝旺为关键。

问：本案治疗用药有何特色？

答：王孟英治疗疳积用药特点为清润宣通，消中有补，消不峻利，从而恢复中焦脾胃之功能，气机畅达，能纳而运化，以助中运，则生化有源，四肢得充。正如吴鞠通所言"治中焦如衡，非平不安"。本案治宜恢复脾胃功能，疏补中焦，运脾行气，清热导滞。方中黄连、栀子苦寒清热；牡蛎、鳖甲软坚消积，又能滋阴潜阳，以防热盛惊风；白芍、木瓜柔肝敛阴；五谷虫健脾化食，去热消疳，《雷公炮制药性解》："主小儿疳积胀满。蛆本浊阴下降流动不拘之物，有行下之理，故专入脾经。以疗儿疳最效。"鸡肫皮、神曲、山楂消食导滞；楝实、橘皮、桔梗、旋覆，行气消积；丹皮清热凉血，活血散瘀，以防微杜渐。

案 2

夏初孟英挈眷送太夫人葬于皋亭山，越日归，其令郎心官，患微热音嗄，夜啼搐搦。幼科谓其生未三月，即感外邪，又兼客忤，复停乳食，证极重也，疏方甚庞杂。孟英不以为然，乃用蚱蝉三枚煎汤饮之，盖取其清热息风，开声音而止夜啼，一物而擅此数长，与证适相对也。果覆杯而愈。赵笛楼闻而叹曰：用药原不贵多而贵专，精思巧妙，抑何至于此极耶！然即古之奇方也，今人不能用，而孟英每以此法奏神效，录此以见一斑。

《王氏医案三编》

【赏析】

问：本案诊断思路如何理解？

答：本案患儿患有夜啼之病症，症见微有发热，声音嘶哑，夜啼，四肢抽搐等。经多方求治，前医考虑患儿出生未满三月之体质因素，又感外邪，小儿客忤之情志所伤，又兼复停乳食，病因颇为复杂，故为面面俱到，而疏方庞杂。

问：本案体现了王孟英临证用药的什么特色？

答：孟英认为治宜疏风散热，开音止啼，镇痉息风，故用蚱蝉一味而解数症。病证看似复杂，而孟英知药善任，正如案中所言"一物而擅此数长，与证适相对也"，赵氏叹之曰"用药原不贵多而贵专"。蚱蝉用药为其体及蝉蜕，咸而甘，性微寒，入肝、肺二经，去风定痉效宏。蝉蜕则无气味而性微凉，体气轻虚，故以散风热、透疹痘为胜。《神农本草经》载有蚱蝉具有治"小儿惊痫夜啼，癫病寒热"之功。凡是因风、因痰而生热，因热、因恐而致痉，因惊，因痰而为痫、为癫之证，蚱蝉数有疗效。其所以奏效之理，诚如邹澍所言："阴中之清阳即达，里缠之秽浊自消"，从而达到疏风泄热，化痰定痉之效。民间又以蚱蝉烤熟食之，治慢性失音，具有神效。可见王孟英用药轻清灵动，善于把握药性，知药善任，屡以单药轻取重症。本案即为其臻于化境之作近贤曹炳章亦高度评价王孟英"能以轻药愈重证，为自古名家所未达者"。

案3

吴奏云三令郎甫八龄，患感，幼科治以清解弗瘥，迓孟英视之，脘闷便秘。曰：气机未展耳。投小陷胸，加紫菀、通草、杏仁。服三剂，先战汗而解，寻更衣以愈。当战解之时，家人不知，诧为将脱，欲煎参汤灌之。孟英适至，阻其勿服。既而其妇弟陈某之病略相似，亦用此法而瘥。

《王氏医案三编》

【赏析】

问：本案诊断思路如何理解？

答：本案患儿外感后，前医过早运用寒凉清解药物，而使热邪内闭，气机未展，故见胸脘满闷，大便秘结之症。孟英认为气机未展耳，即为热郁气闭之证，气机未展，热在气分。

问：本案治疗用药有何特色？

答：孟英认为应以轻清之品，清气生津，宣展气机，并辅以汤液，以助胃气，以资汗源。先投以小陷胸汤清热化痰，宽胸理气；通草清热通利；紫菀、杏仁宣降肺气，即孟英"所谓清气者，但宜展气化以轻清"之品。正如叶天土所云"若其邪始终在气分流连者，可冀其战汗透邪。"战汗在温病中是一种积极的透邪外解的方法，用于邪热留恋于气分。解以"战汗"之法，叶天士提出"法宜益胃"，王孟英对其释之曰"夫温热之邪迥异伤寒，其感人也，自口鼻入，先犯于肺，不从外解，则里结而顺传于胃。胃为阳土，宜降宜通，所谓腑以通为补也，……可见益胃者，在疏瀹其枢机，灌溉汤水，俾邪气松达，与汗偕行，则一战可以成功也。……直待将战之时，始令多饮米汤或白汤，以助其作为汗之资。"

本案二诊时，患儿战汗后汗出肤冷，家人误以为脱证，而欲服用参汤。王孟英辨明病机，认为是正气祛邪外出而现正虚之象，故阻其服用参汤，并嘱患者安舒静卧，以待正气来复，即可得愈。正如叶天士所云"盖战汗而解，邪退正虚，阳从汗泄，故渐肤冷，未必即成脱证"。

案4

蔡湘帆之女甫周岁，断乳后患腹膨泄泻。儿科以为疳也，遍治不愈，谓其将成慢惊，丐孟英视之。苔甚白滑，曰：瓜果伤也。以生厚朴、生苍术、丁香柄、鸡脘胵、五谷虫、陈皮、苡仁、木香、黄连、防风投之。服后连下十余次而腹即消，次日竟不泻而能安谷矣，闻者金以为异。或云尤有异者，许子双大令令爱宜姑，幼时患发热神昏，幼科皆束手矣。孟英偶一望见曰：犀角证也。与以方，果投匕而瘳。此案辑《仁术志》者失采，今子双宦粤东，不能询其详矣，姑附其略于此，以识望而知之之神。

《王氏医案三编》

【赏析】

问：本案诊断思路如何理解？

答：本案患儿症见腹部膨隆，大便溏泻，舌苔白滑等症状。前医者因见患儿断乳后腹部膨隆、泄泻，诊为疳积，治以健脾、消食而无效。前医仅因症状和经验而诊病，未细察精详、四诊合参，故有遗漏，而治之无效。本案王孟英详察病因，四诊合参，洞察病机，诊为小儿伤食泄泻。小儿"稚阴未充，稚阳未长"，且脏腑娇嫩，气血未盛，易寒易热，易虚易实，因而无论感受外邪或内伤乳食或生食瓜果，均可导致脾胃运化功能失调而发生泄泻。正如《景岳全书》所云："泄泻之本，无不由于脾胃"。脾胃运化失职，气机不畅，故腹胀；脾运失职，水湿内停，则苔白滑。

问：本案治疗用药有何特色？

答：治宜调畅脾胃，化湿消滞。方用厚朴、陈皮、苍术健脾行气化痰；薏苡仁健脾利湿；木香、丁香芳香行气，健脾消食；鸡脘胵、五谷虫消食导滞；防风疏风散邪；黄连清热燥湿。诸药合用，脾胃健运，脏腑调和，则胀消泻止。

问：附案体现了王孟英临证有何诊治特色？

答：案中另附小儿发热神昏案，亦体现王孟英善于识病，精准辨证的学术特色。根据患者症状及经验，准确诊断为热入营血，故清营凉血，定惊解毒，则获良效。

案5

仁和戴君文叔令嫒，年十二。患风斑，睛赤，服升散药数帖，忽觉胸次不舒，饮食下咽即吐，时作时止，医皆莫措。六七日后，其作愈频，而有欲厥之势。其（一本作"所"）亲徐君乐亭嘱延余诊，脉弦而数，夜不成眠，目赤未蠲，苔黄口苦。是发斑不由外感，乃稚质阴亏，风阳上越，助以温散，厥少陡升，肃降无权，因而吐逆。以连、柏、橘、半、栀、菀、茹、旋、海蜇，少加苏叶煎送当归龙荟丸。一剂知，二剂已。

《归砚录》

【赏析】

问：本案诊断思路如何理解？

答：本案患儿外发斑疹，眼睛红赤，经前医诊治后，而见胸闷不舒，饮食下咽即吐，不寐，脉弦而数，口苦，苔黄等症状。前医给予辛温、升散之品进行治疗，反而以温助热，以散助升，而使病情加重。孟英认为，本案为外感风热，肺热波及营血，则发斑疹；风热之邪上扰清窍，则目赤。前医误用温散之品，加之小儿"纯阳之体"，则助风阳上越，肝木生风，疏泄无权，故见吐逆，欲厥之热；脉弦而数，苔黄口苦，均为肝胆实热之象。

问：本案治疗用药有何特色？

答：本案汤丸并举，用当归龙荟丸清泻肝胆实热。当归龙荟丸，原名当归龙胆丸，始见于《宣明论方》，集大苦大寒之品为一方，专清肝胆实火，导热攻滞下行。历代医家对此方广为扩展，灵活运用。王孟英尤善用此方，在其医案中足以应验，并多运用于治疗以痰火、湿热等实邪为共同病理基础的病证。丸中龙胆草、芦荟、青黛入肝经，清泻肝火；黄连、黄芩、黄柏苦寒直清里热；栀子入三焦经，以清三焦之火；大黄通腑泄热，以起釜底抽薪之效；配用当归，补血和血以柔肝；木香、麝香芳香行气，以助诸药之力。然丸中化痰止逆力量不足，故配以汤药以助之。方中黄连、黄柏、栀子苦寒清热；竹茹清热化痰；橘红、紫菀化痰理气；半夏化痰止呕；旋覆花降气止逆；海蜇清热平肝，化痰消积；少佐苏叶理气宽中，以制苦寒伤胃之弊。

案 6

陈君春泉之令爱，甫三龄。患寒热胀泻，医治多日，颈软肢搐，涕泪全无。以为延成慢惊，试以温补，神识渐至不清。又疑邪气逆传，灌以犀角等药，病日剧，遂束手。速余勘之，乃饮食不节，脾胃不调耳。春泉始悟前因失恃无乳，常啖龙眼、枣脯等物以滋补也。余以鸡内金、五谷虫、鳖甲、川朴、黄连、竹茹、冬瓜皮、防风、米仁、芦根等为方。一剂知，数剂愈。

《乘桴医影》

【赏析】

问：本案诊断思路如何理解？

答：本案患儿初期见寒热，腹胀，溏泻等症，前医因症见颈软，四肢抽搐，误诊为慢惊风，而用温补之法；后因见神误昏迷，未明晰病机，而用犀角等药清心泄热，均诊治无效。王孟英认为本案为小儿伤食兼夹外感发热，然前医不明寒热，误用温补，以热助热，热扰心神而致神识昏迷。病因未除，气机未展，而又投以犀角等物清心凉营，反而闭阻气机，郁热愈炽，病情加重，延误治疗。惟王孟英独具慧眼，明析病因，诊为食伤脾胃。亦如当代温病学家赵绍琴老先生所言"卫分证之神昏，多由肺卫郁闭而致。温热、暑湿邪气客于肺卫，不得外解，反逼入里，肺卫失宣，气机闭塞，内热一时猛增，扰乱神明，故而神志昏迷"。

问：本案治疗用药有何特色？

答：治宜开畅气机为先，王孟英投以清化宣导之品而愈。方中鸡内金消五谷虫食滞以除病因；鳖甲滋阴平肝潜阳；防风柔肝止痉，疏风散邪；黄连清心泻热；芦根清热生津；薏苡仁健脾利湿；竹茹、冬瓜皮、厚朴清宣、行气、化痰。诸药合用，消食清热，平肝清心，理气化痰，标本兼顾，故效如桴鼓。

案 7

童少塘之子，五岁。患泻，身热，医与温中健脾药，热壮无溺，苔黑齿焦，口渴无眠，渐至呕吐。余用芩、连、茹、滑、银花、石斛、绿豆衣、冬瓜皮、芦根等味，数剂霍然。

《乘桴医影》

【赏析】

问：本案诊断思路如何理解？

答：此案患儿初期因腹泻、身热，前医误以为脾阳虚所致，故予以温中健脾药，药不对证，而生他变。症见身大热，口大渴，不寐，尿少，苔黑齿焦，呕吐等。结合疾病的发展，可以推测小儿为湿热泄泻，误用温补之后，以热助热，加速热化，热炽伤津，则无尿、齿焦、口渴；壮火扰心，则无眠；胃热炽盛，气逆则呕。

问：本案治疗用药有何特色？

答：王孟英时期，医家喜用温补，孟英医案中因前医温补而致的误案屡见不鲜。本案治宜清热利湿，兼以养阴。方中黄芩、黄连清热燥湿；竹茹清热化痰止呕；滑石、绿豆衣、冬瓜皮清热利湿，使湿热从小便而走；银花清热透达；石斛、芦根生津止渴。全方用药，轻宣灵动，清热燥湿而不伤阴，养阴滋润而不敛湿。

王孟英生平及学术思想

一、 生平及著作

（一）生平

王士雄，字孟英，号梦隐（一作梦影），又号潜斋、半痴山人、随息居士、睡乡散人、华胥小隐。清代浙江盐官人（今浙江海宁），生活于 1808～1868 年（清嘉庆十三年～同治七年）。其曾祖王学权，精于医，曾撰《医学随笔》；祖父及父皆业医。孟英自幼失怙，历经贫困，14 岁即立志习医，深得舅父俞桂庭之助，并为其书斋题名"潜斋"。20 岁时至婺州（今金华）佐理盐业为生，得暇钻研医籍。后游于江、浙，以医为业。其时战乱，疫疠流行，亲人死于霍乱，遂专心温热病。其虽身处逆境，但决不因此而影响学业，反而发奋图强，学医之志愈坚。王孟英平时苦心攻读，手不释卷，上自《内经》《难经》，下迄明清诸先贤著作，无不深究极研，并能博采众长，融会贯通，打下了坚实的中医理论基础。《海宁州志》称他"究心《灵》《素》，昼夜考察，直造精微"。王孟英生活在西学东渐的时代，他对当时传入之西方医学持开明态度，不抱门户之见，有分析地吸取，并据理批评了中医界有些人尊经崇古、拒绝接受西说的守旧思想，反映了他善于吸取新知的治学精神。更值得指出的是，王孟英十分重视临床，注意从实践中求得真知。他平时诊务繁忙，广泛接触病人，从而积累了丰富的临床经验。王孟英毕生致力于中医临床和理论研究，对温病学说的发展作出了承前启后的贡献，尤其对霍乱的辨证和治疗有独到的见解。

王孟英以《黄帝内经》为基础，集诸家之长，认为气机之正常升降出入，周流畅达，一息不停，是维持人体生命活动的基本条件。各种致病因子阻塞气道，壅滞经络，致使气机怨滞。"百病皆由怨滞"是其最基本的病因观，"调其怨而使其不怨"是其最突出的治疗观。临证理法严谨，机轴灵活，常用祛除邪实，涤痰攻下；疏机通络，重调肺脾；开结调愆，轻清灵动；量体裁衣，活法从心等法，从运枢机入手，通过调整枢机升降和疏通气机，以清除导致气机愆滞的各种致病因子，使升降得复，气化正常，气机通畅，正气回复，诸病自瘥。

（二）著作

王氏著述及评注参订他人之作甚多，较著名者有：《温热经纬》《随息居重订霍乱论》《随息居饮食谱》《王氏医案》（原名《回春录》）《王氏医案续编》（原名《仁术志》）《王氏医案三编》《归砚录》《乘桴医影》《潜斋简效方》《鸡鸣录》《重庆堂随笔》《女科辑要按》《古今医案按选》《医砭》《言医选评》《校正愿体医话良方》《柳洲医话良方》《洄溪医案按》《叶案批谬》等。现将其主要著作简介如下。

《温热经纬》5卷，温病著作，纂于1852年。本书"以轩岐仲景之文为经，叶薛诸家之辨为纬"，故以"经纬"名书。书中选取《内经》《伤寒论》《金匮要略》有关热病的论述，以及叶天士、陈平伯、薛生白、余师愚等清代诸家温病条文，分卷分条辑录，并采用后世诸家的见解，参以王氏按语逐条注释析义。后人谓《温热经纬》为温病学之集大成者，并以之为学习温病学的入门之作。

《回春录》2卷、《仁术志》8卷，医案著作，约成书于1850年，后改名为《王氏医案》及《王氏医案续编》。全书详述作者对温热病、杂病等治疗验案。不分门类，每证自成一案。王氏论病，溯因辨证，处方强调随证变化，不拘成方。用药极平淡，而治病多奇中。正编详于杂病治案，续编详于温、热、暑、湿病证治案。王氏于医理宗崇《内经》《伤寒》诸典籍，而间有发挥；一生致力于温热、霍乱诸病之研究，且对叶桂、薛雪诸名医之论多所借鉴，故尤擅长于温热病的治疗。其蚕矢汤、燃照汤、黄芩定乱汤是迄今为止治疗霍乱（真霍乱）最早而又有效的方剂。对病理的分析，注重于寒热虚实的推究，故每能求得其本。现存多种清刻本、石印本及潜斋医学丛书本。

《归砚录》4卷，医话著作，撰于1838年。本书汇集王氏在各地行医的见闻、杂感、学医心得及诊疗经验，对古代医药文献中某些观点作了比较客观的评价与分析。其中颇具独到见解。本书还选收诸家医案，附述人治验，收采较多的民间单方、验方。其中也辑录了些奇症怪方的内容。现存清刻本。

《随息居饮食谱》，食疗养生著作，书于 1861 年。共收载饮食物 369 种，分水饮、谷食、调和、蔬食、果实、毛羽、鳞介等 7 类。每种物品之下，按性味、功能、主治、临证应用、服法、宜忌等分述。有异名者，均一一注明。书中提倡科学地服用食品，可作为研究中医食疗养生的参考书。

二、 学术思想及医学贡献

（一）学术思想

1. 对温病学说的阐发

《温热经纬》既是王氏的代表作，也集中记载了他对温热病的认识与经验。他采自《内经》和仲景的理论为经，取叶天士、薛生白等诸家之说为纬，结合自身实际诊病体会而成。其中明确提出"新感"、"伏邪"两大辨证纲领，重视审同察异，灵活施治，充实并发挥了温病的发病机理和辨证施治理论。

王氏认为："温证误作伤寒治而妄发其汗，多有此候。"又说："温证误投热药补剂亦有此候"（卷一）。认为温病忌汗，因为出汗退热并非治温病根本之法。

王氏认为温病自内发，由三阴而三阳，不同于伤寒之由太阳入三阴。后世治温热病者亦多以此为伤寒、温病之分界。

王氏采《伤寒论》治阳明病方法以治温病，认为仲景六经原不专为伤寒而设。任何病但见阳明证即作阳明治。伤寒、温病同证同治，不在名称之辨。

王氏对逆传的见解，服膺于叶香岩《外感温热》。对"逆传心包"句，引章虚谷说而评议之。章注："心属火，肺属金，火本克金，而肺邪反传于心，故曰逆传也。"

王氏认为："《难经》从所胜来者为微邪，章氏引为逆传心包解，误矣。……是由上焦气分以及中下二焦者为顺传，惟包络上居膻中，邪不外解，又不下行，易于袭入，是以内陷营分者为逆传也。然则温病之顺传，天士虽未点出，而细辨其议论，则以邪从气分下行为顺，邪入营分内陷为逆。"王氏之说当更有理。

王氏主张治温病宜用轻质平淡之法。认为："此论温病仅宜轻解，况本条所列，乃上焦之治，药重则过病所。"吴茭山云"凡气中有热者，当行清凉薄剂。"

吴鞠通亦云"治上焦如羽，非轻不举也"（卷三）。此说对后世治温热病影响深远。

王氏对"暑"证，亦多论辨。认为当时医家有"暑必兼湿"说不可过于执信。此认识亦有其独到处。

总之，王氏学术成就中明显擅长温热病。他认为当时名家"不惑于昔人之谬论而辨其为风温、为湿温、为暑热、为伏邪，仍以时感法清其源"说正确。足见他的思想不保守，能实事求是地认识温热病患者的所见症状，因而他对温热病的治疗效果亦十分显著。

2. 重视食疗

王孟英《随息居饮食谱》是一部当时的营养和食疗的专著。而他的《王氏医案》中，应用食疗方案亦比较多。他在食疗方面颇多创见。王氏认为以食代药"处处皆有，人人可服，物异功优，久服无弊"。如对伤津液的病人，主张大量频频进梨汁、蔗汁，以其凉甘之性味达到救阴养阴之目的。他称梨汁为"天生甘露饮"；甘蔗汁为"天生复脉汤"；西瓜汁为"天生白虎汤"等。王氏常选择食物，配合成适当方剂，临床时用以提高疗效。如以橄榄、生萝卜组成"青龙白虎汤"治疗喉症；以生绿豆、生黄豆、生黑大豆（或生白扁豆）组成"三豆饮"以治痘症、明目、消疳、疮疡、泄泻。以漂淡海蜇、鲜荸荠合为"雪羹汤"。以猪肚、莲子为"玉苓丸"等等。王氏食疗经验，十分丰富，说理明白，将饮食平淡之品，得当用之，而达奇效。

3. 六气属性辨

六气当分阴阳，暑统风火而均属阳，寒统燥湿而均属阴。"阳中唯风无定体，有寒风，有热风；阴中则燥湿两气，有寒有热。至暑乃天之热气，流金灼石，纯阳无阴"。对暑邪认识尤为精辟，"暑多夹湿，暑未必夹湿"。暑同寒邪无可阴可阳之分，夏月寒暑之证不属暑病。

4. 对霍乱病的研究

霍乱有时疫非时疫的不同，有寒热之别。病性病因病机各不相同。霍乱证的治疗：热证：胃苓汤、桂苓甘露消毒饮、白虎汤、葱豉汤、连朴饮、蚕矢汤、黄芩定乱汤等；寒证：藿香正气散、平胃散等。

5. 注重养阴

王孟英一生多经历温病、霍乱、疫疠诸病的流行，而此类病症，最易伤津劫液。王孟英继承叶天士、吴鞠通、喻嘉言诸家治温的经验，临床善用凉润清解、甘寒养阴之剂。即使其他杂病，亦同此主张。

(二) 医学贡献

1. 对温病学术的综合整理

温病学术发端于秦汉，奠基于金元，形成于明，繁荣于清，而王孟英则是其理论与方法的系统总结者。王孟英所著《温热经纬》是对温病学术的梳理、归纳和总结。全书共五卷，卷一录《内经》有关温病原文及各家注释为"内经伏气温热篇"，卷二录张仲景有关温病原文及各家注释为"仲景伏气温热篇"等五篇，卷三及卷四录叶天士、陈平伯、薛生白、余师愚等人论述，卷五为方论，录甘草汤等 113 方，另在各项内容下以"雄按"为标目进行阐说论述。至王孟英时，温病学派早已名家辈出，且多有论著，但王孟英"以轩岐仲景为经，叶薛诸家为纬，体例仍《霍乱论》之旧，而理益粹，论益详，其言则前人之言也，而其意则非前人所及也"。

2. 注重医学文献的整理

王孟英不仅对温病学的发展作出了重要贡献，著述也比较丰富，而且注重医学文献的整理，对多种医书或选录，或参订，或辑刊。主要有：①对单验方"选其药廉方简而用之有奇效无险陂者，集为四卷，题曰《四科简效方》"，其书分内外女幼四科，列甲乙丙丁四集，以病证为目，每目之下载单验方若干，叙其组成及制服方法；②录"简易而有效验之方"成《潜斋简效方》一卷；③选编宋代《圣济总录》中方剂成《圣济方选》二卷；④从俞震《古今医案按》中"选其尤善者，参以一管之窥"，成《古今医案按选》四卷；⑤校订魏之琇《续名医类案》（六十卷）为三十六卷；⑥录魏之琇《续名医类案》中按语 85 条及单方 100 余条，并加评按，成《柳州医话》（又名《柳州医话良方》）一卷；⑦参订沈尧封《女科辑要》而成《女科辑要按》二卷；⑧校订徐大椿《洄溪医案》，并加评按，成《洄溪医案》；⑨参订徐大椿《慎疾刍言》而成《医砭》；⑩将史典

《愿体医话》、魏之琇《柳州医话》及自己的《潜斋医话》合刊为《三家医话》；将其曾祖父王秉衡所撰《重庆堂随笔》与斐一中《言医》等刊为《潜斋医学丛书八种》。

3. 医德高尚，博采众长

王氏在治学上非常刻苦，也十分自励。家境拮据毫不影响发奋学习。《海宁州志》载：王氏"家贫性介，不能置身通显"。王氏一生南北奔走，所诊病人多为劳苦民众。著书立说传播医学知识，广搜效方。以利僻壤贫民。遇瘟疫危疾，毫不畏惧，竭力图治。周光远曾深有感触地说："孟英学识过人，热肠独具。凡遇危险之候，从不轻弃，最肯出心任怨以图之"。他诊治的病人，多为经其他医生治疗无效的，他绝不乘机诋毁前医以抬高自己。如郑九患疾，陈姓医生诊治后，汗出昏狂，精流欲绝，转请王孟英诊治，王曰："此证颇危，生机仅存一线，亦斯人阴分素亏，不可竟谓附、桂之罪也。"病家闻言大悦，曰："长者也，不斥前手之非以自伐，不以见证之险而要誉。"又如治石诵羲病感，多医治疗不瘥，病情日增，逾一月请王诊。王氏并不非议前医各方，说他们"各有来历，皆费心思"。而多次向病家解释："邪在肺经，清肃不行，必用石膏为主药"。然病家犹豫不敢服，反而请了很多医生会诊。王氏见群贤毕至，议论纷纷。深恐贻误病情，援笔立案曰："病既久延，药无小效，主人方寸乱矣。"并向病家开导说："放胆服之，勿再因循，致贻伊戚。"病人取方煎服，3 剂而痊愈。足见王氏不但有精湛的医术，更有救人疾苦崇高的承担责任之精神。其医德与贡献，久为医林所敬仰。

王孟英"有夙慧，书一览即领解，十岁知三觉五服之别，受知于王琴泉、王继周、金匏庵、谢玉田、孙铁崖、谢金堂，目为不凡。深得医学爱好者徐政杰赏识。"多与医人文友"交往且为良友。对明末邓玉函、罗雅谷译著的西方的《人身说概》《人身图说》，合信氏《全体新论》生理解剖知识，注意研究，持开明探讨态度，批评缠足陋习。"王氏知识渊博，才华内蕴，曾秉承家训撰一文联："精神到处文章老，学问深时意气平。"王氏言近旨远，医理渊深，勇于负责，研究学问，既不守古，亦弗徇于今，能抉奥阐幽，存其真而纠其谬。"海丰张雨农司马以为奇人"。《潜斋医书》赵序谓："综览群书，夜以继日"、"于是灯燃帐内，顶为之黑。"《愿体医话》谷桂庭"按语"说："如甥孟英之锐志于医也，足不出户庭者10年，手不释卷者永处。"均足见其求知之深。

4. 出色的名方

王氏以精深的学术造诣和丰富的临床经验在他的著作里创造了很多理论，新见解和突出的治案。今重点介绍几个名方：

（1）王氏连朴饮（《随息居重订霍乱论》）：制厚朴6g，姜汁炒黄连3g，石菖蒲3g，制半夏3g，炒香豉9g，焦山栀9g，芦根60g，水煎服。此方能清热化湿，调和肠胃。治霍乱，湿热阻滞肠胃，呕吐泄泻，胸闷，不思饮食，舌苔黄腻者甚效。现亦用于急性肠胃炎、伤寒等时病见有以上症状者，均有效。

（2）甘露消毒丹（《温热经纬》）：滑石、茵陈、淡黄芩、石菖蒲、川贝母、木通、藿香、射干、连翘、薄荷、白豆蔻研末成丸，每服9g。王氏原为治湿温时疫主方。凡湿温疫疠见发热倦怠、胸闷腹胀、咽肿、发黄、斑疹、颐肿口渴、便闭溲赤、吐泻疟痢等症。凡舌苔淡白或厚腻或干黄者，暑湿时邪尚在气分，本方极效。